병원현장

원무행정론

이론 · 실무사례

최대종 · 문승권

法 文 社

머리말

21세기에 급속도의 IT산업 발달에 힘입어 최첨단 과학 문명 시대가 활짝 열리면서 의료산업도 더불어 업그레이드되어가고 있으며 인류가 염원하는 초고령화 사회의 장수시대가 눈앞에 성큼 다가오고 있습니다.

이에 고급의료가 필요해지고 병원이용률도 높아져 최근 국내외 병원경영 환경은 의료진의 고도 의료기술이나 최첨단 의료장비는 물론 고품질의 의료서비스와 의료업무 프로세스의 전문성을 요구하는 고객의 니즈(Needs)가 갈수록 높아지고 있습니다.

따라서 고객은 수준 높은 의료행정을 원하며 그것이 충족되기 위해 양질의 병원 원무행정은 필수불가결한 요소 중 하나입니다. 원무행정이 원활하게 뒷받침되지 못할 때 아무리 첨단 의료기술이나 장비를 보유하고 있다 하더라도 고객들에게 감정에 상처를 입히거나 서비스에서 불편함을 느낀 고객은 언제든지 다른 병원을 선호하고 떠나므로, 병원경영의 효율화를 달성할 수 없습니다.

이에 필자는 병원행정의 최일선 원무 현장에서 30여 년간 고객과 마주치고 고뇌하며 터득한 다양한 경험들은 물론 각 병원 현장이나 대학에서 강의하면서 병원 의료진, 원무행정 실무진들과 열린 마음으로 토론하여 얻은 귀중한 내용 등을 기반으로 평소부터 실무 중심의 병원 현장경험을 책자에 고스란히 담고 싶었으며 이제 그 염원을 이루게 되었습니다.

본서 "원무행정론"은 고객 프로세스 위주의 원무관리 관련 강의와 실무자료, 학술자료 등을 활용하여 이론을 바탕으로 실무 사례 중심으로 병원 실무자 또는 병원 행정(경영) 학생에게 최대한 이해하기 쉽도록 구성하였으며, 많은 도움이 되었으면 하는 것이 작은 소망입니다.

본서 "원무행정론"이 출간되기까지 7년간의 노력에도 불구하고 부족한 점도 있을 것입니다. 미비점은 점진적으로 실무현장의 원무시스템에 맞추어 보완하고 독자의 조언에 따라 개정해 나갈 것입니다.

그동안 지도편달을 아끼지 않은 정남식 연세대학교 의료원장님, 윤도흠 세브란스병원장님, 김형중 강남세브란스병원장님, 윤여승 원주세브란스 기독병원장님, 항상 격려를 해 주신 연세대학교 재단본부 백윤수 본부장님, 노성훈 연세암병원장님, 이병석 연세의대학장님, 이정권 前안이병원장님, 30년간 병원행정을 몸소 실천하여 가르침을 주신 역대 기관장님이신 조범구 한국심장재단 이사장님, CHA 의과대학 지훈상 의료원장님, 건양대 박창일 의료원장님, 김광문 일산병원원장님, 을지대학교 조우현 총장님, 발행에 적극적인 후원을 보내주신 조병희 서울대학교 보건대학원장님, 박호영 서울대 보건대학원(HPM) 총동창회장님, 강보영 안동병원 이사장님, 박상동 동서한방의료원장님, 이상호 우리들병원장님, 노재훈 연세대학교 보건대학원장님과 백순지 원장님, 이창규 회장님, 청하의료재단 정기화 이사장님과 보건대학원 은사님들께 깊이 감사를 드립니다. 끝으로 세브란스병원과 병원행정계의 큰 스승이신 이종길 연세대학교 의료원 前사무처장님의 큰 가르침에 깊은 감사를 드리며 본서 출간을 위해 정성껏 도와주신 우리가족과 가족의 미래 최윤후, 손종영 과장, 권성준 과장과 박의성 님에게도 고마운 마음을 전합니다. 그리고 법문사 임직원분들에게도 깊은 감사를 드립니다.

이 책에서 나온 수익금(저자 최대종)은 사회의 희망을 전하고 있는 엄홍길 휴먼재단에 전액 기부하고자 합니다.

2015. 2
최대종 · 문승권

추천사

병원경영에서 원무행정의 역할은 아무리 강조되어도 지나치지 않다고 본다. 왜냐하면 원무관리는 고객 중심적 사고와 프로세스의 개선을 통해 One-Stop 서비스를 제공하는 역할을 담당하기 때문이다.

따라서 원무에 대한 실제적인 이론과 실무에 기초한 체계적인 프로세스를 다룬 교재에 대한 필요성은 의료인들 간에 늘 대두되어 왔다.

마침 이번에 저자들이 그러한 필요에 부응하는 책을 펴내면서 추천을 부탁하여 내용을 검토해보면서 신선한 충격을 느끼게 되었다.

저자들은 이미 병원 현장에서 오랜 기간 원무행정 실무, 강의 경험과 원무행정을 경험하면서 다양한 체험을 하였고 그 노하우를 본서에 충분히 담아 내었다고 본다.

여러 사례들을 통해 원무행정 자체를 넘어 질적 관리, 원무통계 분석, 경영전략 등에 이르기까지 확대하여 병원 관련 대학생들과 현직 병원 근무자들을 위한 가이드라인을 상세하게 잘 보여주고 있다.

현장감 넘치는 사례들과 글로벌 의료서비스 경쟁, IT융합시대 경영전략을 새삼 일깨우게 하는 참신한 원무관리 총서라고 생각되어 흔쾌히 추천한다.

연세대학교 보건대학원 원장 노재훈

원무행정과 관리는 병원경영시스템에서 매우 중요한 역할을 수행하며 병원경영의 핵심 중 하나라고 할 수 있습니다.

더욱이 오늘날의 글로벌 의료시대에 병원 간의 의료서비스 경쟁이 점점 더 치열해지고 고급화되어가는 상황에서 본서의 저자들은 병원현장과 연구 분야에서 다년간의 경험이 풍부하고 이론과 실제로 무장되어 있습니다.

특히 본서는 현장 고객 중심의 원무관리 이론과 외래, 입원수속 업무 등에 대한 매뉴얼을 명쾌하게 보여줌으로써 병원업무 관련 대학생, 병원관리자 및 실무자들에게는 원무행정 지침서로서 꼭 필요한 탁월한 교재라고 생각합니다.

원무행정에 대한 실제 현장의 실무위주로 정리되어 있어 체계적으로 이해하고 원무행정 전반을 한 눈에 파악하는 데 도움이 될 것으로 보아 기쁘게 본서를 추천합니다.

서울대학교 보건대학원 원장 조병희

21C 병원경영은 의료 환경과 제도의 변화에 따라 더욱더 힘들어만 가고 있습니다.

그간 국내 병원의 경영은 글로벌 환경을 대응하고 준비가 미흡하여 너무 소극적인 처방만으로 경영을 하여 왔다고 할 수 있습니다. 의료시장 개방정책에 따라 외국병원의 국내 의료시장 참여가 현실화되고 국내 병원의 외국진출이 가능하게 되어 병원의 설립 운영이 인바운드, 아웃바운드 시대가 된 것입니다.

저자들은 병원 현장의 기초에서부터 오랜 실무경험과 각 대학과 병원 강의로 다진 이론으로 우리나라 병원의 영업부서인 원무부서의 역할에 대하여 전도사 역할을 하곤 하였습니다. 7년 전부터 준비된 자료를 집약하여 “원무행정” 책을 편찬하게 되어 기쁜 마음으로 추천을 하고자 합니다.

앞으로 이 “원무관리”가 우리나라 병원이 안고 있는 경영상의 어려운 문제를 해결하는 데 크게 활용되리라 믿어 의심치 않습니다.

따라서 병원에서 근무하시는 병원 행정인은 물론 대학과 대학원에서 병원경영분야를 공부하시는 후학들에게 많은 도움이 되기를 간절히 바라면서 추천합니다.

(사)대한병원 행정관리자협회 명예회장
전 세브란스병원 행정부원장 이종길

차 례

제 1 부 원무행정의 기본 이해

제 2 부 환자관리와 의료보장

제 3 부 원무지원 서비스와 경영전략

제 1 부

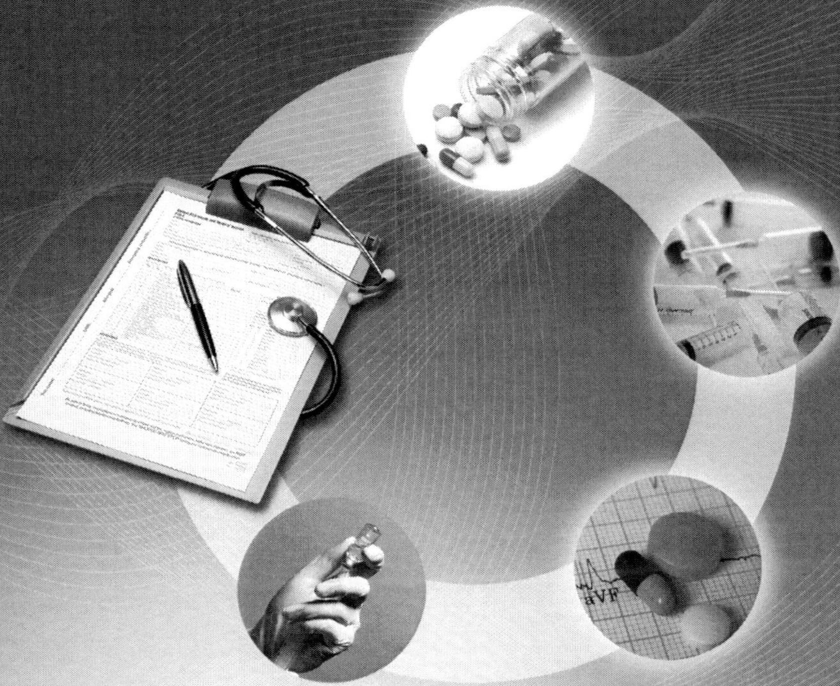

원무행정의 기본 이해

제1장 병원의 개념

1. 병원의 의의

병원(hospital)의 어원은 라틴어의 '손님에게 친절히 대해 준다'의 hospes에서 유래 하였으며 환대(hospitality)의 의미를 가지고 있다.

사전적 의미로 병원은 "병자를 진찰·치료하기 위하여 설비해 놓은 건물", 의원은 병원보다 규모가 작은 것으로 "병자를 치료하기 위하여 특별한 시설을 한 집", 종합병원은 "모든 진료과목이 설치된 병원"이라 하였다.

즉, 병원이란 지역사회 주민들이 질병이나 불의의 사고, 분만 또는 사망 등에 대한 치료와 예방의 의료서비스를 제공하기 위한 인력·시설 및 의료기기와 장비 등의 집합체를 말한다.

WHO에서는 사회·의료조직의 핵심적 기관으로 지역주민들에게 치료와 예방을 통합한 완전한 보건의료서비스를 제공하고, 외래진료활동에 있어 가족의 건강 증진과 가정환경 개선의 노력, 보건의료 인력의 교육과 생물·사회학적 연구의 중심기관이라 하였다.

의료법에서 의료기관은 의료인이 공중 또는 특정 다수인을 위하여 의료·조산의 업을 행하는 곳으로 정의하였다.

미국병원협회에서는 병원을 "조직화된 의료 및 전문요원, 병상을 포함한 연구시설, 의료서비스, 그리고 지속적인 간호서비스를 통하여 환자의 진단과 치료를 하는 시설"이라 하여, 의료의 기능을 위주로 정의하였다.

즉, 24시간 이상 입원하는 환자용 병상(최소 6병상), 환자진료와 안전을 보장하는 시설과 의료기기, 의사, 치과의사와 조직화된 의료진, 의무기록, 상시 가능한 간호서비스와 간호사, 최소한의 수술, 분만시설, 방사선 진단서비스와 임상

검사서비스가 이 영역에 해당된다.

요약하면, 병원은 입원환자를 수용하고 의료와 간호서비스를 제공하는 기관으로서, 치료, 예방과 왕진을 포함한 완전한 의료를 제공, 인력의 훈련과 교육, 생태사회학적인 연구를 수행하는 조직이다.

2. 병원의 기능

병원의 기능은 3가지로 분류된다.

가. 의료적: 단순 질환, 입원치료 등

나. 기업적: 적정이윤 확보 등

다. 지역적: 지역사회에 의료서비스 제공

Roemer와 Frideman이 제시한 병원의 기능은 다음과 같다.

역사적으로 병원은 가난하고 병든 사람들을 돌보는 장소이었다. 하지만 광의로 입원환자와 통원 가능한 환자 모두가 필요로 하는 모든 기술적 서비스가 제공되며, 기초 및 대학원 과정의 훈련 장소, 의료 및 관리상의 연구를 위한 실험실, 연구대상 인구 그룹의 예방사업과 건강 증진을 위한 중심체라고 할 수 있다.

병원의 구체적 기능은 <표 1-1>과 같다.

표 1-1 병원의 구체적 기능

기 능	구체적 기능
환자 진단치료	외래(입원)진료, 응급의료, 수술, 간호, 임상병리검사, 방사선 촬영, 특수검사 조제, 투약, 물리치료, 영양관리
진료지원	의료기기, 진료재료, 물품의 공급, 장비 유지, 의무기록관리, 세탁, linen 공급, 환자 수송
교육·연구	연구, 의학교육, 직원교육, 지역사회 보건의학교육
관리사무	환자, 진료비 관리, 의료사회사업, 인사, 노무, 회계, 재무, 물자, 비상계획, 서무, 기획, 예산, 경영분석, 감사
기술	건축, 토목, 원예, 시설설비 운영, 환경 및 안전
기능·보조	영선, 경비, 청소, 운전, 교환, 조리, 타이핑, 비서, 영안

3. 병원의 분류

3.1 의료기관별 분류

① 상급종합병원

상급종합병원은 중증 질환을 가진 환자에게 난이도가 높은 의료행위를 전문적으로 하는 병원을 말하며, 보건복지부장관은 「의료법」 제3조의 4 제1항 각 호를 만족하는 종합병원 중에서 인력 및 시설기준을 만족하는 종합병원을 상급종합병원으로 지정할 수 있다(2014년 현재, 43개에서 9개가 추가로 상급종합병원이 신청됨).

병원은 병상 및 진료과목 수에 따라 상급종합병원, 종합병원, 병원으로 구분된다. 상급종합병원은 중증 질환을 가진 환자에게 난이도가 높은 의료행위를 전문적으로 하는 병원을 말한다.

즉, 20개 이상의 진료과목을 갖추고 각 진료과목마다 전문의를 채용할 것을 요구한다.

② 종합병원

종합병원은 입원환자 100명 이상을 수용할 수 있는 시설을 갖춘 의료기관으로 7개 이상의 진료과목을 갖추고 각 진료과목마다 해당 종합병원에 전문의를 두어야 한다. 종합병원이 되기 위한 조건은 다음과 같다.

가. 병상 수가 100개 이상

나. 100병상 이상 300병상 이하인 경우에는 다음 조건을 만족시킬 것

즉 내과·외과·소아청소년과·산부인과 중 3개 진료과목과 영상의학과·마취통증의학과·진단검사의학과 또는 병리과를 포함한 7개 이상의 진료과목을 갖추고 각 진료과목마다 전속하는 전문의를 둘 것

다. 300병상을 초과하는 경우에는 다음 조건을 만족시킬 것

내과·외과·소아청소년과·산부인과·영상의학과·마취통증의학과·진단검사의학과 또는 병리과·정신과 및 치과를 포함한 9개 이상의 진료과목을 갖추고 각 진료과목마다 전속하는 전문의를 둘 것

③ 병 원

병원급 의료기관은 입원환자 30명 이상을 수용할 수 있는 시설을 갖춘 중형

급 의료기관으로 그 종류에 따라 병원·치과병원·한방병원·요양병원 등으로 구별된다.

병원급 의료기관은 의사, 치과의사 또는 한의사가 주로 입원환자를 대상으로 의료행위를 하는 의료기관으로서 병원은 병상을 30개 이상 갖추고 있어야 하며, 100개 이상의 병상을 갖추고 있는 경우에는 종합병원으로 분류된다.

가. 치과병원

나. 한방병원은 병상을 30개 이상 갖추고 있어야 한다.

다. 요양병원은 「정신보건법」 제3조 제3호에 따른 정신의료기관 중 정신병원, 「장애인복지법」 제58조 제1항 제2호에 따른 의료재활시설로서 제3조의 2의 요건(장기입원이 필요한 환자를 대상으로 의료행위를 하기 위하여 설치한 요양병상)을 갖춘 의료기관을 포함한다.

④ 의 원

의원급 의료기관은 주로 외래환자를 대상으로 진료하는 소형 의료기관으로 그 종류에 따라 의원·치과의원·한의원 등으로 구별된다.

의원급 의료기관은 의사, 치과의사 또는 한의사가 주로 입원환자 외에 초진이나 통원치료를 받으러 온 외래환자를 대상으로 의료행위를 하는 의료기관이다.

⑤ 조산원

조산원이란 조산사가 조산(助産)과 임부, 해산부(아이를 낳는 여성), 산욕부(아이를 낳고 회복 중인 여성), 신생아를 대상으로 보건활동과 교육·상담을 하는 의료기관이다.

⑥ 보건의료기관

보건의료기관이란 국가 보건행정을 합리적으로 운영하고 국민의 건강수준을 높이기 위한 의료기관으로 지방자치단체의 조례에서 정하는 바에 따라 설치되는 보건소와 보건지소 등을 말한다.

3.2 설립운영 주체에 따른 분류

설립운영 주체에 따라 국공립병원, 사립병원으로 분류한다.

① 국공립병원(Public Hospital)

국가나 지방자치단체 또는 공공단체에서 설립・운영하는 병원으로서 국립대학부속병원, 지방공사의료원, 보훈병원, 경찰병원, 군병원, 결핵 및 정신병원, 국립의료원, 국립경찰병원, 국립대학병원, 시・도립병원, 산재병원, 서울의료원(대구의료원), 보훈병원, 원자력병원, 적십자병원 등

② 사립병원(Private Hospital)

민간법인 또는 개인이 설립・운영하는 병원으로 학교법인, 사단법인, 재단법인, 종교법인, 의료법인, 사회복지법인, 개인병원 등

3.3 의료전달체계상 의료기관 분류

의료전달체계상 의료기관은 1차, 2차, 3차로 분류한다.

① 1차 의료기관(Rural Hospital): 외래진료 위주로서 의원, 보건소, 보건지소, 보건진료소, 모자보건센터, 조산소 등 환자의 초기 접촉을 통해 예방과 치료가 통합된 포괄적인 보건의료 서비스를 제공한다.

② 2차 의료기관(Local Hospital): 외래, 입원진료 위주로서 기본 4개과 이상의 진료 과목과 전문의를 갖추고 의료서비스를 제공한다.

- 외래 및 입원환자 진료를 위한 시설과 보조인력이 필요
- 30병상 이상의 병원, 500병상 미만의 종합병원, 병원, 보건소, 2개 이상 전문 과목의 30병상 이상의 전문과 의원
- 원칙적으로 소속 중진료권 내의 1차 의료기관에서 후송 의뢰된 환자의 진료, 소속 중진료권 내에 발생한 응급 환자의 진료를 담당

③ 3차 의료기관(Regional, Subdivisional Hospital): 모든 진료 과목과 전문의를 보유하고 있는 종합전문의료기관이다.

- 특수 분야별 전문의 수준의 진료와 의학교육, 의학연구, 개업의 및 제 의료 인력의 훈련 기능을 수행할 수 있는 시설과 인력
- 500병상 이상의 의과대학 부속병원 또는 종합병원이어야 한다.
- 원칙적으로 소속 대진료권 내의 2차 의료기관에서 후송 의뢰된 환자의 진료와 당해 기관이 소재한 중진료권 지역에서 발생한 응급 및 입원 환자의 진료를 담당한다.

4. 병원경영의 위기와 미래 방향

4.1 현대 병원의 특성

현대병원의 특성은 다음과 같다.

가. 의료의 고급화: 국민소득 수준의 향상과 건강보험의 실시

나. 막대한 시설 투자: 의료시설의 확대와 고급화

다. 다양한 전문직종의 집합체: 의사, 간호사, 의료기사, 행정관리자

라. 지역사회 중심적인 역할: 지역주민의 건강 향상

마. 병원업무의 복잡화: 동시에 발생, 즉시 처리 원칙

4.2 디지털병원

디지털병원(e-Hospital)이란, 병원 내, 병원 간 환자 정보의 교류와 이를 통한 병원 기능의 수행을 위해 정보통신 기술(IT)을 이용하는 것이다. 즉 병원, 의료기관 내의 의료정보시스템들을 기반으로 각종 의료정보서비스들과 디지털장비, 기기 들을 연동하여 운영할 수 있는 기반을 갖춘 곳으로서, 병원의 각종 의료정보시스템과 디지털기기를 연동, 네트워크화 해 최상의 의료서비스를 제공하는 시스템을 갖추고, 의료영상저장정보시스템(PACS), 전자의무기록(EMR), 처방전달시스템(OCS) 등의 의료영상저장정보시스템을 도입하고, 개별 의료기기와 상호 연동을 통해 운용되도록 병원 내 정보화가 추진된 병원을 말한다.

열린병원의 개념과 '헬스 2.0' 기반이 접목된 정보통신 기술에 기반을 둔 개방형 구조를 가지고 있으며, 새로운 요구 사항을 저 비용으로 유연한 대응을 위해 모듈화가 이루어진 형태를 갖추게 된다.

디지털 병원의 특징으로 전자의무기록(Electric Medical Record: EMR)으로 대표되고 이는 환자의 임상진료에 관련된 모든 정보의 보관소가 된다. 표준 구성요소로는 의료영상 및 이와 관련된 모든 정보를 전송하는데 사용되는 표준 방식을 정의한 DICOM, 의료정보의 상호 운용성을 보장하는 CCR 프로토콜 등의 표준들이 디지털병원 시스템을 이루는 기본 요소들이다.

미래의 디지털병원의 모습은 [그림 1-1]과 같다.

구체적 특성은 다음과 같다.

첫째, 비즈니스전략의 통합적이고 기본적 부분으로서 기술에 의존한다.

둘째, 조직에 IT와 과정 재설계를 사용하여 점진적으로 효율적인 방식으로 고품질의 진료를 위한 잠재력을 활용하도록 강화한다.

셋째, 실시간 병원정보환경을 창출하기 위해 IT, 의료, 커뮤니케이션과 기술 축적 사이에 우수한 임상 시스템으로 발전하고 추가적인 통합을 포함한다.

그림 1-1 미래의 디지털 병원

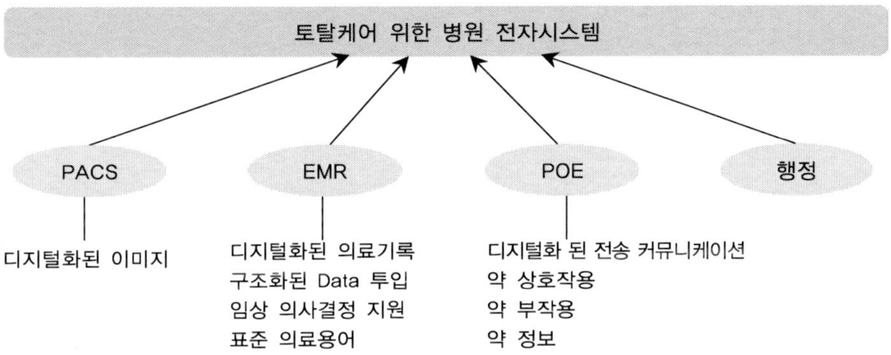

자료: 이학종, 디지털 병원의 현재와 미래, Digital Conference, 2005.

4.3 영리병원

영리병원이란 '주식회사병원'을 운영하는 것으로 질병치료를 이용하여 의료서비스를 주 사업으로 하여 이익을 실현하기 위한 병원을 말한다.

영리병원제도를 국내에 도입 여부로 10여년 전부터 논쟁이 지속되어 오고 있다.

현재의 병원은 비영리주의가 원칙으로서 비영리병원은 이익 발생액을 병원 외로 지출할 수 없다. 즉, 병원 신축, 장비 구입 등의 용도 외에는 이익금을 고유 목적사업 이외의 투자 등에 사용함을 제한하고 있다.

따라서 비영리병원의 경우 이익이 발생하더라도 투자자들은 그 수익금을 배당 받을 수 없다. 이에 합리적인 배당을 수혜 받으려는 취지에서 영리병원이 출현하게 되었다.

즉 병원을 건립하기 위한 자금을 의사가 개인 또는 법인 명의로 은행으로부터 대출을 받고 병원을 운영해서 얻은 수익으로 채무도 상환하고 자신의 노동의 대가로 이익을 발생시킴이 현재의 비영리병원이라면, 영리병원은 의사면허증이 없은 자산가가 부동산 투자 대신 병원에 투자하고 배당 이익금을 획득하는 병원을 의미한다.

4.4 MSO(병원경영지원회사)

MSO(Management Service Organization)란 의료행위와 관계없는 의료기관의 경영 전반을 지원하는 회사를 말한다. MSO의 역할은 의료행위 외에 의료장비 구매, 인력관리, 진료비 청구, 경영컨설팅, 홍보와 마케팅 등 병원경영 전반에 필요한 서비스를 제공하는 것이다. MSO은 병의원들의 투자를 받아 병원경영을 책임지는 주식회사의 형태로 운영되며, 의료와 경영이 분리되는 특징이 있다.

이전부터 병원의 경영을 지원하는 회사는 존재했지만 미래창조과학부(지식경제부)가 2006년도에 서비스산업 경쟁력 강화 방안을 통해 MSO 활성화를 공식화하며 이슈가 되었다.

미국 등 선진국에서는 이미 경영 형태로 부상하고 있으며 국내에서도 네트워크 형태의 병의원이 증가하면서 관심을 받고 있다.

MSO를 원가절감형, 네트워크 추구형, 자본조달형, 산업연계형 등으로 구분하고 있다. 가장 일반적인 원가절감형, 네트워크 추구형 모델은 네트워크를 맺은 여러 의료기관의 경영지원을 대행하는 과정에서 공동구매 등 비용 절감, 규모의 경제 달성 등을 추구한다. 합리적 경영을 위해 대형화나 극소형화를 추구해야하는 현 의료 상황에서 MSO를 통해 진료 이외 부분을 아웃소싱, 중소규모 병원의 경영 효율화에 기여할 것으로 기대되고 있다.

여기서 가장 주목받고 있는 모델은 자본조달형이다. 그 동안 의료법인은 비영리법인으로 외부로부터 자기자본을 조달할 수 있는 영역이 제한되고, 수익 회수도 불가능했다. MSO는 각종 서비스를 제공하고 그 대가로 얻어진 수익을 출자기관에 다시 환원할 수 있으므로 이와 같은 문제를 해결할 수 있을 것이다.

MSO는 주식회사이므로 채권 발행과 증권거래소시장에 상장도 가능하다.

전국에 분원을 가지고 있는 대형종합병원이 출자를 통해 MSO를 설립하고 다양한 수익사업에 진출할 경우 증권거래소시장에 상장되는 기업형 병원이 간접적으로 가능해지는 것이다.

제 2 장 병원산업의 현황

1. 병원경영 환경 변화

최근 의료환경의 다양화와 의료기관간 경쟁 심화로 인해 전문화, 대형화, 시설·장비의 고급화와 나아가 글로벌화의 추세에 있다. 한편 정부에서는 보험재정의 악화로 인해 통제와 규제가 증가하고 있다.

이러한 외부환경 위협요인의 발생과 고객들의 알 권리 확보 측면에서 욕구(Needs)가 민감하게 변화하고 있고, 인터넷을 통한 다양한 의료정보 제공 및 전문서비스, 맞춤형의 개인화된 고품질서비스, 의료 커뮤니티를 통한 정보공유에 대한 욕구가 증대되고 있다.

고객들의 입장에서 의료비용 부담의 증가로 인한 기대욕구는 높아지고 대기

표 2-1 국내 의료산업의 현황

구 분	현 황	문제점
의료관리 (건강보험)	• 건강보험 재정 규모는 지속적으로 증가 • 2011년 기준 1조원 이상의 누적수지 흑자 실적	• 건강보험 재정은 안정화 되지 않고 건강보험 보장성 수준은 하락
의료공급 (병원, 의사)	• 의료기관의 수는 지속적으로 증가하여 급성 병상 수는 과잉	• 의료자원의 공급은 매년 증가하고 있지만 의료전달체계의 미확립으로 대형병원 집중현상 및 의료서비스 질 저하
의료수요 (환자)	• 고령화에 따른 노인인구 증가로 의료이용 증가 • 고급 의료에 대한 수요 확대	• 의료수요는 지속적으로 증가하고 있지만 국내 의료서비스는 소비자 욕구 충족에 부족

시간과 업무절차상 신속성과 편리성을 추구하고 있다. 이에 부응하기 위해 병원 구성원들은 항상 고객을 배려하는 마음과 자기계발이 필수조건이 되고 있다.

이와 같이 의료산업 현황에 따라 병원경영 환경변화 주요 내용은 <표 2-1>과 같다.

1.1 의료기관 증가에 따른 경쟁의 심화

대형병원의 시설 및 증축을 포함하여 의료시설의 확충으로 국민들의 의료서비스에 대한 접근성은 크게 향상되었으나, 공급 측면에서 병원의 인력과 시설자원의 양적인 급격한 증가로 의료시장의 경쟁이 심화되고 있다.

1.2 병원경영의 악화

의료정보화, 제도적 환경과 제한적인 수요에 따라 환자 수 감소, 의료수익의 감소, 병원 폐업이 지속적으로 증가되고 있다.

1.3 건강보험재정 악화에 따른 정부통제 강화

- 낮은 건강보험수가의 인상률, 진료비 심사의 강화
- 의료기관 서비스 평가제도 실시, 병원계의 실사 횟수 증가

1.4 의료기관의 자본적 투자 증가

① 소비자들의 의료정보와 상식 증대 및 서비스 욕구의 증대
- 소비자 권익 증대, 인터넷 이용인구의 증가

② 하이테크 의료와 의료정보화
- 첨단의료장비, PACS(의료전송시스템), 유비쿼터스 시스템 등

1.5 노동관계 법규의 변화

① 주 40시간 근무제 시행 확정(2004년 7월)
- 인력 및 인건비 증가 예상
- 진료수입 감소 예상

② 모성보호급여 강화
• 산전산후 휴가 확대(60일 → 90일)
• 육아휴직(법정기간) 급여 실시

2. FTA와 의료시장 개방

자유무역협정(Free Trade Agreement, FTA)은 WTO와 달리 특정 국가간에 배타적인 무역특혜를 서로 부여하는 협정이다. WTO 협정이 회원국 모두에 무차별적으로 적용되는 기성복과 같다면, FTA는 협상 대상 국가간에 상호이익이 창출하는 협정으로서 맞춤복과 같다. FTA는 1995년 이후에는 외국인의 직접투자를 주 목적으로 하며, 상품의 관세 철폐와 서비스 및 투자자유화까지 확대되고 있다. 그 동안 우리나라는 WTO 체제의 다자간 무역협상에 주로 의존하여 왔다. 그러나 1990년대 초 EU의 통합, NAFTA, EFTA 설립 등 지역 경제통합 형태의 자유무역협정이 대종을 이루면서 우리나라의 무역정책 기조에 큰 위협이 되고 있다. FTA는 다자무역질서의 근간인 최혜국대우(MFN)원칙과 다르지만, WTO 규범은 일정요건을 충족할 경우 예외로 인정하고 있다. WTO 출범 이후 FTA는 오히려 확산 추세에 있다. WTO는 다자간협상의 특성 때문에 합의 도출이 어려운 반면, FTA는 외국자본이 직접 유입된다는 점에서 반사적 피해를 최소화하는 방향으로 적극 추진하고 있다. 앞으로는 WTO·DDA 협상에 따른 의료서비스 시장개방속도 보다 FTA 협상에 따른 시장개방이 더욱 빠르게 진행될 것이다.

현재 한국은 ASEAN, EFTA, 인도, 싱가포르, 칠레, EU, 페루, 미국, 터키, 콜롬비아, 호주, 캐나다, 중국, 뉴질랜드 등 14개 국가와 FTA를 체결하였으며 이후 GCC(UAE, 카타르, 사우디아라비아, 쿠웨이트, 오만) 등과도 협상이 진행 중에 있다.

3. 병원 위기와 실상

한국의 열악한 보건의료산업 특성상 보건의료제도가 의사직 포기와 선택권이 제한된 환자들을 만들고 있다. 우리나라는 국내 총생산순위가 세계 12위인데 비하여 보건의료 분야와 보건복지 재정은 아직 취약한 상태에 있다.

1990년 이후 급속한 경제성장을 바탕으로 흑자재정을 유지한 우리나라의 재정은 시간이 경과할수록 대규모 적자를 기록하게 되었다. 보건복지 부문의 비중은 정치적 변수에 의해 복지예산에서 점진적으로 증가하고 있지만 이는 노인인구의 급격한 증가로 인한 것이며, 이러한 증가는 국가 재정의 건전성을 심각하게 위협할 가능성이 있다.

아울러 병원산업은 공공성과 수익성을 동시에 추구하는 특성이 있다. 병원의 설립과 의료관련 졸업생의 증가에 따라 공급과잉의 유발과 병원간 기술경쟁으로 중소병원 외에 대형병원들까지 경쟁적으로 고가장비를 도입하고 있고, 서비스 경쟁도 치열해져 병원의 경영난이 가중되고 있다.

국공립병원의 경우 재정난과 경영의 보수성, 유연성의 부족으로 경영이 어려워지고 있다.

대한병원협회의 자료에 의하면, 만성적 경영적자로 2000~2007년까지 연평균 도산율은 7.7%에 이른 것으로 조사되었다. 또한 대한중소병원협의회의 조사에 의하면, 의료기관 종별 도산률이 2007년 기준으로 병원 9.1%, 종합병원 1%, 의료법인은 3.4%를 보이고 있다.

중소병원의 경우는 도산률이 2011년 기준으로 9.2%에 이르고 있다.

병원급 의료기관의 휴・폐업률이 최근 5년 동안 계속 증가의 추세에 있다. 2013년 기간 동안 개인병원 197개소, 의료법인 36개소가 휴・폐업을 하면서 2009년 이후 증가 추세를 보였다(병원신문, 2014. 5. 5).

전국 병원급 이상 의료기관 수는 약 2,300여개 정도로 이용자들이 대형병원(종합병원)을 선호하면서 대형병원과 중소병원의 양극화 현상이 심화되고 있다.

의료 이익률은 종합병원은 5.26%이지만 중소병원은 마이너스 7.12%이다. '규모의 경제'를 실현하기 어려운 300병상 미만의 병원이 전체 병원의 83.1%이지만 시장점유율을 보면 반대로 80%가 대형병원이다.

중소병원 도산률은 다른 서비스업 0.11%에 비해 9.2%로 매우 높은 편이다.

반면 전문화에 성공한 중소병원들은 지속적으로 성장할 것이며, 대도시의 병원은 종합병원보다는 전문병원을 선호하는 경향이 강하다.

대형병원의 장기 대기시간과 서비스 부족을 인식한 고객들이 전문병원 의료진의 전문성과 짧은 대기시간에 대해 높은 선호도를 가지고 있다.

개원가의 협력체계에 의한 네트워크킹은 더욱 가속화될 것이다. 다만 현재의 네트워크 방식에 대해 브랜드 공유와 광고비 분담 정도만을 하는 형식적 네트워크 병원형태로서 미래에는 의료의 질을 체계적으로 관리하고 경영 효율성을 확보하기 위해 지분을 일부 보유하는 발전된 형태로 진화할 것이다.

중소병원이 현재와 같이 의원급에서 역할을 찾지 못할 경우 과당경쟁과 경영시스템의 미비로 인해 지속적으로 중소병원의 도산이 속출할 것이다.

또한 특정질환에 전문화거나 의료수요가 현저히 부족한 지역에 위치한 경우가 아니라 교통발달로 인해 의료 접근성이 높아진 상황에서 이용자들은 대형종합병원이나 특정 질환에 대한 브랜드 가치가 높은 병원을 선호함에 따라 상대적으로 중소병원의 이용률은 낮아질 것이다. 그 이유로 최근 개원하는 의원은 시설투자의 고급화와 서비스로 무장하여 대형병원과 협력관계를 맺고 있는 반면 중소병원의 경우 더 고가의 진료비를 받으면서도 경쟁력은 낮은 편이다. 또한 대형병원의 급격한 병상 증축 현상은 중소병원의 잉여병상수를 늘리고 있고, 선진국과 같이 대형병원의 재원일수가 감소하게 되면 병상효율이 상승해 중소병원의 입원수요는 더욱 감소할 것이다.

병원경영위기의 제도적 요인으로 민간위주의 공급체계(의료기관수 기준 93%), 의료기관 종별(규모, 설립 주체) 기능 미분화, 저수가체계의 가격 규제 의료공급시장, 의료인력자원의 공급 부족(의사, 간호사)을 지적하였다. 이에 따라 의료의 양극화와 대형병원으로의 환자 집중현상의 해소, 의료전달체계의 정립, 중소병원의 경영난(내원환자 의료인력 부족) 해결, 의료서비스 요구도(다양화, 고급화)와 공급의 일치가 과제로 대두되고 있다(이용균, 2014).

4. 의료정보산업 현황

4.1 u-Healthcare 산업 현황

(1) 사회적 측면

- 2012년 기준으로 65세 이상 인구비율이 11.0%로 계속 증가추세를 보이고, 노인 1인당 연간 평균진료비는 3,076천원으로 국민 1인당 평균진료비의 3배로 조사되었다(<표 2-2>, [그림 2-1] 참고).
- 국내의 경우 초고령화 사회에 진입하여 2005년 65세 이상 고령인구 비율

이 전체 인구의 9.1%, 2020년에는 15.7% 증가할 것으로 전망되고 있다.

- 당뇨, 고혈압 등 주요 질병의 만성 질환자 증가로 인해 정기적인 관리 및 개인의 질병 예방이 중요시되고 있다.

표 2-2 연도별 노인인구와 진료비 추이

구 분	2005년	2006년	2007년	2008년	2009년	2010년	2011년	2012년
전체 인구 (천명)	47,392	47,410	47,820	48,160	48,614	48,907	49,299	49,662
65세 이상 인구(천명) (비율, %)	3,919 (8.3)	4,073 (8.6)	4,387 (9.2)	4,600 (9.6)	4,826 (9.9)	4,979 (10.2)	5,184 (10.5)	5,468 (11.0)
65세 이상 진료비(억원) (증가율, %)	60,731 (18.2)	73,504 (21.0)	91,190 (24.1)	107,371 (17.7)	124,236 (15.7)	141,350 (13.8)	153,893 (8.9)	164,494 (6.9)
노인 1인당 연간진료비(천원)	1,545	1,805	2,079	2,334	2,574	2,839	2,968	3,076
전체 1인당 연간진료비(천원)	524	599	679	726	813	895	941	967

그림 2-1 연도별 건강보험 노인진료비 추이

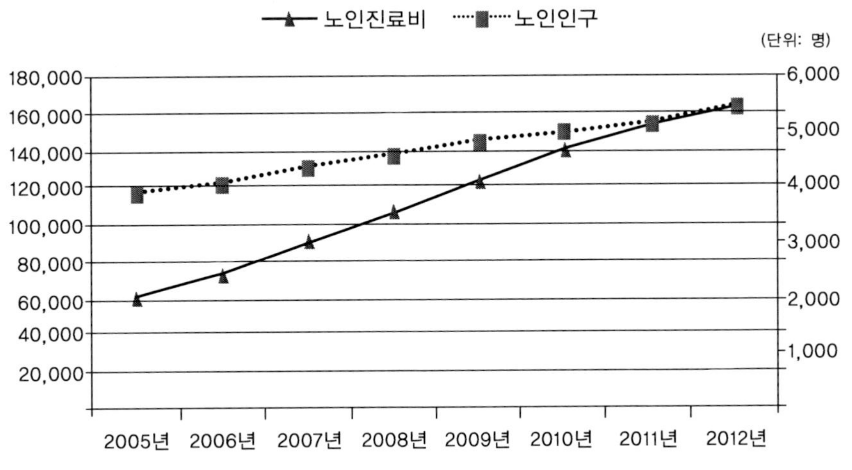

자료: 2012년 건강보험공단 통계연보.

(2) 의료 시스템 측면

- 의료비 상승으로 인한 의료시스템 등의 대체시스템에 대한 수요가 증가하고 있다.
- 새로운 질병과 신체적 장애가 증가함으로써 인체 정보에 대한 장기적인 관리의 필요성이 대두되고 있다.
- 고령층의 인구 증가로 인해 국가 차원의 의료비용 절감과 의료 수요의 충족을 위한 대책이 시급하다.

(3) 기술적 측면

- 정보화기술 도입으로 진료 패턴 및 경영기법 등이 변화하여 직간접적 다양한 사업 기회가 창출되고 있다.
- 인터넷, 스마트폰 등 무선통신, 디지털 컨버전스 등 정보통신 기술의 발전은 IT 사업자들이 의료정보 서비스 영역으로 진출하게 한다. Healthcare의 변화는 <표 2-3>과 같다.

표 2-3 Healthcare의 변화

구 분	전통 Healthcare	u-Healthcare
위치	병원 등의 전문기관	소비자 위주
조직	분산	네트워크화
임상접근	발병 위주	건강관리
의사결정자	의사	의사와 환자
데이터	일정기간 자료 관리	항상 접근 가능, 관리 가능
벤더	헬스케어 제공업체	헬스케어, IT, 통신, 소매

시장 규모에 있어서도 Health 관련 보건비용이 지속적 증가되고 있다.

- 1인당 보건비 지출비용이 $355(1990년 GDP 기준 6%)에서 $893(2000년 GDP 기준 9%)로 증가했다.
- 총 의료비 중 민간 지출(민간보험+본인 부담) 비율이 2위(OECD 30개 회원국 중)에 랭크되어 있다.
- 국내 만성질환자 비율은 건강보험심사평가원에 의하면 2010년 기준으로

1,138만명(전체 의료보장인구의 22.5%)로 조사되고 있다.

4.2 u-Healthcare 연관산업 분야

(1) u-Hospital 시스템

- 의료정보 시스템: OCR, PACS, EMR
- 병원 SI 분야: DW, HKP, HP, CRM
- 통합의료체계: G2B, B2B, B2C, C2C 등
- 병원공동 활용분야: 병원, 약국, 제약회사, 물류 등

(2) 원격 의료 서비스

- 원격진료시스템: 원격화상진료, 원격 처방
- 원격의료컨텐츠 제공: 2차 소견 중계 등
- 원격건강관리시스템: 헬스·스포츠센터 공공복지 등

(3) 모바일 u-Healthcare

- 건강반도체 내장 휴대폰(당뇨폰 등), 모바일 의료기기
- 헬스케어 기능형 가정건강 네트워크와 가전제품
- 헬스케어 기능 웰빙 자동차 등

4.3 IT-Health산업 개요

IT-Health산업이란 의료기기 및 서비스산업에 IT, NT, BT 등 신기술의 융합을 통하여 창출되는 고부가가치의 바이오메디컬 신산업·신서비스산업을 말한다.

현재 IT-Health에서는 IT 활용차원에서 u-Health(care)분야에 대한 기술개발 및 산업화가 가장 빠르게 진행되고 있는 실정이다.

즉 정보통신 장비 및 기술을 활용, 의료정보를 온라인으로 제공, 공유하는 종합 건강관리시스템이다. New-Aging산업에서는 고령화 사회를 대비하는 노령질환의 모니터링 및 홈 재택의료 등을 독립적으로 건강한 생활을 할 수 있도록 지원하는 기기 및 시스템을 구축하게 된다.

그림 2-2 IT-Health산업 개념

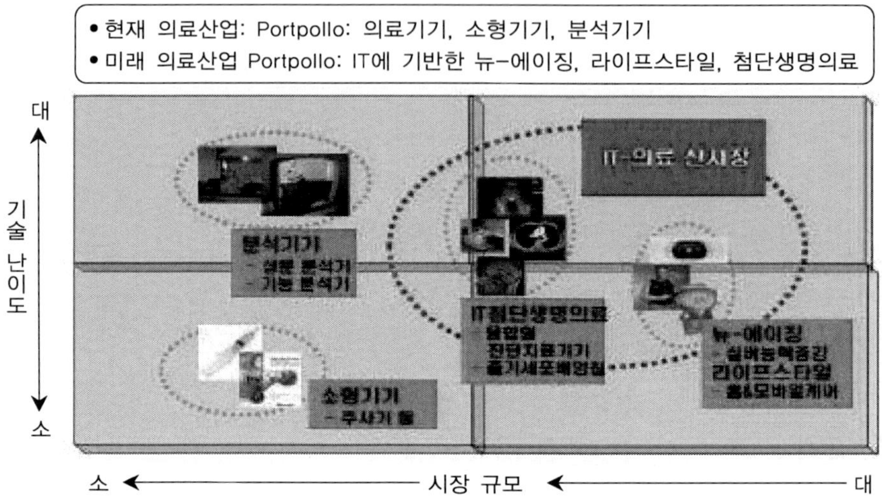

자료: 윤상현, 글로벌 IT-Health 산업 육성전략, 한·뉴질랜드 협력사업 중심으로, 대구경북연구원, 2009.

4.4 의료정보시스템산업

의료정보시스템이란 환자의 진료, 의학연구, 의학교육 및 의료경영에 필요한 각종 정보를 수집, 가공하여 효율적으로 관리하는 의료업무자동화를 의미한다. 의료정보시스템은 편리성, 경제성을 추구하며, 의료서비스 공급자가 환자의 자료를 기록하거나 확인할 경우 쉽게 이해하고 활용할 수 있도록 한다.

의료정보시스템의 대상 업무는 병원진료 업무의 정보화, 건강보험 창구업무의 정보화, 원격의료 및 교육, 진료정보의 공유화, 환자관리와 의사결정에 필요한 전문가 시스템의 정보화, 유전자 연구 및 활용에 필요한 생명정보화, 의료의 전자상거래, 물류관리 등이다.

4.5 의료정보와 보안산업

시장은 크게 PACS(Picture Archiving Communication System: 의료영상관리 소프트웨어), EMR(Electronic Medical Record System: 전자의무기록시스템), OCS(Order

Communication System: 처방전달시스템)로 분류된다. PACS는 주로 CT나 MRI 등의 사진을 처리 · 전달하는 시스템, EMR은 기존 차트로 사용한 의사의 의무기록 정보를 컴퓨터로 처리 · 전달하는 시스템이다. OCS는 진료행위에서 발생한 약품 처방, 입원 등의 지시를 각 관련 부서에서 사용할 수 있게 처리하는 시스템이다.

특히 PACS 시장은 약 1,300억원 규모로 정부의 건강보험 수가 적용으로 인해 대형 병원에서 시작하여 중소병원, 의원, 약국으로까지 확산되고 있는 추세이다. 한국의료기관의 PACS 도입률은 65%로 세계적 선도국가인 미국이 전체 병원의 52%에 비해 매우 높은 편이다.

국내에서 의료정보 보안 및 보호가 제기되는 이유는 다음과 같다.

그림 2-3 의료정보 보호의 도입 근거

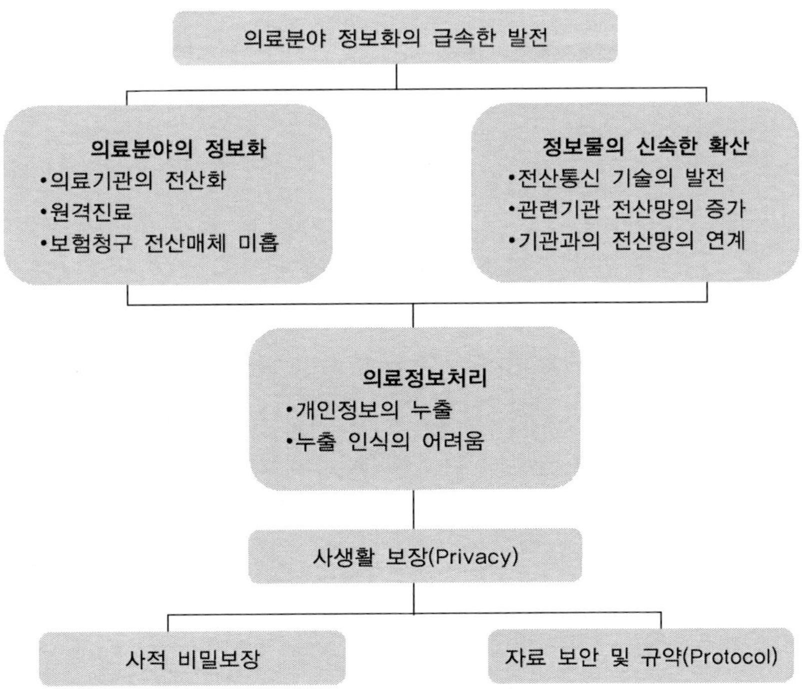

첫째, 여러 가지 사회 여건의 변화에 따른 보건의료환경의 급속한 변화이다.
둘째, EMR(전자의무기록), EDI(전자문서교환) 사용의 증가이다.
셋째, 네트워크 접속, E-mail 사용 등이다.

① 사생활보장(Privacy)

- 1890년 미국에서 입법과 판례를 통하여 인정되기 시작한 것
- "혼자 있을 수 있는 권리(right to be alone)"에서 출발
- 남에게 알려지고 싶지 않은 개인 정보 또는 사적 공간에 대한 정당한 요구
- "자기정보에 대한 통제권"으로 발전

② 보안(Security)

- 전산화 된 정보체계에서 적용된 것
- 사생활 보장은 컴퓨터로부터 사람을 보호하는 것이지만 보안은 사람으로부터 컴퓨터를 보호하는 것

5. 미래 영리병원에 대한 논의

5.1 영리병원의 의의

영리병원이란 영리의료법인으로서 Profit Hospital, Investor-Owned Hospital의 의미이다. 이는 병원을 설립하고 운영하는데 외부의 자본을 조달하고 획득한 이윤을 자본 투자자들에게 배분하는 이윤추구를 하는 민간기업의 성격이다.

의료법 제3조에 의하면, 의사는 종합병원 · 병원 · 요양병원 또는 의원을 개설할 수 있다고 명시되어 있다. 법인으로는 국가 · 지방자치단체 · 정부투자기관 등 공공기관, 의료법상 설립되는 의료법인 및 민법 또는 특별법에 의해 설립된 비영리법인이 의료기관을 개설할 수 있다. 이렇게 법률에 의해 명시적으로 허용된 자(기관)만이 의료기관을 개설할 수 있도록 되어 있다.

기업 등 영리법인도 직접 의료기관을 개설할 수 없다. 헌법재판소에서는 개설자를 제한한 현재의 의료법이 합헌이라고 판결하였다. 다만 영리법인 허용 문제는 입법정책의 문제라는 의견을 제시하였다.

5.2 영리병원 도입의 장단점

영리병원에서 관심 있는 환자는 고가의 진료비를 내고 진료를 받을 수 있는 사람들이다. 이에 따라 경제력을 갖춘 이용자는 영리병원의 고가 진료비도 납부할 수 있거나 지불을 보장하는 민간보험에 가입한 환자들이 주요 계층들이다.

영리병원은 영리(이윤)를 추구하는 목적으로 설립한 병원이다. 물론 현재 비영리법인이 설립한 병원들이 고귀한 의료수행의 목적만으로 운영되지 않고 과잉진료, 불필요하고 고가의 의료장비 설치, 수익 창출이 되는 않는 의료 부분의 외주화(아웃소싱) 또는 기피현상 등의 문제의 소지를 낳는 경우도 있다. 그러나 영리병원이 실질적으로 이윤추구에 주력하고 있는 반면, 비영리병원은 법적으로 이윤추구가 보장된 법인이 이윤추구를 억제하는 제도에 대해 헌법소원을 청구했을 때 문제가 있다는 것이다. 그 중 대표적인 사례가 건강보험 당연지정제이다. 건강보험 당연지정제는 한국의 모든 의료기관이 국민건강보험공단과 의료서비스 제공 계약을 맺어, 건강보험 환자의 진료 거부가 금지되고 건강보험 의료수가를 포함한 국가의 공익적 규제를 수용해야 하는 제도이다. 이 제도는 영리법인이 자유롭게 고가의 의료비를 책정할 수 없도록 하기 때문에 이윤추구의 정신에 어긋난다. 현재 헌법상 주식회사가 자유롭게 부과하는 상품 가격을 국가가 통제할 수 없으므로, 정부가 당연지정제를 폐지하지 않겠다고 선언할 수 있지만 영리법인 측에서 위헌 신청시 소극적으로 대응할 가능성이 크다.

또한 투자개방형 의료법인(영리병원) 찬반 논란이 지속되고 있다. 정부가 경제자유구역 내 외국의료기관 설립을 허가하는 시행규칙을 설정했다. 시행규칙 적용 대상은 경제자유구역 안에 병원을 설립하고 운영하는 외국인으로 한정했다. 그러나 영리병원 반대론자들은 이 조치로 인하여 영리병원이 증가할 될 것으로 예상하고 있다. 현행 의료법에서는 경제자유구역을 제외한 지역은 의사와 비영리법인만이 의료기관을 설립할 수 있다. 국내 대형병원은 모두 비영리법인이다. 병원은 고유 목적사업 이외에는 발생한 수익금을 외부로 유출할 수 없고 외부에서 투자도 받지 못한다. 개인병원과 의원은 사실상 영리를 추구하지만 주식회사 형태는 아니다. 그러나 영리병원을 도입하는 법이 시행되면 누구나 제한 없이 '주식회사'로서의 병원을 설립할 수 있다.

그 동안의 영리병원의 찬반론의 세부 내용은 다음과 같다.

① 찬성론

영리병원 찬성론자들은 '병원 간 경쟁이 일어나 고품질 의료서비스를 받을 수 있고 다수의 일자리가 창출된다.'고 주장하고 있다.

즉 국내 의료수준을 한 단계 발전시키려면 영리병원을 도입해야 한다는 것이다. 국내 병원들의 의료 수준과 서비스가 낮은 편은 아니지만 약 3%대의 낮은 수익률 때문에 의료기술에 대한 투자를 할 수 없고, 영리병원이 도입되면 필요한 자본을 쉽게 조달할 수 있어 의료기술을 높일 수 있다는 것이다.

이 경우 영리병원 간에 수익을 위한 경쟁이 치열해지면서 환자의 선택권이 확대될 것으로 전망한다. 해외환자 유치 실적도 급증하게 되고 관련 일자리도 크게 증가할 것이라는 의견도 있다.

장점은 다음과 같이 서술할 수 있다.

우리나라의 의료서비스산업의 한계도 있다. 즉 많은 의료서비스의 가격과 품목에 대한 규제로 인하여 의료서비스 질 향상이 미흡하고, 서비스의 질적 차이에도 불구하고 동일한 수가를 받고 있으며, 질 향상을 위한 유인책이 부족하다는 것이다. 이러한 문제점을 해결하기 위하여 영리의료법인의 도입이 필요하다는 것이다.

첫째, 의료서비스 부문에 시장경제의 요소를 확대하여 의료기관간 경쟁을 촉진시키고, 다양화·고급화된 소비자의 욕구를 충족시킬 수 있는 양질의 의료서비스가 가능하다는 것이다.

둘째, 의료환경의 개선으로 의료서비스의 품질도 향상될 수 있다.

셋째, 전문경영자에 의한 의료기관 경영으로 경영 효율성과 회계 투명성을 높일 수 있다.

넷째, 다양한 자본조달방안을 선택할 수 있다. 첨단의료를 개발할 수 있는 자금 유입과 해외자본 유치가 가능하다는 것이다.

② 반대론

영리병원 반대론자들은 '의료비가 폭등하고 의료 양극화가 심화하며 건강보험이 무너진다.'고 주장하고 있다.

즉 아무리 보완을 하더라도 영리병원이 도입되면 현재의 의료시스템에 부정적인 영향을 미친다는 것이다. 이들은 62.7%인 현행 건강보험 보장률이 더욱 낮아지는 등 현행 의료시스템의 불완전한 요소가 더욱 커질 것으로 예상하고 있다. 영리병원 운영으로 인해 예상하지 못한 요소가 나타나 의료시스템을 더욱 악화시킴이 반대논리의 근거이다.

이들은 경제자유구역 또는 제주도에서 외국인이 병원을 운영하는 것도 반대한다. 정부가 이에 대한 대책을 내놓을 때마다 "한 곳을 허용하면 다른 곳도 허용할 수밖에 없다"는 논리를 앞세운다.

단점은 다음과 같이 요약된다.

첫째, 현재도 의료자원의 공급과잉 현상이 있는데 의료기관간 경쟁이 극도로 심화되어 부작용이 우려된다는 것이다.

둘째, 의료기관간 양극화가 심화될 것이다. 도입 초기에는 시장진입을 위해 의료서비스의 가격을 낮추지만 시장진입에 성공하게 되면 차별화된 서비스를 명분으으로 높은 의료비를 요구하게 되어 의료비는 상승하게 된다는 것이다.

셋째, 기존 병원을 인수하는 방식으로 영리병원이 의료서비스 시장에 진입할 경우 중소병원은 인수·합병(M&A)의 대상이 되기 쉽다.

제 3 장 원무관리의 기본 이해

1. 원무관리의 개요

원무관리는 병원사무관리로서 병원활동에 필요한 자료를 수집・처리・분석 또는 전달하는 정보처리 활동이다.

원무관리란 병원의 핵심 업무로서 병원의 사무활동 중 진료를 위한 환자의 수속 절차와 진료비관리 및 진료지원업무를 의미한다. 즉, 환자의 진료 및 진료비에 관한 고유한 관리업무로서, 병원 내의 모든 기능부문을 정보전달체계를 통해 결합하여 종합적인 기능이 발휘되도록 연결하는 것이다. 한편 각 기능의 업무가 합리적으로 수행되어 사무능률이 향상되도록 계획, 통제하는 활동을 말한다.

따라서 원무관리는 다음과 같이 종합적 사무관리 활동을 수행한다.

① 병원 내의 환자진료와 관련된 모든 기능 부문들이 효율적으로 수행할 수 있도록 계획, 조정, 통제하는 기획

② 병원에서 환자진료업무를 수행하는 데 필요한 정보나 자료를 수집, 분석, 정리하여 관리・분배하는 정보관리

③ 환자들이 진료를 받는데 필요한 수속 절차 및 진료비 수납, 관리 등 관련 업무를 처리하는 사무처리

④ 환자들이 쾌적하고 편안하게 진료를 받게 하며 더 나은 서비스를 받을 수 있도록 지원하는 서비스

⑤ 병원의 진료능력에 따라 진료 량과 의료수입을 증대시키며 수익성을 개선하기 위한 마케팅

1.1 원무관리의 영역

그림 3-1 원무관리의 영역

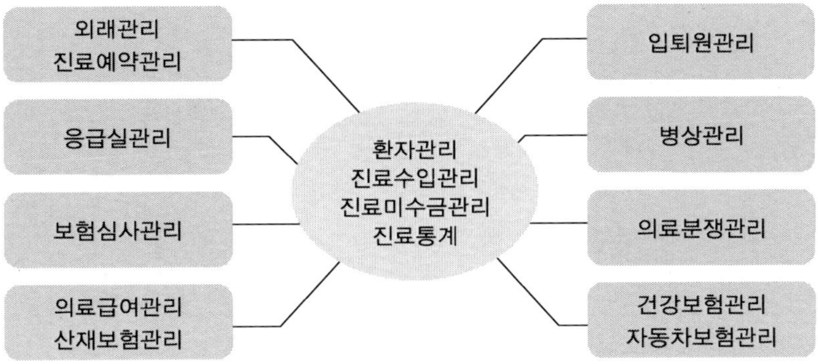

원무관리의 영역은 [그림 3-1]과 같이 환자관리, 진료수입관리, 진료미수금관리, 진료통계로 크게 분류된다. 또한 원무관리의 영역은 크게 4가지로 나눌 수 있다.

① 외래관리 · 응급실관리 · 진료예약

② 입퇴원관리 · 병상관리

③ 보험심사관리 · 의료분쟁관리

④ 건강보험관리 · 자동차보험관리 · 의료급여관리 · 산재보험관리

1.2 원무관리의 기능

[그림 3-2]와 같이 의료진 · 경영자 · 환자의 3자 관계 속에서 원무기능이 이루어지며 진료지원으로서 접수, 등록, 의무기록, 서비스 제공으로서 여러 가지의 수속 및 안내, 민원 및 고충처리, 진료비 수납, 경영정보 제공의 기능 등이 있다.

2. 원무관리의 중요성

병원조직의 핵인 원무관리의 성공여부가 병원간 경쟁력의 변수가 되고 있다.

그림 3-2 원무관리의 기능

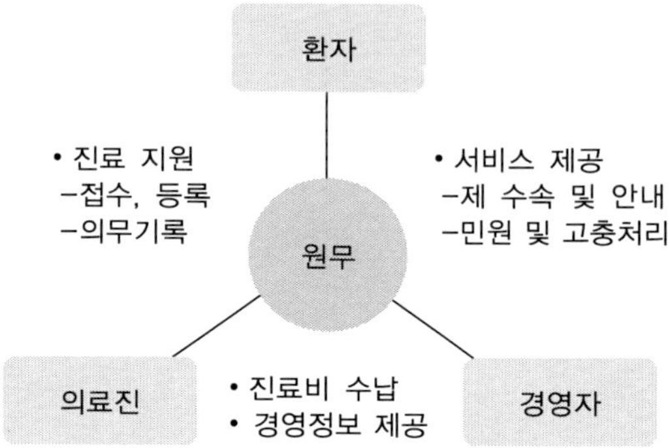

이를 위해 원무관리 과학화와 품질관리, 병원산업의 정보화로서 e-hospital에서 나아가 u-hospital의 적용에 따라 원무관리가 중요한 업무로 인식되고 있다. 또한 서비스 평가시스템의 도입으로 내부 고객인 구성원들의 만족도 증가가 병원의 발전에 영향을 미치게 된다. 이에 따라 서비스 경쟁이 심화되고 있는 병원경영환경 속에서 원무관리의 역할이 갈수록 중요해지고 있다.

2.1 의료기술의 발전

의학기술의 발전으로 진료수준이 고도로 발전하고 있으며, 진료과목이 진료대상, 인체조직 부위별로 다양화, 전문화되었고 병원행정업무도 고도로 조직화, 전문화되어 가고 있다. 의료의 발전은 진단과 치료에 대한 기술 이외에 분야별 전문화도 촉진시키게 된다. 이에 따라 의료관련 인력의 전문화로 간호사, 약사, 의료기사 등의 고유 업무도 분화되어 점차 고유 업무만을 수행하게 되어 의료관련 원무관리도 이들 업무에서 분리되어 독립의 전문영역으로서 기능을 요구하게 되었다.

2.2 병원규모의 대형화

외래진료 업무 이외에 입원진료 업무의 확대로 환자 수의 증가와 함께 업무량 및 인력이 증가하였으며, 이에 따른 분업화 및 전문화로 조직화와 통제기능이 필요하게 되었다.

병상 수가 증가하면 일반적으로 진료과목이 증가하게 된다. 여기에 다양한 의료서비스가 추가하게 되어, 임상검사 종목이나 방사선 진단 등도 늘어나게 된다. 이에 따라 병원의 조직은 더욱 복잡하게 되어 규모의 대형화는 결국 진료수준의 차이와 경쟁력으로 나타나게 된다.

3. 원무관리의 역할 및 체계

3.1 원무관리의 역할

원무관리의 역할은 다음과 같다.

첫째, 환자에게는 적정한 진료비를 수납하고 이에 상응하는 진료 서비스를 편리하게 받을 수 있도록 한다.

둘째, 운영자에게는 적정수익의 확보를 가능하게 한다.

셋째, 의료진에게는 진료업무를 원활하게 수행할 수 있도록 지원한다.

의사, 환자, 운영자, 의료진 사이에는 상호 이해관계가 발생하며, 원무관리부서(담당자)는 이들 3자 사이의 공통적 이익을 의식하고 업무를 수행하게 된다.

3.2 원무관리체계

원무관리체계는 크게 접수, 진료, 진료비 관리 영역에서 관리되고 있다. 접수시 창구관리, 창구현장 업무와 의무기록과 진료관리 활동 등이 반복적으로 이루어지고있다(원무관리연구회, 계축문화사, 2011).

3.3 원무관리 조직도

A병원의 원무관리 흐름도를 보면 [그림 3-3]과 같이 접수-진료-진료비관리의 절차로 원무관리업무가 수행된다.

B병원의 원무팀 조직도를 보면 [그림 3-4]와 같이 크게 외래, 입퇴원, 재원법무, 환자이송 Unit로 수평적 조직구조를 보이고 있으며, 전화예약실, 응급실수납은 위임 내지 위탁하여 운영하고 있다.

그림 3-3 원무관리 흐름도

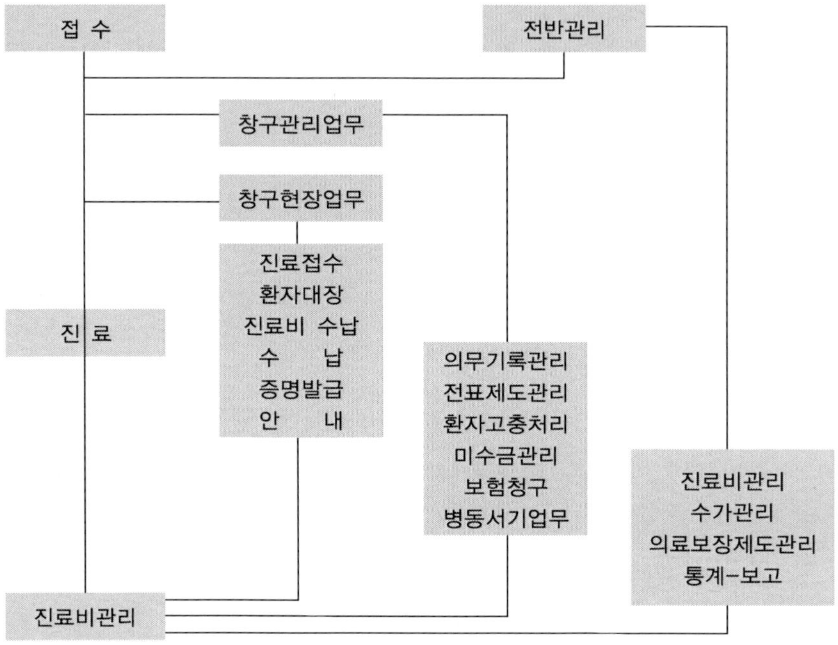

그림 3-4 원무팀 조직도

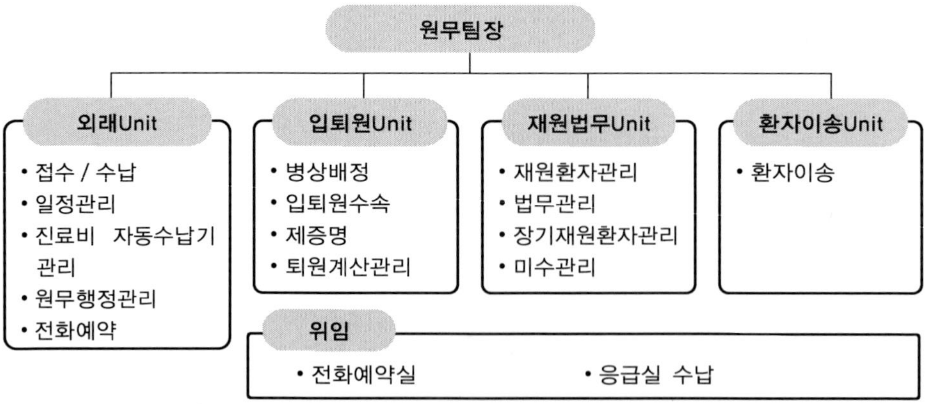

4. 원무관리의 전문성

원무관리의 전문화가 필요한 근거는 다음과 같다.

첫째, 각종 사회보장제도의 확산이다. 즉 건강보험, 의료급여, 산재보험 및 자동차보험 등 다양한 사회보장제도의 실시에 따라 수속이나 적용 범위가 복잡해지고 전문적인 지식이 요구되고 있다.

둘째, 의료기술의 발달이다. 즉 의료기술의 발달과 전문성은 관리업무의 세분화와 전문화를 욕구하고 있다.

셋째, 규모의 대형화이다. 즉 대형병원의 등장은 관리단위의 대형화를 초래하여 전문화와 분업화를 요구하고 있다. 의원은 1~2명이 여러 분야의 업무를 수행하지만 병원이 규모가 커질수록 외래, 입원, 응급실 관리 등 전문영역으로 세분화되고 있다.

따라서 병원경영의 어려움으로 인해 재원일수 단축 및 병상이용률의 증대를 위해 노력하고 있는 병원들이 증가하고 있다. 또한 병원에 대한 사회적 책임의 증가와 소비자의 욕구도 증가되어 왔으며, 질적인 의료수준의 향상을 요구하고 있다. 의료수익의 증가와 소비자 욕구의 증대로 국가에서는 의료비 증가를 억제하고 건강권을 보호하는 차원에서 의료기관에 대한 전문가가 더욱 필요하게 될 것이다.

원무관리자는 기본적으로 병원 이용자인 고객의 심리를 이해하고 친절하게 응대할 수 있는 인품을 보유하고, 언행과 태도에서 항상 병원조직에 대한 주인의식과 인성을 요구하며 병원조직의 유지·발전을 위하여 갖추어야 할 기본요건은 다음과 같다.

① 진료와 간호 등 병원업무에 대한 기본적인 지식
② 진료과, 병명, 약품명 및 수술명 등에 대한 기본적인 의학적 지식
③ 각종 의료보장제도에 대한 이론 및 처리능력
④ 보건의료정책을 포함한 범위 내외부 환경분석 및 전략 개발 능력
⑤ 의료관련 법규에 대한 지식

5. 창구관리

5.1 창구관리의 의의

병원의 환자와의 관계로서 외래환자를 대상으로 취급하는 업무는 대부분이 창구에서 수행된다. 이에 따라 창구는 고객과의 접점으로서 병원 이미지를 좌우하는 첫 관문으로서 환자들에게 미치는 역할은 중대하다. 창구관리의 의의는 다음과 같다.

첫째, 창구는 병원전체의 얼굴과 같다. 모든 환자나 환자가족들이 병원을 방문할 경우 처음과 마지막 대면 장소가 창구이다. 결국 병원에 대한 첫 접점으로서 병원의 물리적 환경과 분위기, 근무 직원의 태도와 언행, 용모 등 인적 요소가 중요하다.

둘째, 병원의 신뢰도를 결정하게 된다. 창구업무의 처리가 신속·정확하고 친절함이 우선적으로 중요하다. 창구업무처리는 진료의 질과 신뢰도에도 상당한 영향을 미치게 된다.

셋째, 병원의 의료서비스 평가의 척도가 된다. 창구업무는 인적·물적·시스템적 요인을 충분히 고려하여야 한다.

5.2 고객분류 및 창구의 종류

① 고객분류

고객분류는 [그림 3-5]와 같이 크게 입원, 외래, 응급, 낮병동으로 분류하여 업무절차가 진행되게 된다.

② 창구의 종류

창구의 종류는 진료 안내, 진료 접수, 진료비 수납, 투약 및 처방 접수, 검사물 등 접수 또는 채취, 촬영 접수 및 필름 대출, 상담 또는 고충민원 접수, 제 증명서 발급 등이 있다.

그림 3-5 고객 분류

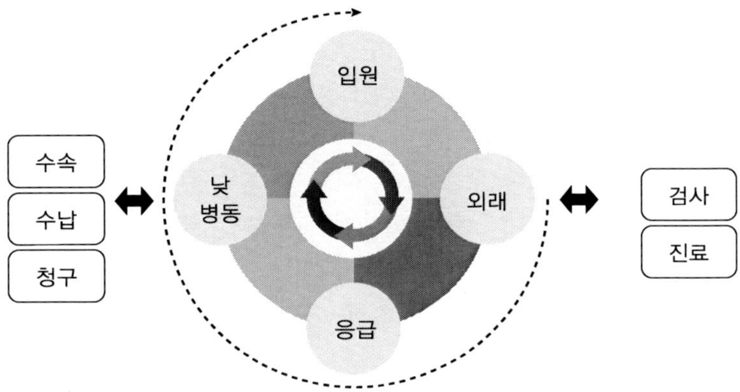

5.3 창구의 요건

① 창구직원

창구직원의 요건은 업무의 숙련도, 풍부한 상식과 병원에 관한 지식, 주의력과 대화술, 단정한 용모, 명랑하고 활동적인 성품과 진지한 대화 태도 등이다.

② 창구시설의 요건

가. 환자 편의: 보행 동선 및 업무의 발생 순서에 따른 위치와 충분한 공간

나. 사무처리의 능률성: 진료기능이 고려된 관련부서와 연결성

다. 개방형 창구 전면: 의사소통의 원활, 친절의식의 제고

라. 사무처리에 필요한 적정한 공간

③ 창구업무의 처리 요령

가. 환자의 심리상태

- 질병의 원인과 진전에 대한 불안과 초조
- 어떤 일에 대한 의심이 많음(소심): 치료 내용, 기간, 비용, 교통, 회복가능성
- 의존성이 크고, 신경이 예민해짐

나. 병원에 대한 환자의 기대

- 양질의 의료
- 빠른 시일 내의 회복

- 쾌적한 환경과 신속한 절차
- 비용 부담이 최소화된 치료
- 따뜻하고 친절한 대우
- 충분한 상담

다. 창구 근무자의 일반적 요령

- 상대방의 기분 이해(심신상태에서 약자)
- 상대방의 말을 들어주는 인내심과 자기감정의 억제(대화 도중 중단의 금지)
- 공평한 응대(경제적 능력, 사회적 능력, 지위의 고하 등 차별 없앰)
- 적절한 용어 사용: 전문용어, 약어, 방언 등 사용 시 환자 불안 초래하므로 상대방에 대한 이해가 가능하게 함
- 원하는 내용을 신속, 정확하게 전달: 요점, 순서 위주
- 경어의 사용(상대방 감정을 부드럽게 함)
- 미소와 기민한 행동: 3S의 기본원칙을 준수하면서, 성의(Sincerity)있는 태도, 신속한(Speedy) 행동, 미소 띤(Smile) 얼굴

라. 고충처리 및 상담 요령

- 고충 내용 청취 및 고충의 수긍
- 원인의 파악 및 해결방안 모색(타 부서와 협력, 원내 문제 개선, 설득과 이해)
- 재발 방지 위한 조치

5.4 창구운영관리

① 창구 운영의 업무 내용

가. 분산창구: 서비스 제고, 인력 효율성 저하

나. 층별 중앙 창구: 서비스와 인력 운영의 절충

다. 중앙 창구: 인력 운영의 효율성 제고로 고객 편의 위주의 서비스의 보완이 필요

② 처음 내원고객 전용창구의 창구 운영 업무

가. 초진환자 등록, 수납, 안내

나. 선택진료신청서, 개인정보이용동의서 작성 등

다. 보험사항 확인, 환자가 가야할 곳 안내(진료·검사 장소)

라. Open Card 제도 시행 및 검진 안내 등

마. 외국인환자 전용창구 겸용

바. 동행서비스 제공(직원 또는 봉사자)

③ 진료비 수납 업무

가. 창구 수납: 수납 및 상담 위주

나. 기계(KIOSK) 수납: 수납대기시간 감소 효과

다. Open Card 수납: 진료비 일괄결제 시스템

- 고객: 신용카드 등록 → 선택진료료와 검사 후 전용창구 방문 후 당일 진료비 일괄 결제
- 원무팀: 등록된 신용카드 정보이용 계산 → 메시지 전송
- Open Card 전용창구 운영: 대기 순번표 발행, 대기 없이 즉시 수납 및 상담

④ 서비스 질 향상을 위한 통합서비스

가. 통합서비스 창구를 운영

나. 창구서비스 흐름: 분산 창구의 통합 → 환자 동선 축소 → 한 곳에서 다기능 처리로 이어지도록 함. 이를 위해 서비스 향상을 위한 노력으로 대기 장소(로비) 구성을 제고

다. 기본적으로 나열형, 직선형에서 카펫형, 대화형으로 변형

라. 고객과 눈높이를 맞춤, 안정적, 개방적 분위기 조성하여 진료를 받는 시간과 대기시간도 편안하게 함

연습문제

1. 원무관리의 의의
2. 원무관리의 영역
3. 원무관리의 기능
4. 원무관리의 역할
5. 창구관리의 의의
6. 창구 근무자의 일반적 요령

제 2 부

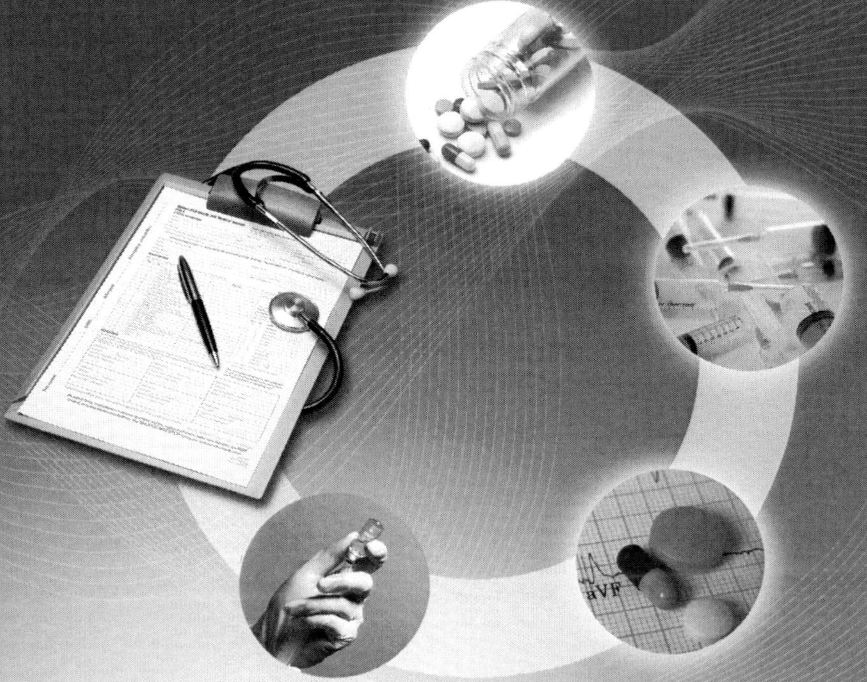

환자관리와 의료보장

제 4 장

예약관리

1. 예약관리의 의의

의료서비스 이용관련 조사에 의하면 환자들의 주요 불만요인으로 고액의 진료비, 치료효과의 부족, 오랜 대기시간 등이다. 양질의 의료서비스의 제공과 동시에 신속 · 정확한 원무서비스가 기본원칙이므로 고객들에게 대기시간의 단축이 중요하다. 대기 유형별로 보면, 진료대기, 입원대기, 투약대기의 순으로 인식되고 있다.

이에 따라 대기시간 문제를 해결하고 고객의 욕구 충족을 위해서는 진료예약제의 시행과 양질의 서비스 전문의료인력 확보가 중요하다.

1.1 예약제도의 필요성

진료예약의 필요성은 다음과 같다.

첫째, 진료대기시간을 단축 및 해소할 수 있다.

둘째, 환자의 편리한 시간대에 진료를 받을 수 있고, 적정한 진료로 양질의 의료 서비스를 제공할 수 있다.

셋째, 의사와 환자간의 인간관계의 형성 및 신뢰가 가능하다.

넷째, 병원의 방문 환자 수를 미리 조정하여 운영할 수 있어 병원자원의 적정한 활용이 가능하다.

1.2 예약의 형태

예약의 형태는 다음과 같다.

① 진료: 외래 진찰
② 검사: 외파, 동위원소, 내시경
③ 촬영: MRI, 투시, 조영
④ 수술: 집도의, 수술장 등
⑤ 입원: 병실, 수술 등

외래진료과 예약(재진 · 열은 나는데 원인불명의 FU환자) 업무 내용은 다음과 같다.

첫째, 전화예약센터 운영은 외주(Outsourcing)로 주로 운영된다.

둘째, 통상적으로 24시간 운영하며 예약, 변경, 취소, 기타 상담과 콜백 기능을 수행한다.

셋째, 구성 및 운영으로서 상담직원은 전화예약으로 초진 · 재진 진료예약 및 기타 상담을 담당하고, 상담간호사는 전화상담으로 전문적인 진료상담을 주 임무로 한다.

그림 4-1 진료예약 종류와 방법

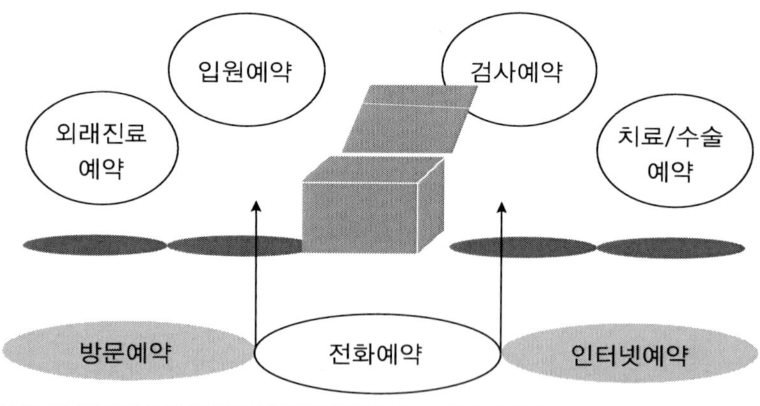

2. 예약관리 절차와 방법

2.1 예약관리 절차

스마트폰을 이용한 예약관리의 시대가 열리고 있다. 또한 인터넷 진료예약

그림 4-2 예약관리 절차

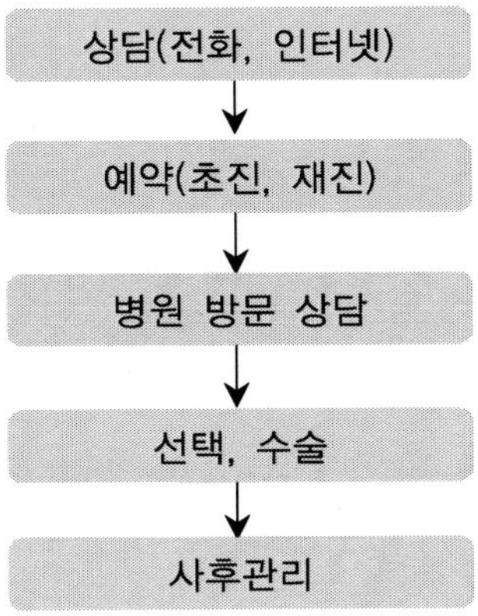

시 진료비를 미리 결제하지 않아도 실시간 예약이 가능하며, 예약기능도 보다 편리하게 확대 적용될 것이다.

2.2 예약사무 요령

① 예약시간 배정 방법

- 환자당 일정시간 배정
- 일정시간대에 일정 환자 수 배정
- 1일 진료가능 환자 수 배정

② 예약일시 결정 방법

- 예약접수창구(원무)에서 날짜와 시간 결정
- 진료의사(일)와 접수창구(시)에서 결정
- 진료의사(일)와 간호사(시)에서 결정
- 환자의 요구대로 결정

③ 예약창구의 배치

- 분산화: 전체 환자수가 적고, 예약분야가 적을 경우에는 진료 각과 또는 해당 실방에서 예약 실시

- 집중화 : 환자수가 많고 예약을 실시하는 분야가 많을 경우에 집중화하여 중앙 창구에서 예약 실시

④ 예약사무 준비사항

- 예약 진료권: 개별, 종합
- 예약 장부: 종류, 과, 실, 일, 시간대별
- 예약 환자 수 결정: 종류, 과, 시간대별
- 예약시간 안내표: 시간대별 예약의 경우 진료 순위
- 예약 홍보: 제도의 요점 및 방법

2.3 예약관리 매뉴얼

인터넷 예약

- 빠른예약 서비스: 예약채널의 다양화는 물론 편의성 제고
- 콜백 서비스: 고객의 이름/전화번호 메모, 즉시 콜백, 예약 우선

그림 4-3 B병원 예약 매뉴얼 내용

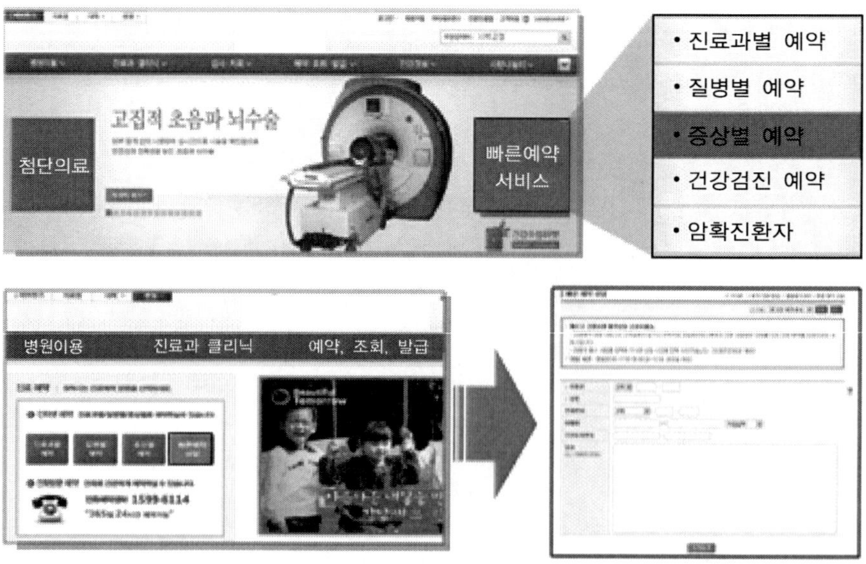

2.4 예약 방법

예약방법으로는 환자가 병원에 직접 방문하여 예약하거나 전화, 인터넷을 이용하여 예약하는 방법이 있다. 초진예약의 경우는 환자가 병원을 방문하지 않고도 예약할 수 있도록 전화나 인터넷을 통해 예약을 활용할 수 있다. 하지만 재진예약은 대부분 진료 후 진료비 계산과 동시에 진료받을 일시를 예약하게 된다.

(1) 초진 예약

① 방문예약

진료를 받기 위해 병원을 방문하였으나 선택할 수 있는 의사가 당일 진료가 아닐 경우 의사의 진료 일정에 맞게 예약하는 방법이다.

초진예약 창구의 운영상 장단점은 다음과 같다.

가. 장 점

A. 창구 운영상

- 구성원의 책임감 강화
- 고객의 동선 단축(수납, 접수, 진료가 같은 공간에서 이루어짐)

B. 서비스 차원

- 고객이 진료과까지 오면 동선 없이 한 장소에서 수납, 접수, 진료 가능
- 고객이 진료비 수납, 접수 외 기타 민원서류를 한 곳에서 발급 받을 수 있음
- 수납창구 직원의 서비스 강화 요인 제공
- 대기환자가 적은 진료과 환자의 고객만족 : 수납, 접수, 대기시간 단축

나. 단 점

A. 창구 운영상

- 휴가, 식사시간 등의 대체(창구별 2~4명 근무로 대체 및 잠시 이석이 곤란)
- 수납 후 진료과, 검사실 등의 고객 안내를 위해 많은 시간 소요
- 창구별, 요일별 내원 환자 수에 따라 수납에 대한 고객만족도 차이

B. 무인수납기 활용의 저조

- 무인수납기 설치 위치상의 문제
- OCS(Order Communication System) 연계 문제

C. 서비스 차원

- 분산 창구, 시차근무로 인한 서비스 교육의 어려움
- 구성원간 업무정보 공유 등 Communication의 어려움
- 각 창구별 특성에 맞는 서비스 제공의 한계

② 전화 예약

초진을 전화로 예약하는 방법은 건강보험자격 확인, 의료전달체계에 따른 절차 확인, 인적 사항 확인 등으로 인력 및 업무의 투입에 비해 효율성이 낮은 편이다. 또한 예약 후 방문시에도 보험 및 인적사항을 확인하기 위해 접수 창구에 등록해야 하는 불편이 있고, 전화예약 후 내원하지 않는 예약부도율이 높아 관리에 어려움도 따르게 된다.

③ 인터넷 예약

인터넷이라는 정보기술을 이용하여 병원의 홈페이지에 접속하여 진료예약을 수행하는 방법이다. 처음 이용자들을 대상으로 하므로 병원의 홍보 등 장점이 많으나 이용자들이 쉽게 접근할 수 있도록 예약 프로그램 개발이 선행되어야 한다.

(2) 재진 예약

① 창구 예약

진료 후 다음 진료일이 결정되면 의사나 간호사가 직접 컴퓨터를 이용하여 다음 진료일을 예약하거나, 진료예약증을 접수창구에 제출하여 진료일을 예약하는 방법이다. 현재 대부분의 의료기관이 창구예약을 이용하고 있다.

② 전화 예약

진료가 종결된 후 다시 진료가 필요하거나 다른 질병으로 다른 진료과의 진료를 받고자 할 때, 환자가 직접 내원하지 않고 전화로 예약하는 방법이다. 외래예약 후 방문하지 않는 환자들이 많아 실제 시행에는 어려움이 많다.

③ 인터넷 예약

인터넷 이용률의 증가로 병원 홈페이지에 접속하여 예약하는 방법이다. 의료기관의 홈페이지를 통한 검색 등 접속이 증가하고 있다. 한편, 진찰료 수납, 건강보험사항, 인적 사항의 확인에는 한계가 있다.

④ 무인 접수기 이용한 예약

접수창구의 직원을 경유하지 않고 이용자 본인이 직접 설치된 컴퓨터 무인 등록기를 이용하여 접수하는 방법이다. 모든 이용자에게 적용하는데 어려움이 있으나 열차표, 버스, 자동판매와 같이 무인 접수등록기를 이용하여 접수하며, 예약, 수납, 원외 처방전 등이 이루어지게 하는 방법으로서 최근 이 방법에 의한 설치가 증가하는 추세에 있다.

3. 전화예약센터의 관리

3.1 운영기본 원칙

가. 전체 진료과를 대상으로 전화예약서비스 제공

나. CTI(Computer-Telephony Integration) 시스템 구축을 통한 효율적이고 체계적이며 고객지향적인 진료 예약 및 병원이용 안내 서비스 제공

다. 외주용역(Outsourcing)을 통한 비용 대비 최적의 인력 운영

라. 예약 안내서비스(SMS, ACS), 예약부도율 관리를 통한 부도율 최소화로 수익 극대화 및 수익중심센터 모델(Profit Center Model) 역할 수행

마. 장기적으로 치과, 건강진단의원 등 산하 의료기관의 예약업무 창구의 일원화

표 4-1 병원별 전화예약센터 운영사례

구 분	A병원	B병원	C병원	D병원
인력운영(명)	28	23	30	27
운영형태	정규직 14명 용역직 14명	정규직 1명 외주용역 22명	외주용역	외주용역
직제	원무과	외래원무팀	원무팀	원무팀
CTI 시스템	일부 CTI	개발 중, 일부 CTI	일부 CTI	일부 CTI
주요 업무	전체 진료과, 다양한 서비스, 검사 변경	전체 진료과, 다양한 서비스	전체 진료과, 다양한 서비스	전체 진료과, 다양한 서비스

3.2 전화예약센터 업무 범위

가. 휴진, 대진 통보일 사전 협의 결정
- 예: 휴진, 대진 전 1주일
- Overbooking(대기자 초과 예약)에 대한 문제점 검토
- 휴진 시에 다른 요일 진료 등 대안 검토 필요

나. 진료예약 통보 서비스
- 음성 멘트에 진료예약 통보서비스 취지 설명

다. 외래예약기능은 진료 스케줄 범위 내에서 수납 접수, 검사실, 무인수납 등에 기능 부여
- 고객이 원하는 장소에서 즉시 예약이 가능하도록 함

3.3 전화예약센터 활성화 방안

전화예약센터는 외주로 운영함에 따라 인력 운영의 효율화 및 인건비 절감에는 효율적이나 정규직원과 같은 충성심과 적극성이 다소 낮은 경향이 있다.

① 예약업무 활성화를 위해서는 인력의 확보, 직무교육 강화, 모니터링을 통한 예약 스킬의 향상

② 예약대기시간이 긴 Staff를 희망하는 고객의 신속한 진료방법을 안내

③ CTI 기능 중 최대한 전화예약이 가능하도록 ACD(자동통화 분배기능), IVR(interactive voice response) 기능을 이용하여 통화처리 Call 극대화

④ 진료비 감면의 검토
- 타병원은 전화예약센터의 중요성을 인식하여 본인의 경우 정규직에 준한 진료비 감면 혜택을 제공

⑤ 친절상, 모범직원상, 최대 예약상 등 인센티브제 도입
- 많은 비용 지출 없이 문화상품권, 도서상품권, 회식권 등을 제공, 서비스 및 친절교육, CS 활동시 소액 운영비 지급

3.4 전화예약센터 확대운영에 따른 기대효과

- 진료예약 창구 일원화를 통한 고객서비스 향상 및 다양한 예약서비스 제공

- 진료과 접수의 업무부담 경감 및 고객응대 전념
- 예약부도율 최소화를 통한 환자 증대 및 수익 증대 효과
- 외주용역 운영에 따른 경영 효율화
- 외래 간호, 접수창구의 고객응대에 몰입 : 진료예약 창구 일원화, 휴진과 대진 통보 서비스
- 안내 분배효과: Staff에 대한 예약분배 효과
- 고객에 대한 자세한 진료상담 및 절차 안내로 만족도 향상

4. 인터넷 예약의 관리

4.1 인터넷 예약의 관리 내용(예시)

① 고객(환자)의 편의를 돕고자 각 대학병원(대학교병원, 대학교치과병원)과 협진센터 홈페이지에서 인터넷 진료예약을 실시한다.

② 인터넷 진료예약은 일괄예약이 아닌 전화예약과 연계되는 예약 서비스이다.

③ 인터넷 진료예약으로 예약을 접수한 고객에게 예약상담부서에서 직접 연락을 취한다.

④ 자세한 인터넷 진료예약 서비스의 안내는 각 병원, 협진센터 인터넷 진료예약 사이트에서 확인할 수 있다.

4.2 개인정보보호 동의

개인정보보호를 위한 이용자 동의사항(자세한 내용은 "개인정보취급방침"을 확인)을 수집하는 개인정보 항목이다.

회사는 회원가입, 상담, 서비스 신청 등을 위해 다음과 같은 개인정보를 수집하고 있다.

① 수집 항목: 이름, 자택 전화번호, 휴대전화번호, 이메일, 부서

② 개인정보 수집방법: 홈페이지(건강상담, 진료예약, 건의 및 문의)

5. 예약시스템 및 OCS 개발

① 통합 예약센터가 원칙적으로 총괄하고 관리하지만 각 진찰실, 접수, 원무과 수납에서도 검사의 예약과 변경이 가능하도록 한다.

② 검사에 관련된 설명서와 기타 서류

가. 통합예약센터에서 서류를 총괄 관리하여 환자에게 교부하도록 준비

나. 기타 예약 업무가 가능한 장소에서 추가로 이를 준비하여 환자에게 줄 수도 있다.

다. 검사와 관련된 설명서나 서류가 있는 경우 예약시 이것이 통합예약센터에 있다는 사실과 이를 꼭 통합 예약센터나 해당 검사실에 수령하여야 하는지 또는 전산으로 해당 진료실이나 원무과에서 출력이 가능한지를 OCS상에서 메모로 알 수 있도록 한다.

라. 이러한 자료 준비에 대하여 해당 검사실과 임상진료과는 원고를 작성하여 인쇄하고 전산망에 올리도록 하며 이에 대한 수정을 책임진다.

마. 각 검사실을 책임진 진료과는 새로운 OCS 사용 1개월 전까지 설명 자료를 작성한다.

③ 검사 설명 관련 사항

가. 검사에 대한 설명은 해당 검사실을 관장하는 진료과에서 총괄적 책임을 진다.

나. 검사실에서 직접 설명을 하여야 하거나 준비가 필요한 경우 전산에서 해당 검사를 클릭할 때 이를 메모나 기타 방식으로 예약시 유의사항으로 알려 주도록 한다. 이 경우 예약을 시행한 직원은 해당 검사실을 방문하여 추가 확인을 받아야 예약이 확정된다는 사실을 교육하여야 함을 전산망에서 알 수 있도록 OCS에 구비가 되어야 한다.

다. 외래의 설명 간호사에 의한 설명은 환자 만족도와 의료분쟁 예방에 도움이 되지만 통합 예약 시스템 준비와는 직접 관계가 없다.

라. 각 검사실은 가능한 신속하게 동영상 자료로 검사 설명을 준비하도록 권장한다.

④ 당일 검사나 검사 일정 단축

가. 예약을 하지만 대기하여 당일 검사가 가능한지 여부를 전산망으로 알 수 있고 신청이 가능하도록 OCS에 준비한다.

나. 예약이 되었지만 가능하면 더 빠른 시점에 검사 받기를 원하는 환자를 위하여 waiting list에 올릴 수 있도록 OCS에 준비한다. 이 경우 가능한 신속성을 기본 원칙으로 하면서 환자 측 상황 자료로서 자신이 검사가 단축되어지기를 바라는 방식을 입력할 수 있도록 한다.

예를 들면, 어느 날이든지 가능, 어떤 날을 제외하고 가능, 어떤 특정일을 원함 등의 메뉴에서 선택하고 추가가 필요하면 입력하도록 한다.

다. 리마크 난을 만들어 검사하고 며칠 후로 예약이 변경 가능하면 해 주도록 입력할 수 있도록 한다. 예를 들면, 특정일 이내 예약이 곤란한지, 아니면 해당 검사의 판독이 나오는 대로 빠른 시일에 예약이 가능하도록 하여 줄 것을 진료과에서 입력할 수 있도록 한다.

라. 예약 일정 조정에 관하여 복잡한 요인이 있는 검사는 OCS상에서 메신저나 알람 기능을 도입하여 검사실로부터 예약에 관련한 업무 협조가 용이하도록 한다.

마. 일정 변경이나 주의사항 추가 통지에 필요한 전화번호를 2개 이상 환자에게 제시하도록 요청하여 입력한다.

⑤ 예약관리에 문제 발생 가능성에 대한 대비

가. 각 검사실에서 당일 들어온 예약과 변경된 예약을 파악하고 확인할 수 있도록 OCS에 반영한다.

나. 각 검사실에서 확인을 하기로 하는 경우 OCS상에서 메신저나 알람 기능으로 답을 받을지 여부를 결정한다.

다. 예약 확정 후 검사실 사정에 의한 변경은 검사실에서 환자에게 통보한다.

라. 검사 예약도 설명 부분을 제외하면 현재 진료 예약과 유사하여 그 사용법을 익히고 운용하는데 도움이 된다.

⑥ 예약의 전화 변경은 원칙적으로 통합 예약센터에서 총괄한다.

가. 전화번호를 환자에게 주는 예약 서류에 인쇄한다.

나. 검사 일정을 변경하여 외래 진찰 일정을 변경하여야 하는 경우 함께 처

리한다. 이에 관련된 유의사항을 미리 도출하여 OCS상에서 알 수 있도록 한다.

6. 예약관리의 효과

예약관리의 효과는 다음과 같다.

- 환자수의 평균화(일별 · 시간대별)
- 진료의 사전 준비
- 진료시간의 조정: 1진료과 1명의 1의사
- 업무능률 향상: 원무, 조제, 검사 등
- 식사 및 휴식시간 확보
- 진료시간 단축: 시간의 압축

진료예약의 기대효과는 다음과 같다.

첫째, 이용자 만족도의 증대이다. 예약제도의 시행은 환자의 대기시간을 단축시켜 이용자의 불만을 감소시킨다.

둘째, 업무능률을 향상시킨다. 특정시간에 집중되는 업무를 고르게 분산시키고 예측 가능한 업무수행을 할 수 있게 한다.

셋째, 인력관리의 효율화이다. 예약제도의 활용은 업무가 대폭 증가하는 시간이 분산되므로 서비스 증대와 인력관리에 많은 영향을 미친다.

넷째, 병원관리의 용이성이다. 대기시간의 단축은 병원 이용자의 체류시간을 단축시키고 병원 내의 혼잡성을 줄이고 각종 시설물의 관리비 절감효과를 가져온다.

다섯째, 환자 이용률의 증가를 가져온다. 환자에 대한 불만 해소는 병원이미지를 높이는 홍보효과를 기대할 수 있다.

※ 예약관리 사례

병원의 진료예약의 사례는 다음과 같다.

① 진료예약 활성화

P병원에서는 진료예약 활성화를 위해 적극적인 외부고객 만족도의 향상을 추진하고, 예약문화 정착을 위해 전화예약센터와 교환실, 기타 임상과, 진료상담・주치의 선정・예약파트와 유기적으로 협력하여 진료를 위한 예약일 내원의 이행을 추구하였다. 이러한 진료 예약 활성화로 인해 고객만족의 향상, 초진 증가와 수익 증대, 진료대기시간 단축, 주차문제 원활, 대기 공간의 쾌적함의 효과를 이루게 되었다.

② 예약 부도율 최소화

예약부도율 최소화 방안은 다음과 같다.

첫째, 초진환자에 대한 유선 전화의 확인이다. 즉 예약일 3~4일 전에 유선으로 내원여부의 확인, 부도 확인 자리에 예약대기 환자로 대체, ACS(정보통신망 서비스) 부도와 변경환자 관리의 강화이다.

둘째, 진료 전 예약안내의 강화이다. 방안으로는 예약 전 진료 확인을 위한 SMS(Short Message Service) 발송 서비스이다.

셋째, 예약 준수의 안내 강화이다. 각 진료실 예약 준수를 위한 협조 안내문을 게시하고, 접수직원의 환자 교육, 교직원 및 가족 부도의 최소화를 위해 협조를 요청한다.

넷째, 습관적 부도 내원객에 대한 관리를 강화한다. 최근 6개월 내 3회 이상 부도시 내원예약만 가능하도록 한다.

S병원에서는 예약 부도율 최소화를 위해 다음과 같이 노력하였다.

가. 신환 초진환자 유선예약 확인 서비스 시행
  신환 초진환자는 전화예약센터 직원이 직접 유선상으로 확인 Call 시행하며, 내원 포기환자는 예약대기환자로 대체 충원하여 초진 예약부도율을 최소화

나. 예약일 2~3일전 SMS 서비스 강화

다. 전화 예약시 예약부도에 대한 주의 환기(내원 못할 경우 예약변경 안내)

라. 일요일, 공휴일 전화예약서비스 도입 검토 및 홍보

위와 같이 시행한 결과, 예약 사전통보서비스(SMS, UMS), Happy Call, 초진

환자 사전 안내, E-mail 확인서비스로 예약부도율의 최소화로 업무의 생산성을 올리게 되었다. 예약부도율이 전년 대비 3.8% 감소한 15.1%를 기록하였다.

③ K병원, 통합검사예약센터 개설

내원객 편의 · 원스톱 검사예약 서비스를 제공하기 위해 K병원은 최근 내원객 편의를 위한 '통합검사예약센터'를 2007년 개설하였다.

기존 검사예약에서는 환자들이 각 해당 검사실을 직접 방문, 예약을 해야 하는 불편함이 있었지만 통합검사예약센터의 개설로 모든 검사 예약을 한 곳에서 one stop으로 처리할 수 있게 되었다.

이에 따라 영상의학과, 소화기내시경센터, 심장센터 검사실, 호흡기 검사실, 신경학 검사실의 모든 검사 예약이 일정 장소에서 가능하고, 예약현황을 쉽게 볼 수 있게 함으로써 가능한 당일에 검사를 완료할 수 있도록 검사 예약을 중앙창구에서 시행하게 되었고, 모든 예약과정이 통합화, 전산화됨으로써 신속하게 검사예약서비스를 이용할 수 있는 통합예약시스템(Integrating Appointment System)을 구축하게 되었다.

병원 측은 통합검사예약센터 개설로 검사예약을 위해 소요하는 시간과 불편을 줄임으로써 내원객의 병원이용에 대한 만족도가 보다 높아지며, 부서별 검사건수 증가, 예약시간 감소, 예약부도율 감소로 각종 검사 예약을 통합 관리할 수 있게 되어 업무 효율성을 높이고 병원수익률 증가에도 기여할 것으로 기대하고 있다.

④ 전화예약센터 차별화 전략

표 4-2 전화예약센터 주요 운영계획 및 단계별 추진 일정

구 분	1단계(안정화)	2단계(level-up)	3단계(정착)
기 간	당년 5월	당년 10월	익년 3월
목 표	• 조직 안정화를 통한 서비스 품질 향상	• 레벨업 프로젝트를 통한 상담품질 및 생산성 향상 • 다양한 접근 채널 확보 -고객의 필요에 대응	• 엄무정착과 콜센터 전산 역량 강화를 통한 고객만족 극대화
인력/조직	• 인력수급 및 조직 안정화	• 열린 조직 만들기	• 상담사 전략 개발과 조직 관리 정착
운 영	• 업무프로세스 정립 • 상담 품질 유지관리	• 운영시스템 레벨 업 • 진료예약과 함께 SMS, 이메일, 팩스 민원 처리 확대	• 상담품질 및 생산성 극대화 • 타병원과 차별화된 병원특성 강화(진료예약센터 이미지)

세부추진사항	교 육	• 업무/CS교육 스케줄 및 정리(업무메뉴얼) • 자체 교육교재 작성 • 상담 사례 교육 • 정기적인 업무능력 시험	• 레벨 업 교육 프로그램 전개 • 우수기관 센터 출석근무 및 벤치마킹을 통한 현장교육 실시	• 민원업무 전반에 대한 교육 프로그램 정착 • 최고의 교육운영 시스템 완비 • 고객 맞춤 응대 가능하도록 상담원 레벨 업 교육 지속
	실무지원	• 직원 화합 도모 • 최고의 복지 지원	• 레벨 업 프로젝트 진행을 위한 사내 분위기 조성 • ONE-STOP처리 가능하도록 시스템 개선(간단한 문의사항에 대한 응대로 전화예약센터에서 가능하도록 전산시스템 발달기능 추가 부여와 검사개발 등)	• 콜센터 중장기 운영계획 수립

⑤ 전화예약센터 분야별 추진 전략

그림 4-4 전화예약센터 분야별 추진 전략

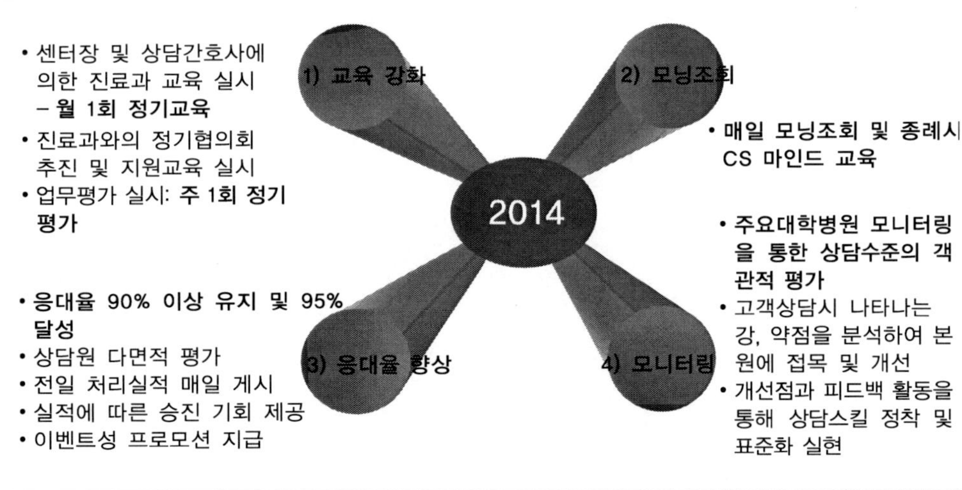

⑥ 인터넷 및 전화예약 Flow개선 사례

Flow (1)

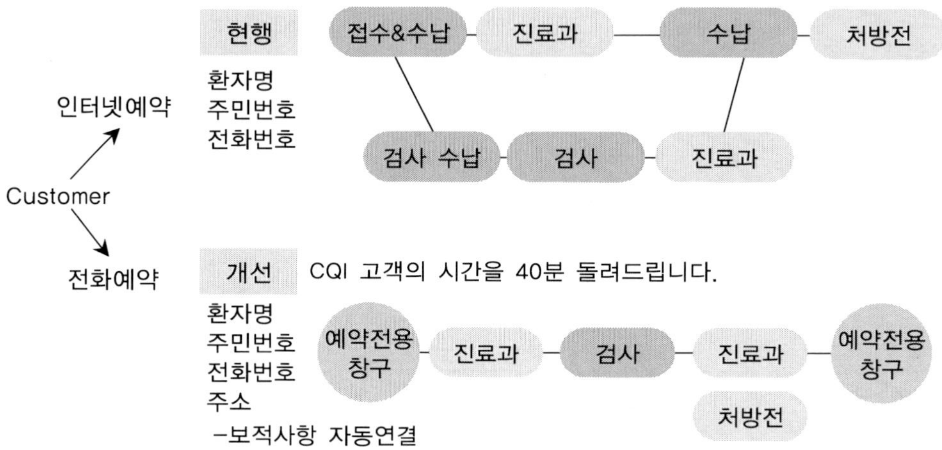

• 신용카드 Open: 신용카드 정보를 미리 입력한 후 진료가 다 끝난 후 결제하는 시스템

• Open Card 등록: Open Card 사용에 따른 환자의 인적사항 및 카드사항을 입력 후 원무팀 1회 방문으로 완료

• 가상계좌 입금: 개인별 가상계좌를 이용하여 입금 후 진료, 검사-출금시 원무팀 방문

Flow (2)

①

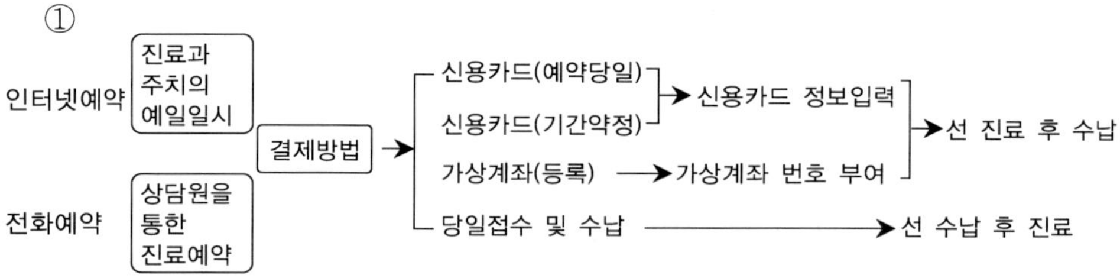

②

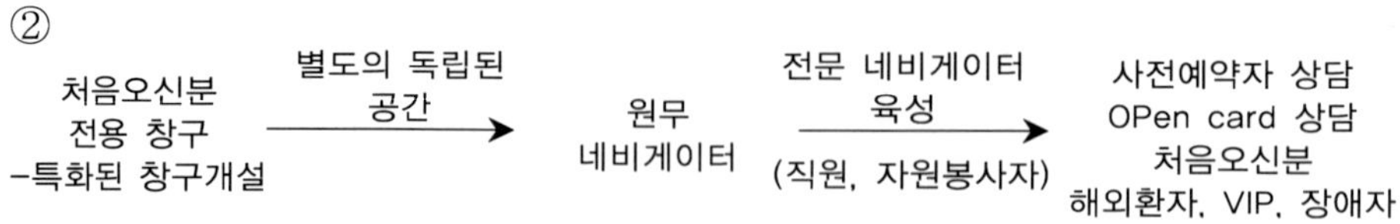

③

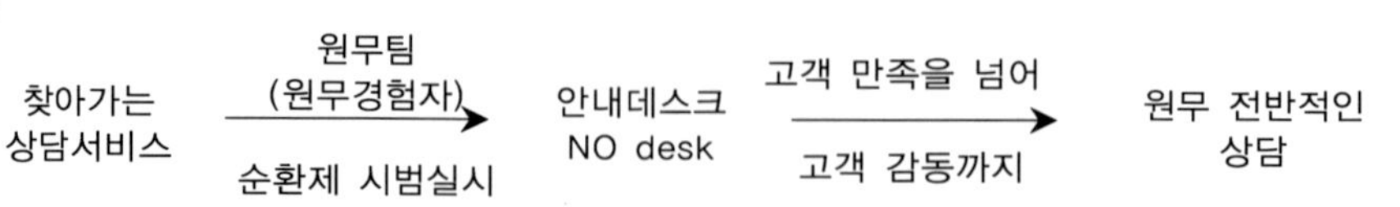

* 인력 운영에 따른 업무 가중 및 편중 우려

연습문제

1. 예약제도의 필요성
2. 예약관리의 절차
3. 방문예약의 장단점
4. 재진예약의 종류
5. 전화예약센터의 운영 기본원칙
6. 전화예약센터 활성화 방안
7. 인터넷 예약의 관리 내용
8. 예약관리의 효과
9. 예약 부도율 최소화 방안

제 5 장

외래원무관리

1. 외래원무관리의 의의

외래원무관리란 병원의 외래환자를 대상으로 하는 환자 대면업무로서, 주요 업무는 외래진료 접수, 자격관리 의료보장 확인, 진료비 계산 예약, 수납 및 통계 집계이다. 창구는 환자와 직접 상대하는 모든 접점 즉, 채혈, 투약, 수납, 진료접수를 포함한다.

외래창구관리란 크게 창구 대응(현장), 창구 지원, 전반 관리로 분류하며, 상호 유기적인 관리체계를 이루고 있다.

외래는 병원 전체의 전방위 위치에서 내원객들을 맞이하는 최고 접점에 위치해 있어 병원의 최초 이미지를 좌우하는 결정적인 역할을 하게 된다.

표 5-1 외래창구업무 내용

창구대응(현장)	창구관리
환자와 직접 대면하여 즉시 처리	창구현장업무를 원활하게 수행하도록 지원 및 사후관리
• 환자 안내 • 예약 접수 • 진료비 수납 • 수가 적용 • 제 증명서 발급 • 진료비 내역 확인 등 민원처리	• 환자정보관리 • 진료일정관리 • 미수금관리 • 후납진료비 청구 • 의무기록관리 • 각종 환자 민원처리

구체적인 외래원무관리 내용은 다음과 같다.

① 외래원무관리는 원무관리 중 외래환자의 진료와 관련하여 수행되는 수속과 절차에 관한 것으로서 환자가 내원하여 진료 후 입원, 퇴원, 귀가하기까지의 전 과정에 대한 관리이다.

② 업무의 주 내용은 초·재진환자 접수 및 변경, 수급자격 확인, 수탁관리, 환불 업무 등이 있으며 의사와 관련된 내용으로는 의사별 진료일정 등록 및 수정, 진료 휴·대진 관리 및 일정관리 등이다.

가. 초진·재진 접수 수납

나. 수급 자격 확인

다. 수탁관리

라. 환불업무

마. 의사별 진료일정 등록 및 수정

바. 휴진·대진관리 및 일정관리

③ 창구 대응 업무는 환자와 직접 대응하여 초진 및 재진접수, 진료비 계산 및 수납 등을 신속하게 처리하는 업무로 통상 '창구업무'라 하며, 창구지원업무는 창구 대응 업무가 원활하게 수행되도록 지원하며, 미수금 및 보험창구 등 사후관리를 하는 업무이다. 전반관리업무는 원무행정 전반에 걸쳐 병원경영의 목표에 맞도록 운영 및 조정하여 진료수가의 관리 및 자료의 분석을 통한 원무정책을 수립하는 업무이다.

2. 외래업무의 흐름

외래업무의 흐름은 [그림 5-1]과 같이 환자 방문에서 시작하여 외래, 입원을 분류하여 접수, 예약하고 진료과별로 차트에 기록, 소견서 발행, 진료지원부서에 order 전송, 통계 작성, 수납과 미수관리의 반복적인 흐름에 의해 운영되고 있다.

그림 5-1 외래업무의 흐름

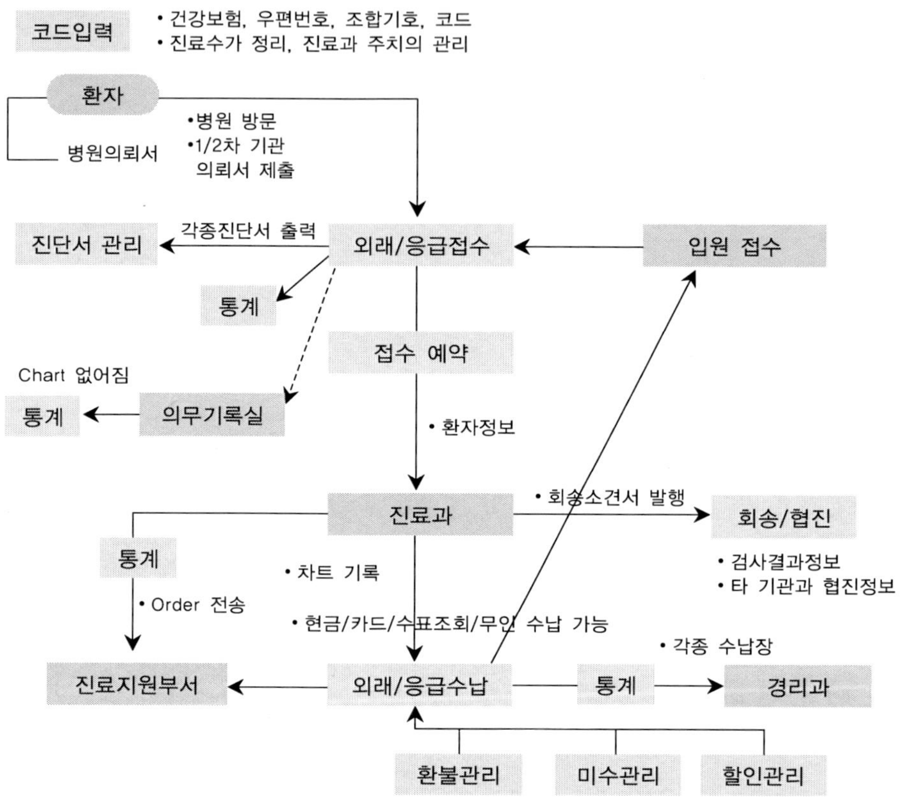

자료: 김수배, 원무관리론, 군자출판사, 2005. p.222.

표 5-2 외래의 단계별 주요 내용

외래관리의 주요 업무	업무 내용
1. 안내	① 진료일정 안내 ② 진료절차 안내 ③ 위치 안내 등
2. 외래진료 접수	① 진료신청 접수 ② 선택진료신청서 작성
3. 자격관리	① 환자수가유형 파악(건강보험, 의료급여, 산업재해, 자동차보험, 일반 등) ② 건강진단, 성형 등 비급여 질환관리

	③ 기타 건강보험급여 여부 관리 ④ 건강보험증, 의료급여증, 지불보증서 등 지참 확인·미지참자는 인터넷 실시간 조회 ⑤ 검인 유효기간 경과 여부 ⑥ 자격취득일자 확인 ⑦ 본인 여부
4. 신환 접수등록	① 병원 등록번호 부여 ② 인적사항 등록(성명, 주민번호, 주소, 전화번호, E-mail 주소 등) ③ 수가유형 등록: 보험, 자보, 산재, 일반, 의료급여 ④ 유형보조: 정상급여, 전액 본인부담, 산정특례 등 ⑤ 장애인 유무 등록 ⑥ 진료과목 ⑦ 선택진료 여부 ⑧ 요양급여의뢰서 지참 여부
5. 의무기록지 (진료 기록지) 및 진찰권 발행	① 의무기록지 및 진찰권 발행(신환) ② 재발행: 분실 또는 재발행 사유 발생시
6. 재진 접수 등록	① 예약 여부 ② 예약 시: 진료예약증 발행 ③ 당일 접수 시: 진료과목, 선택진료 여부, 내원경과일수 확인
7. 외래진료	① 해당 진료과 접수 ② 진료 ③ 처방방법 ④ 의약분업 예외여부 확인
8. 진료비 계산 및 예약	① 진료비 계산 및 수납 ② 진료비 계산서·계산서 영수증 발행 ③ 다음 진료 예약
9. 진료비 환불	① 환불사유 발생시 ② 환불근거 관리
10. 외래업무 마감	① 개인별 수납내역 조회 ② 담당자별 수납현황 집계 ③ 현금 입금 ④ 반환, 취소 등 영수증 관리
11. 기타 부대업무	① 환자 검색 및 안내 ② 환자 인적사항 및 보적사항 수정 ③ 요양급여의뢰서 관리 ④ 원외처방전 발행·유효기간 발행일로부터 7일(공휴일 포함)

	⑤ 진료 등록사항 조회 ⑥ 진료비 문의 상담 • 무인수납기 관리: 카드, 현금 무인수납 • 각종 증명서 발행: 납입확인서, 통원증명서, 입퇴원 확인서, 진료비 내역서 • 미수납 진료비관리 • 자격 확인, 주민등록번호 착오 반송 건 처리

3. 외래환자의 정의와 분류

3.1 외래환자의 정의

외래란, 입원하지 않고 통원치료를 받는 환자가 병원에 내원하여 제반 진료 서비스를 제공받는 병원의 주된 기능을 의미하며(Outpatient), "환자들이 병원을 이용하는 첫 단계(First Step to Hospital)"이다.

3.2 외래창구의 역할

① 병원을 이용하는 1단계 절차
② 입원환자의 공급원
③ 병원 주 의료수익을 발생하는 역할
④ 병원의 첫 이미지를 결정하는 곳
⑤ 진료수익 증대 및 병원홍보 극대화 창구

3.3 외래창구의 중요성

외래창구의 중요성은 다음과 같다.

첫째, 병원전체의 얼굴이다.

• 모든 환자들이 병원을 방문할 때 접하는 장소
• 진료를 마치고 귀가 시에 마지막으로 접하는 장소
• 병원에 대한 첫 인상과 마지막 인상을 결정하는 곳이다.

둘째, 병원의 신뢰도를 좌우한다.

• 창구업무의 처리가 신속, 정확, 친절하면 병원에 대한 신뢰를 갖게 되지만 업무처리가 지연되거나 불친절하면 병원에 대한 불신이 가중된다.

셋째, 병원에 대한 평가기준이 된다.

• 좋은 병원 여부와 믿을 만한 병원 여부에 대해 많은 영향을 미치게 된다.

또한 병원에서 외래기능이 강화 추세에 있다.

첫째, 통원수술(Day Surgery) 보편화이다.

둘째, 1일 입원실(Day Care Unit) 활성화이다.

셋째, 입원보다는 통원치료에 대한 기대 수요가 크다.

넷째, 입원에 비해 높은 업무효율 및 수익을 창출한다.

3.4 창구의 기본 요건

창구의 기본 요건은 크게 창구시설, 고충처리 및 상담, 게시문, 근무자 조건 등을 주요 요소로 한다.

그림 5-2 창구의 기본 요건

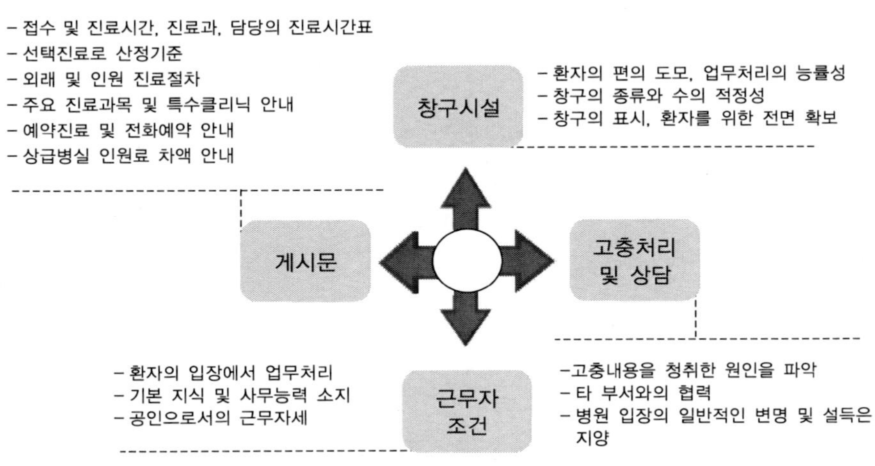

3.5 환자 및 외래환자 진료수가별 분류

① 환자별 분류

가. 수진형태별: 입원환자, 외래환자

나. 내원 경험별: 신환, 구환

다. 질병 양상별: 초진환자, 재진환자

라. 선택진료 유무: 선택진료환자, 일반환자

마. 내원 형태별: 응급환자, 외래환자, 일반환자

② 외래환자 진료수가별 분류

가. 수가 유형별: 일반, 건강보험, 의료급여(1종 · 2종), 산업재해, 자동차보험, 공무상 요양, 선원근재 · 해외보험, 외국인환자

나. 체류시간별: 낮병동 입원료를 산정하는 경우 입원환자로 분류

- 분만 후 당일 귀가 또는 입원료를 산정하지 않는 경우
- 응급실, 외래에서 처치 · 수술 후 6시간 이상 관찰 후 당일 귀가한 경우
- 정신과 낮병동에서 6시간 이상 진료 후 당일 귀가한 경우

다. 예외환자: 가정간호서비스 환자, 종합검진, 일반검진

3.6 의료전달체계

의료전달체계는 의료체계 내에서 의료기관의 기능적 분화에 따른 단계적 진료체계의 구축 및 진료권의 설정을 주요 내용으로 하는 하부구조이다. 이와 같이 의료전달체계란 의료서비스를 필요로 하는 모든 사람에게 적정수준의 의료서비스를 동등한 접근도를 유지하면서 효율적이고 체계적으로 제공하는 제도를 의미한다. 이러한 의료전달체계는 국민들의 의료이용 관행을 선도하고 의료자원의 효율적인 활용과 적정의료의 적기 공급을 통하여 국민 건강수준을 향상시키기 위한 의료제도이면서 의료질서를 선진화하는 수단이 된다.

① 보건의료전달체계의 개념

보건의료전달체계란 보건의료서비스의 제공을 원하는 사람이 있을 때 적절한 시기, 장소, 의료인에 의해 적절한 진료를 받도록 하는 절차로서 보건의료전달체계의 개념은 다음과 같다.

- 환자의 일차진료는 원칙적으로 의원에서 이루어지며 그 이상의 진료를 필요할 때는 병원, 종합병원, 대학병원, 특수병원 등으로 후송 된 후 진료한다.
- 일반의 가정의가 의원에서 진료를 담당한다. 병원, 종합병원, 대학병원, 특수병원에서의 진료는 전문의, 분과전문의가 한다.
- 의원에서 원칙적으로 외래진료만을 담당하므로 의원에서는 입원시설과 입원환자의 진료를 위해 필요한 고가의 장비는 설치하지 않는다.
- 병원에서는 원칙적으로 의원급 의료기관에서 환자의 진료와 인근 주민에 대한 통원치료와 입원진료를 요하는 질환을 다룬다.
- 응급진료가 필요할 때는 후송의뢰체계와 관계없이 가까운 의료기관 어디에서나 진료를 받을 수 있도록 한다.

② 의료전달체계의 목적

가. 의료자원의 효율적인 이용과 지역 및 의료기관의 균형적 발전을 도모
나. 종합병원에 대한 환자 집중현상을 방지
다. 건강보험 재정 안정화

③ 보건의료제공과 의료기관

가. 1차의료: 개인 또는 집단의 건강증진과 질병예방 활동을 담당한다. 이 진료는 가족을 단위로 하여 단골의사나 주치의사가 담당함이 바람직하며, 일차진료의사는 전체 질병의 70~80% 정도를 처리한다. 보건의료 이용자가 최초로 보건의료전문인과 접촉하는 곳으로 보건소, 보건지소, 조산소, 의원급 의료기관이다.

나. 2차의료: 질병의 조기진단 및 조기치료. 전문의가 치료를 하는 것으로 병원급으로 일차적인 진료를 받았으나, 치료할 수 있는 질병상태라고 판단이 되었을 때, 수준 높은 의사에게서 진료를 받는 것을 말하며, 병원급 의료기관이다.

다. 3차의료: 빠른 회복으로 기능장애를 줄이고 예방하는 기능이다.
고급인력이 필요하며, 500병상 이상의 종합병원 또는 대학병원으로서 보건복지부가 지정하여 운영하게 된다. 입원진료와 연구를 주 임무로 함을 원칙으로 하며, 대형종합병원이 해당된다.

라. 특수진료병원: 전염병, 정신병 등 특수치료 또는 질환을 진료를 하는 곳

그림 5-3 의료이용 경로

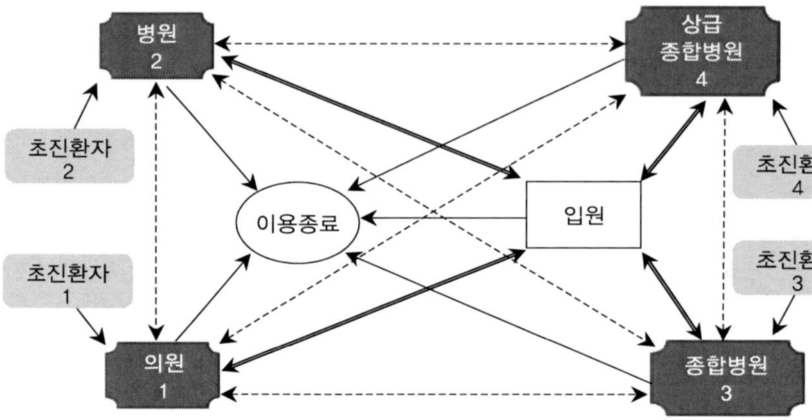

자료: 국민건강보험공단, 의료전달체계와 의료공급체계, 2011. 3. 22.

으로 입원진료 및 외래진료를 각 계층에 불문하고 담당한다.
의료이용 경로는 [그림 5-3]과 같다.

④ 우리나라 의료전달체계의 문제점

의료기관간 역할과 기능 미정립 등으로 인한 의료기관간 의료시설의 대형화, 고급화 경쟁으로 의료기관간 병상과 고가의료장비 보유 경쟁의 심화로 과잉투자, 의료자원 공급과잉과 과당경쟁으로 인한 비효율적인 진료 심화, 의료자원 편중으로 인한 수도권 지역 대형병원으로의 환자 집중현상 등이다.

3.7 외래진료 접수

① 진료 신청

- 초진: 최초 상병으로 처음 내원, 동일상병으로 30일이 경과되어 내원, 진료 중 다른 상병으로 진료전문과목을 달리하는 경우
- 재진: 동일 상병으로 30일이 경과되지 않는 경우(보험정보, 신상 변경사항 수정 입력)

② 수급자격 관리

- 환자유형 파악: 건강보험 · 의료급여 · 산재보험 · 자동차보험 · 일반보험

- 외상환자: 상해원인 확인 및 분석, 비급여 환자 선별
- 건강보험증: 수진자명, 주민등록번호, 증번호(사업장 기호), 자격취득일
- 본인 여부
- 의료전달체계에 의한 수급절차 이행 여부

③ 건강보험증 미제출자에 대한 접수방법 개선

ARS 또는 인터넷으로 자격을 즉석에서 확인하여 급여여부 결정(수진자주민등록번호 Key)

3.8 의료기관의 지역사회와 공공성 역할

의료기관 공공성 회복이 요구된다. 보건의료 전반의 과잉경쟁을 유발하는 초대형 병원의 양적 팽창을 억제하면서 우리나라 의료공급체계 전반의 공공성을 높일 필요가 있다.

수익 경쟁 중심의 보건의료체계에서 공공성 중심의 보건의료체계로 의료시스템을 개선해야 된다.

특히 사립대병원의 공공적 기능과 역할을 강화하기 위해 병원 간 무한 경쟁을 완화해야 한다. 이를 위해 지역별 병상 총량제를 시행하고 접근성 강화를 위해 이동진료제와 방문진료 확대 등이 필요하다.

이를 통해 상대적으로 교통 등 접근성이 낮은 지역에서 의료서비스 혜택을 확대하도록 하며, 의료기관의 무분별한 병상 증가를 억제하고 지역간 의료이용의 형평성을 보장하도록 한다.

유럽과 미국, 일본, 대만 등 대부분의 국가는 지역별로 병상 총량을 관리해 병원의 과잉경쟁과 과잉투자를 막고 있다.

의료인력이 수도권 대형병원들로 집중화되면서 병원 간 인력수급 불균형을 개선하려면 인력수급관리 측면에서 인턴, 레지던트 등 전공의 정원규정도 재검토할 필요가 있다.

또한 주치의(전담의) 제도를 시행, 1차 의료기관은 외래진료, 3차 의료기관은 입원진료를 주로 맡도록 의료기관 간 연계와 의료전달체계를 재정립하고, 의료기관의 공공적 역할을 강화하는데 지속적인 노력이 요구된다.

3.9 외래환자 유치의 필요성과 증대방안

가. 외래환자 유치의 필요성

진료수익 = 진료량(입원, 외래) × 수가

- 입원은 수용능력 한계로 진료량 확대에 한계
- 외래진료능력 확대로 진료수익 증대, 외래환자 증대
- 수가는 정부통제 사항이므로 결국 외래환자 유치가 병원의 수익 증대와 직결

나. 외래환자 증대 한계원인 분석(A병원)

- 효율적인 진료예약이 이루어지지 않음
- 병원을 처음 내원한 환자의 요구도(Needs)에 비해 낮은 서비스가 제공
- 초진환자에 대한 진료절차 및 이동 동선이 복잡함
- 내원을 희망하는 고객의 진료수요는 있으나 이를 적기에 충분히 소화하지 못함
- 시설 인프라에 대한 만족도가 낮음

다. 외래환자 증대방안

① 병원 차원

- 외래진료 활성화 Team 운영: 전략적 진료강화 분야 발굴, CS와 수익모델 개발, 외래환자 유치 및 진료 활성화를 위한 시스템 보완
- Block 해제 노력: 가능한 범위 내 Block 축소 및 해제
- 인터넷 예약 활성화: 인터넷, 모바일 이용자 증가에 따른 대응과 홈페이지 방문 유도, 인터넷 예약 절차 개선
- 신환환자 해피콜 강화: 콜센터 Zero운동(전화예약센터 콜 응대 부도율 제로화)
- 토요진료 활성화
- 직원 추천 마일리지 제도 활성화
- 진료협력 강화
- 해외시장 개척

② 진료 지원 부서

- 서비스 마인드 강화: patient first
- 개인역량 및 공동체의식 강화

- 홍보채널의 다양화: 가족 및 친지, 동창회, 지역사회모임, 의료봉사 통한 홍보

※ 외래환자 유치 사례

사례 1. B병원 심장질환 신환클리닉 개설

B병원의 '신환클리닉' 개설은 심장내과를 처음 방문하는 환자들이 최대한 신속하게 진단 후 치료를 받을 수 있도록 신설된 one-stop service 프로그램이다. 이 프로그램의 특성은 다음과 같다.

첫째, 빠른 시일 내 진료예약이 가능하다.

둘째, 내원 당일 검사가 완료되며 결과 판독 후 조기치료와 함께 전문의에게 진료예약을 하도록 한다.

셋째, 접수 절차, 검사종류 및 방법, 기타 문의 사항은 설명 간호사를 통해 자세히 안내 받을 수 있다.

넷째, 환자의 상태에 따라 원할 경우 다시 개인 병원으로 의뢰할 수 있다.

사례 2. D병원의 야간·공휴 진료제 실시

D병원에서는 야간·공휴 진료제 시행으로서 '365일 휴일 없는 병원'을 1998년 3월에 실시하였다. 취지는 직장인의 의료수요 충족과 진료의 분산에 따른 쾌적한 진료환경 조성에 있다. 이 제도는 내과·산부인과·정형외과·방사선과·물리치료실 등 외래빈도가 높은 진료과를 대상으로 토요일 및 일요일, 공휴일, 설날, 추석 등 명절에도 정상진료 함으로서 병원 이용의 폭이 넓어질 뿐만 아니라 365일 전문의의 진료를 받을 수 있어 진료의 신뢰성을 확보할 수 있게 되었다.

사례 3. VOC System 구축 운영

A병원에서는 고객의 목소리에 귀 기울여 외래운영에 피드백하기 위해 VOC(Voice of the Customer) System을 구축, 운영하였다. 이 시스템의 흐름은 1차적으로 VOC 채널의 가동으로, 고객의 소리를 수집하기 위하여 상담실, 신고함, Hot-line를 설치하여 환자가 쉽게 의견을 제시할 수 있는 경로를 제공하였다. 2차적으로 VOC 시스템 내용은 고객정보의 축적·통합 ·분석으로서 체계적인 고객의 소리를 분석하였다. 3차적으로 VOC 활용·운영으로 VOC관리·

현장서비스·고객관리·서비스 기획을 신속하게 피드백하여 경영에 반영함으로써 각 부문의 문제 해결이 가능하도록 하였다.

4. 외래 수납·접수 운영상 강약점

4.1 강 점

가. 외래진료 접수와 바로 인접하여 고객의 동선이 단축되어진다.
즉, 진료상의 문제 발생시 신속한 처리가 가능하다.

나. 수납직원과 고객의 직접적인 대면으로 서비스 및 친절 마인드를 향상하기 위한 소규모 창구로 서비스 행태가 바로 눈에 띄게 되며, 불친절할 경우 바로 노출되게 된다.

다. 단일과, 유사 진료과의 센터 창구로 진료비 계산의 패턴이 비슷함에 따른 진료비 설명이 용이하다.

라. 혼잡창구의 분산효과는 떨어지나 다소 여유 있는 창구의 고객은 수납에 대한 만족도가 높아진다.

마. 수납, 증명서 발급, 진료비 설명 등 One-stop 서비스를 제공한다.

4.2 약 점

가. 개원 후 내원 환자수가 점진적으로 증가하는 상태에서 수납 인력이 증원되어 1인당 수납건수는 소폭 감소된다. 그러나 수납 이외 안내창구 역할, 일부 인원의 소규모 분산창구에 다른 근무 긴장도가 많이 높아졌다.

나. 분산창구의 특성에 따라 창구별 고객집중도에 많은 차이가 발생되어 근무 강도의 차이가 심하다.

다. 수납 인력이 분산창구에 배치됨에 따라 휴가 발생시 인력 운영상의 어려움과 고객의 수납 불편의 민원이 증가한다.

- "왜 수납에 직원이 한 명 뿐인가?"
- 특정 창구에 일시적으로 고객이 집중되는 현상 발생

(예: 유방암클리닉 진료일에 정형외과 창구 많이 집중되는 현상)

4.3 외래업무 개선방안(C병원)

- 중앙로비에 외래수납창구 개설
- 산부인과 수납창구와 영상의학과 공동 창구의 혼잡을 해결하기 위해 다른 공간을 수납공간으로 활용
- 아동전문진료센터 정상근무시간대 자원봉사자 지원
- 분산창구 특성상 후방지원인력의 신속한 투입을 위한 n-Zone 지급
- 신속한 업무지원을 위한 여유 공간의 외래파트 업무 공간 확보
- 각 층에 ATM기, 자동판매기 설치
- 각종 사인물(진료실, 각과 접수, 처방전 발행기 등) 설치
- 채혈실에 발광 표시(Red Color)

5. 외래업무 매뉴얼

그림 5-4 외래 접수 화면

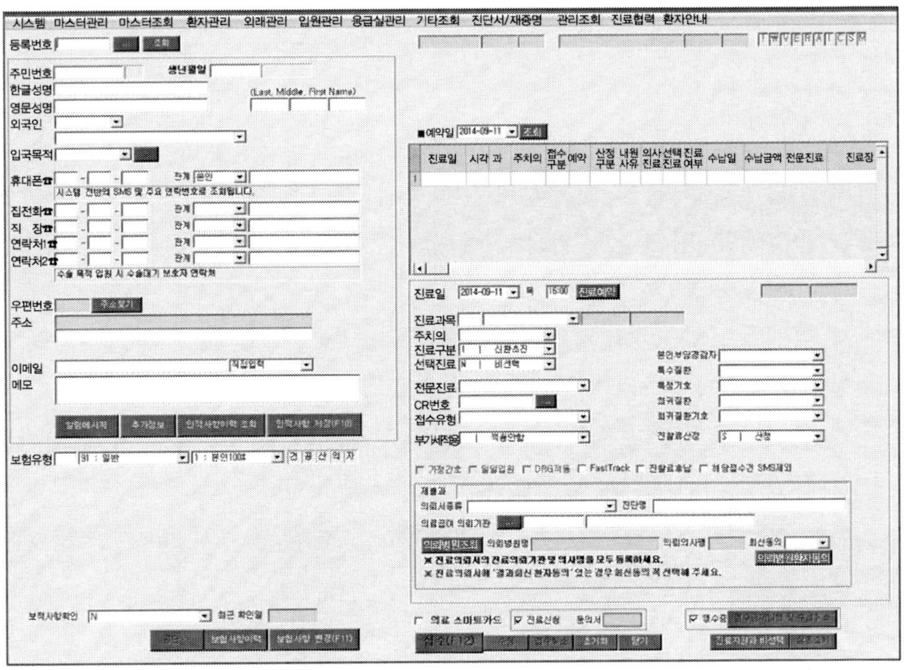

그림 5-5 외래 수납 화면

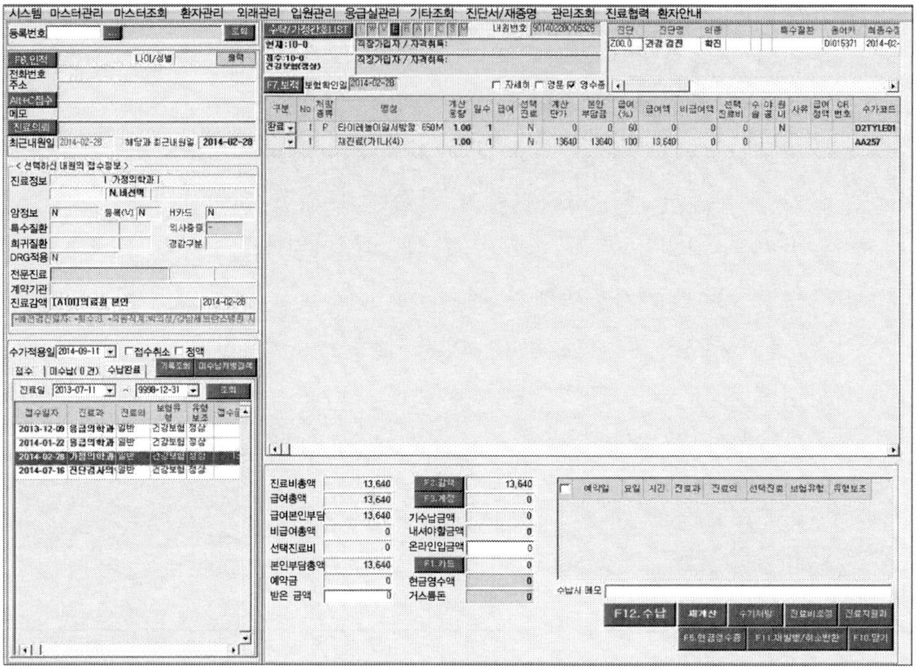

5.1 외래창구 업무

외래 수납 · 접수 운영 기본원칙은 다음과 같다.

- 환자의 접근 편의성과 진료의 용이성을 고려하여 각 층에 분산 접수 · 수납창구를 운영한다.
- 각 분산창구의 원활한 전방지원과 민원상담을 위하여 "후방지원 인력을 최대한 전진 · 배치"한다.
- 각 분산창구의 효율적인 업무수행과 휴가관리, 휴가 대체 및 창구관리를 위해 층별 '조장제'를 운영한다.
- 모든 창구는 접수, 수납, 초 · 재진 예약 및 제반 증명서 발급, 각종 고객상담을 One-stop 처리한다.
- 재진환자 예약수납을 위한 "무인재진등록기"를 적극 검토한다.
- 무인수납을 적극 유도한다.

- u-hospital 프로젝트가 무인수납을 최대 활용할 수 있도록 지원한다.
- 무인수납기 확대 도입을 통한 인력 절감을 유도한다.

• 수납동선 · 수납횟수의 최소화를 위한 방안을 마련한다.
- 타 병원 Benchmarking, 수납 및 진료 프로세스 개선

5.2 초재진 접수

① 접수 시 구비서류

가. 건강보험 환자 초진시: 건강보험증, 진료의뢰서(의원이나 병원에서 발급)

나. 의료급여 환자 초진시: 의료급여증, 진료의뢰서(반드시 2차 병원 급에서 발급)

다. 자동차보험 환자 초진시: 지불보증서(자동차 보험회사에서 발급)

라. 장애인 등록을 위한 진단 접수시: 진료의뢰서(동회 발급), 기록 양식 2부 (진단기관 보관용, 시군구 제출용)

마. 일반 환자 접수시: 별도의 서류 필요 없음(외국인, 상해, 산재 등) 산재 환자는 산재요양기관으로 계약이 되어 있지 않으므로 일반환자로 진료 받고 본인이 공단에 영수증을 제출하여 진료비를 청구하도록 안내

바. 재진시: 진찰등록증, 건강보험(급여)증

사. 소속 학생(건강공제회 가입)은 본인이 진료비 계산을 하고, 공제회에 혜택을 문의하도록 하게 함

② 입력 절차

가. 초진시 F4를 누르면 진찰권 번호가 부여됨

나. 커서가 가는 곳에 환자 인적사항을 입력하고 F12를 눌러 저장시킴

다. 영수증, 초진기록지, 진찰등록증이 출력됨
단, 의뢰서 미지참시는 주소란 공란에 "ENT, EYE 의뢰서 미지참"라고 명시해 주고 후일 제출시 메시지 삭제 및 의뢰서 입력 후 보험으로 입력사항을 변경해 주어야 함(환불되지 않으며 제출일로부터 보험처리 됨)

라. 건강보험증 미지참 시 인터넷 조회 가능: 화면 제시
홈페이지 주소: www.nhic.or.kr
회원서비스 → ID 및 password 입력 → 수진자 자격확인 → 주민등록번호 입력

마. 자동차보험 환자일 경우 처음 내원 시 진료의뢰서 대신 자동차보험회사에서 발급하는 지불보증서를 지참하여야 함(타과 초진 시는 별도로 제출하여야함). 미지참시 해당 보험회사에 FAX로 요청하도록 안내함

바. 재진 시는 진찰권 번호를 입력하여 인적사항 확인 후 해당과로 접수

③ 보험종류 입력 코드

구 분	코 드	진료의뢰서 또는 지불보증서 미지참시
직장 및 지역 건강보험환자	12	51(비보험)
의료급여 1종	31	52(비보호)
의료급여 2종	32(장애자증 지참시 환자 구분란에 A를 입력)	
의료급여 3종	42(계약기관코드란은 보험회사 기관코드를 입력)	지불보증서 미지참시 42-51(비자보)

④ 특수질환은 20% 산정 특례환자일 경우(과에서 확인 후) V를 입력
암, 중증질환란에는 "o"을 입력(10% 적용)

⑤ 시료계정란은 의료원 직원 감액시는 전산에 자동 마킹이 되므로 F12로 저장하여 계산되도록 함. 기타의 경우는 코드를 입력

⑥ 후납은 후납 발생시 계약기관의 코드를 입력

5.3 장애인진단 접수

① 접수화면에서 진료과 접수와 동일하게 입력 후 상단의 초기치 변경란을 클릭

② 수납여부를 클릭 후 N을 입력하여 당일 접수비는 산정하지 않고, 해당과로 접수만 함

③ Ctrl+J를 클릭하여 장애인 기초생활수급자인 경우 진단접수 화면으로 들어감

④ 커서대로 입력하고 F12를 클릭하여 저장

⑤ Ctrl+C를 클릭 진료비 계산화면으로 이동

⑥ CER 70(장애 판정서) ₩15,000을 입력 후 F6을 클릭하여 산정

⑦ 기타진단서 화면에서 7번(장애판정서)를 클릭 기입 후 연번호를 부여

⑧ 환자께서 가져 온 3장의 서류를 장애진단의뢰서를 보관, 2부는 진료과로 보냄(상단에 진찰권번호 및 연번호를 기입)

⑨ 환자가 내원시: 장애진단서에 등급이 나오면 진단기관 보관용은 보관하고, 시 군구 보관용만 직인날인 후 봉투를 통해 환자에게 교부

⑩ 환자가 내원하지 않을 경우 : 해당 거주지 동회 동장 앞으로 주소를 기입하여 등기로 발송(진단서 화면에서 등기 발송일을 반드시 입력)

⑪ 기초생활수급자인 경우

가. 일반 장애진단 접수와 같게 하고, CER 70은 산정하지 않음

나. 매월 말일에 일괄적으로 후납 발생시킴

다. 후납 발생 후 진료미수금일계표, 장애진단의뢰서, 장애진단서 부분을 미수계에 보냄

5.4 진료비 계산

① 진료비 계산화면으로 이동한다.

② 진찰권 번호를 입력 후 해당과를 입력하면 당일 수납내역이 나온다.

③ 현금계산시 영수증이 출력되어 계산이 마감된다.

④ 카드계산시 카드화면으로 이동하면 카드입력 사항이 나온다.

⑤ 리더기에 카드를 입력시킨 후 다시 재마감을 하면 영수증에 카드내역이 나온다. 이를 고객으로부터 서명을 받아 카드명세서 부분만 결제 후 영수증은 교부한다.

⑥ 이 때 서명 받은 카드명세서는 미수계로 보낸다.

⑦ 일부 현금, 일부 카드 계산시

가. 현금계산 화면에서 카드계산 화면으로 이동 카드 결제금액을 수정하면 나머지는 자동으로 현금 계산되어 나온다.

나. 이는 당일 진료비 + 다음 예약비 계산시 당일 진료비가 ₩1,000 미만일 경우도 해당된다(예약비는 다른 날 영수증으로 보기 때문에 영수증 2장으로 인식되어 ₩1,000 미만은 카드회사에 승인을 해주지 않음).

⑧ 후납 및 감액, 시료계산시 F6을 눌러 마감 후 F4를 눌러 입력한 후 F12를 눌러 저장 후 Enter로 재마감한다.

⑨ 선수납은 F2를 누른 후 F12로 마감한 후 Enter로 재마감한다. ENT 주사처방 환자가 7-10일 동안 처치를 받을 때 동시에 계산할 수 있어 재수납 없이 주사를 맞고자 할 때 선수납을 계산한다.

5.5 외래관리 전산화면 주요 내용

① 의사 진료일정 관리
- 의사진료일정 등록/조회/수정
- 의사별, 진료일시별, 내원형태별 환자진료계획 등록/조회/수정
- 진료과별, 전공분야 또는 클리닉별 진료 기능 조회
- 의사별, 진료일시별, 내원형태별, 환자별 진료 예약현황 조회

② 외래예약관리
- 진료예약/수정
- 환자별 예약 현황 조회/수정
- 의사별, 진료일시별 예약현황 조회/수정
- 진료과별, 의사별, 진료일시별, 내원형태별 예약현황 조회
- 전화, 인터넷 등 예약환자현황 조회

③ 환자 관리
- 환자정보 등록/수정
- 환자정보 조회(등록번호별, 성명별)/수정
- 환자별 수진이력 조회
- 진료예약 수정
- 환자별 외래진료예약현황 조회/수정
- 환자별 진료비 발생, 수납, 미수금현황 조회/수정
- 진료 의뢰서/회신서 발급

④ 진료실적 및 진료비 발급
- 수가유형 및 항목별 전산코드와 수가 조회
- 환자별 진료비 발생, 감면, 수납, 환불액, 미수금 입력/조회/수정
- 환자수 및 진료비 현황(과별, 의사별, 수가유형별, 기간별) 조회
- 진료비 수납현황(환자별, 수가유형별) 조회
- 미수금 발생 및 수납 현황(환자별, 수가유형별, 거래처별) 조회
- 수납직원별 수납액 현황 조회
- 환자별 처방내역 조회

6. 외래창구에서 불만 해결 방법

병원에 내원한 환자는 심리적으로 불안한 상태에 있어 사소한 일에도 민감하게 반응, 고통과 마음의 상처를 받기 쉽다. 따라서 창구직원은 특히 환자의 입장에서 환자의 고통과 불만을 해소하고 관심을 갖는 태도가 중요하다.

6.1 고객 불만 발생의 원인

가. 진료 결과에 대한 불만족
나. 업무흐름의 복잡으로 인한 혼돈
다. 대기시간의 장시간에서 오는 짜증
라. 진료 내용의 궁금증
마. 진료비에 대한 이해 부족
바. 병원직원의 불친절
사. 환자 측의 오해

6.2 환자의 고통과 불만 해소 요령

가. 환자 불만 이유를 묻는다. 모든 직원들은 환자의 불만이 병원 측의 잘못이나 무성의임을 전제로 응대하도록 하며, 결코 고객의 잘못을 지적하거나 변명하지 않도록 한다.
나. 불만이 심한 환자는 일단 진정시킨 후 다시 이야기하도록 한다. 이 경우

변명이나 민원의 부당성을 지적하는 것보다 불만의 원인을 파악하여 문제해결을 추구하도록 한다.

다. 동일한 민원이 반복적으로 발생되지 않도록 제도 개선을 통해 원인을 제거한다. 문제 해결을 위해서는 근본원인을 찾아서 노력하여야 한다.

라. 원무지식에 바탕을 둔 합리적인 해결방안을 모색한다.

6.3 외래창구 응대 매뉴얼

① 초진 접수

접점단계	응대 서비스	서비스 포인트
접수창구에 도착한다.	"어서 오십시오. 저희병원에 처음 오셨으면 진료신청서를 써 주십시오."	밝은 표정으로 눈을 맞추며 인사한다.
신규 등록에 필요한 서류를 제출한다.	"선택진료 신청서, 건강보험증 및 요양급여의뢰서를 주십시오."	서류는 두 손으로 공손하게 받는다.
인적사항을 알려준다.	"고객님의 연락 전화번호를 알려주십시오." "선택진료 신청서에 선택의사 명을 직접 기재해 주십시오."	고객이 구두로 알려주는 보적 사항은 입력 시 복창하고 확인한다.
초진 접수비를 낸다.	"고객님의 접수비는 000원입니다." "000원 받았습니다."	창구의 금액표시기를 가리킨다. 현금을 확인하고 금액을 호명한다.
수납영수증을 발급받는다.	"영수증 여기 있습니다. 잔돈을 확인하십시오."	수납영수증, 건강보험증, 초진기록지, 진찰등록카드, 거스름 돈을 접시에 담아 공손하게 드린다.
진료과를 안내받는다.	"오른쪽 00과 접수창구로 가십시오. 감사합니다."	해당과를 두 손으로 정중히 안내한다.

② 재진 접수

접점단계	응대 서비스	서비스 포인트
접수창구에 도착한다.	"어서 오십시오."	밝은 표정으로 눈을 맞추며 인사한다.
진료과 및 주치의를 확인한다.	"진찰등록카드와 건강보험증을 주십시오. 00과 000선생님 맞습니까?"	진찰등록카드와 건강보험증을 두 손으로 공손히 받는다.

재진 접수비를 낸다.	"고객님의 접수비는 000원입니다." "000원 받았습니다."	창구의 금액표시기를 가리키며, 금액을 호명한다.
수납영수증을 발급 받는다.	"영수증 여기 있습니다. 잔돈을 확인하십시오."	수납영수증, 건강보험증, 진찰등록카드, 잔돈을 접시에 담아 공손하게 드린다.
진료과를 안내 받는다.	"오른쪽 00과 접수창구로 가십시오. 감사합니다."	해당과를 두 손으로 정중히 안내한다.

6.4 민원 처리 절차: 민원 발생시 대응방안

- 환자민원 제기 → 1차 수납창구에서 응대
- 수납창구에서 응대가 안 될 경우 원무과로 안내
- 환자 안정 및 불만사항 경청
- 적정한 상황 대처 및 해결방안 강구
- 충분한 설명 및 불만사항 해소
- 원무과 자체처리가 안 될 경우 타부서 등으로 연락

6.5 건강보험증(의료급여증) 미지참시 처리방안

가. 고객이 건강보험증(의료급여증)을 지참하지 않는 경우 수납창구에 확인을 요청

나. 창구직원은 확인이 필요한 환자의 주민등록번호를 확인하여 창구외 직원에게 자격확인을 요청

다. 창구의 직원은 국민건강보험공단 인터넷 자격조회 화면(www.nhic.or.kr)으로 접속하여 신속히 자격유무를 확인하여 보적 사항을 기록하여 창구직원에게 전달

라. 창구직원은 해당 보적 사항을 확인 또는 입력하여 처리

6.6 PC, 모니터, 엠보싱 기기, 시스템 고장시 대응방안

구 분	내 용
기본원칙	① 전산장비의 고장으로 외래수납이 지연되거나 문제가 발생하지 않도록 사전 예비점검을 철저히 하고 문제 발생시 신속히 처리
고장 시 대응방안	① 신속히 자체처리가 가능한지 확인 ② 자체적으로 처리가 가능하면 자체 고장 수리 ③ 자체적으로 처리가 안 되면 고장 수리부서(업체)에 신속히 연락하여 고장 수리 ④ 고객에게 다소 수납업무가 지연됨을 방송하여 양해를 구함

7. 외래 초진율 제고방안

K병원의 외래 초진율 제고방안은 다음과 같다.

7.1 초진환자의 중요성

- 높은 진료수익과 병원홍보 차원의 구전효과를 토대로 재진환자로 연계시킨다.
- 외래환자의 내원차수별로 진료비를 분석한 결과 1, 2차 내원 진료비가 3차 방문 이후 진료비의 1.8배 수준임
- 초진환자의 진료비가 재진환자의 진료수익 보다 월등하게 높다는 것을 의미함
- 신규 초진환자 등록 후 1년간 추적 관찰한 결과, 평균 3회 추가 내원(1명의 초진환자 → 3명의 재진환자)

7.2 초진환자의 Needs

초진환자가 생각하는 요구사항은 다음과 같다.

- 예약시간의 준수
- 예약절차의 간소화
- 목적 장소로의 편리한 이동

- 검사에 관련된 사항에 대한 자세한 안내
- 편안한 편의시설
- 직원의 친절한 응대
- 진료대기 시간 최소화
- 쾌적하고 넓은 진료대기 장소
- 진료절차의 간소화
- 대학병원의 경우 신속한 진료 및 검사결과 확인

7.3 초진율 제고방안

- 초진환자 유치 및 증대를 위한 진료과 차원의 노력 필요
- 임상과 및 임상의사의 적극적인 협조
- 초진환자 정원 확대
- 지방환자의 당일 진료: one-stop 진료
- CEO의 강력한 의지
- 병의원 의료협력 강화: Referral(환자 이송) 활성화
- 초진환자 우대방안 마련
- 의료마케팅 및 홍보역량 강화
- 응급진료센터 기능 활성화
- 외국인 환자 유치방안 마련
- 신의료기술의 적극적인 유치
- 초진환자에 대한 예약 정원의 확대 및 재진환자 예약정원의 축소
- 신환 초진환자 전일·당일 예약제 도입

7.4 S대학병원의 초진환자 증대 사례

의약분업 후 신임 병원장이 모든 임상과에 협조를 구하고 주당 진료시간수, 초진환자의 적극적인 진료를 강력하게 요청하여 2002년부터 초진환자 증가의 성과가 가시적으로 나타났다.

구체적 내용은 예약 초·재진 정원 증원, 주치의별 초진정원 증원, 주당 진료시간 신설, 초진은 한도까지 접수 등이다. 실적별 성과급의 필요성을 제기하

여 진료실적에 따라 성과급을 지급한다.

※ 외래 수납대기시간 관리 사례

open card system 도입을 통한 외래 수납대기시간 관리 사례는 다음과 같다.

① 개 요

외래수납대기시간
단축을 위한 활동

3월부터
–국내최초 Open card 실시
–무인수납기 재배치 및 추가설치
–System 개선
–직무교육강화(생산성 향상)
–CS 교육강화
–타기관 Benchmarking

→

세부활동

고객설문조사 실시
팀 회의–10차례
Open card 확대방안
무인수납기 중앙 집중
수납프로그램 개선
탄력적 인력 운영
지속적 홍보와 안내

② 목표설정 방법

외래수납대기시간
목표설정 방법

고객 설문조사

–외래진료실 대기 환자 40명
–3항목
희망하는 수납대기시간
무인수납기 사용여부
Open card 알고 있는지

→

결과값

직접수납대기시간 = 9.1분

무인수납 미사용
–처방전 42%
–사용방법 26%

OPen card
–알고 있다 5%
–사용의향 있음 74%

③ 처방마감에서 수납까지

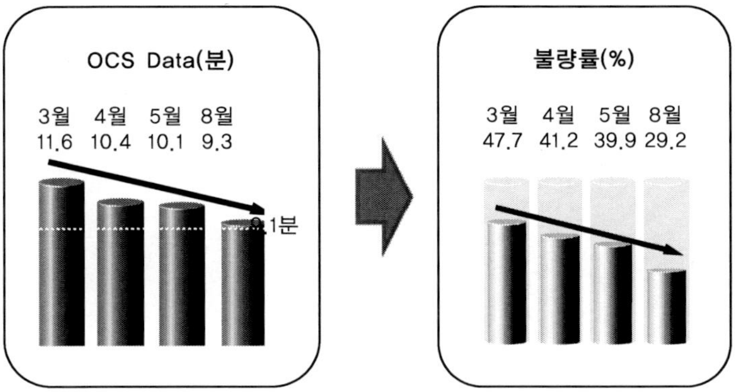

■ 원무과 창구

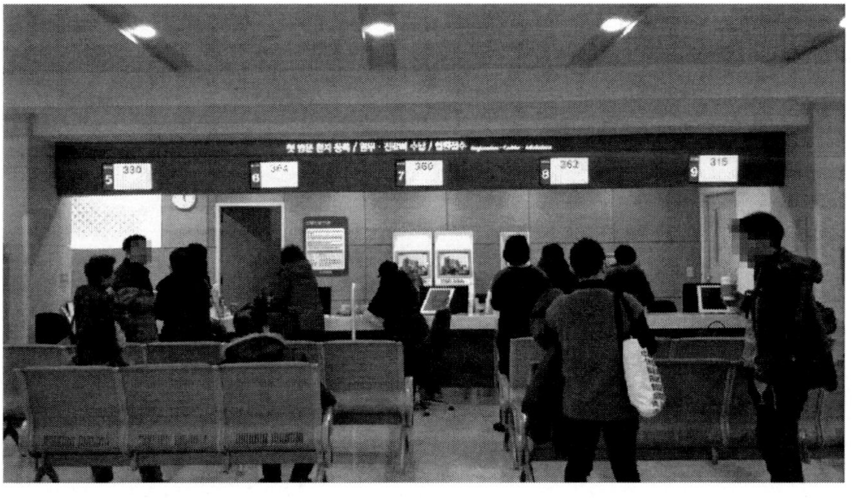

연습문제

1. 외래원무관리의 의의
2. 외래창구업무 내용
3. 외래업무의 흐름
4. 외래환자별 분류
5. 의료전달체계의 개념과 목적
6. 우리나라 의료전달체계의 문제점
7. 외래환자 유치의 필요성
8. 외래환자 유치의 사례
9. 외래 창구에서 불만 해결 방법

제 6 장

입퇴원관리

1. 입원관리

1.1 입원관리의 의의

병원이란 입원환자를 수용하여 진료할 수 있는 시설과 인력을 갖춘 사회조직이다. 또한 의료법 제3조에서 정의한 종합병원 및 병원을 주로 입원환자에 대하여 의료를 행할 목적으로 시설된 의료기관을 명시하고 있다.

입원환자는 의사의 지시에 따라 일정한 절차를 거쳐 병원에 입원하여 진료를 받는 환자이다. 입원환자는 내원 동기나 진료형태에 따라 응급입원 및 외래입원으로 나누어지며, 입원은 응급실이나 외래 진료시, 의사의 판단에 따라 입원진료가 필요하다고 판단되는 환자와 타 병원에서 입원 의뢰된 환자에 대해 입원 여부를 결정한다. 즉 입원관리는 입원 결정에서부터 퇴원까지 과정의 진료지원 업무를 포함한다.

1.2 입원진료 절차

입원환자의 진료절차로서 입원환자에 따른 병원업무와 환자의 이용 흐름은 [그림 6-1]과 같다.

응급실 및 외래에서 입원이 결정되면, 입원수속을 하게 되는데 병실이 부족하거나 수술 및 진료계획에 따라 예약을 할 경우에는 입원예약 담당자에게 입원결정서를 제출하고 입원예약을 한다. 입원 수속시에는 입원서약서, 상급병실신청서, 선택진료신청서 등을 작성하고 병상을 배정 받으며, 해당 병동에 입원 후 진료가 시작된다. 진료과정에서 협의진단, 전과, 전실, 주치의 변경 등이 있을 수 있다. 진료가 종결되면 담당의사가 퇴원을 결정하고 퇴원수속을 한다. 퇴원 수속시에는 진료비를 납부하고 퇴원 후의 투약, 진료 등에 관하여 상담을 하게 된다.

그림 6-1 입원환자 흐름도

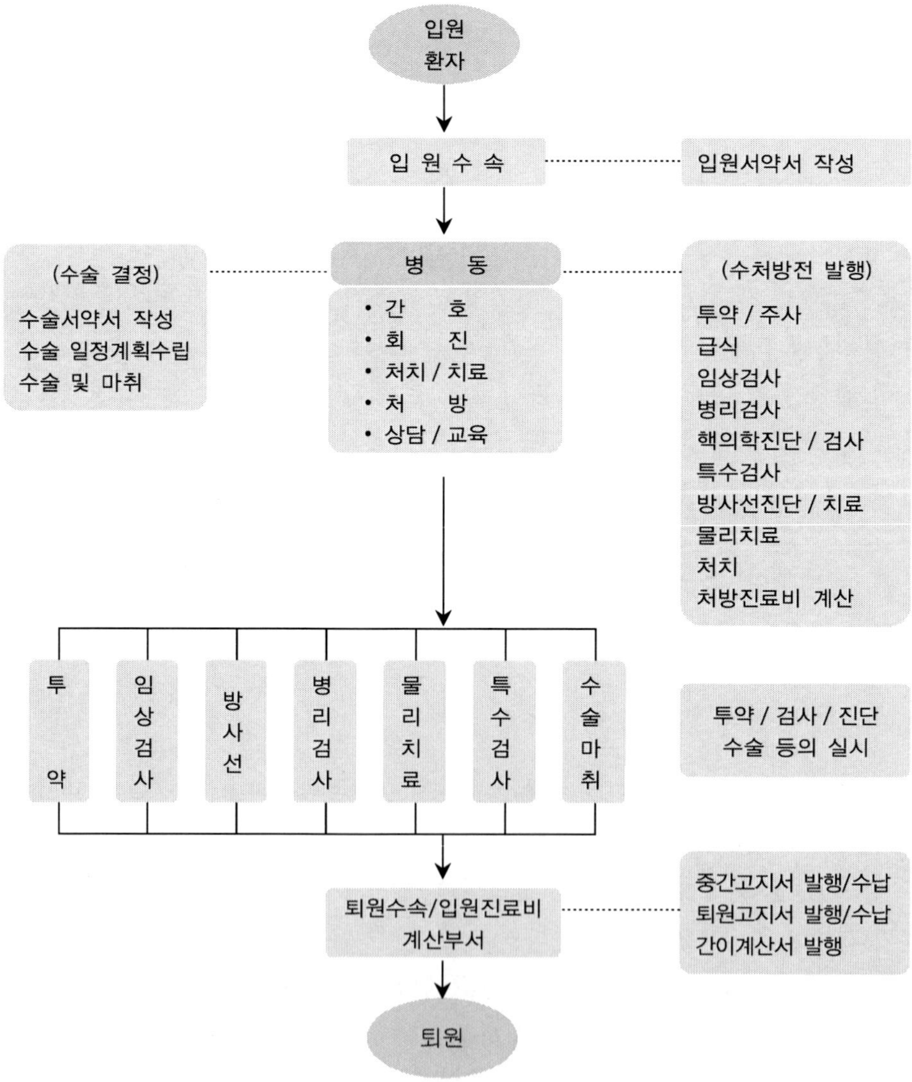

① 입퇴원 업무의 흐름

[그림 6-2]와 같이 입퇴원 업무흐름은 외래·수납자료 작성을 통해 입원 접수를 개시한다. 그 후 병실을 지정하고, 처방 등록과 각종 검사정보를 통해 심사실을 거쳐 퇴원 처방 등록과 심사, 수납 과정에 의해 퇴원 절차까지 이어지게 된다.

그림 6-2 입퇴원 업무의 흐름

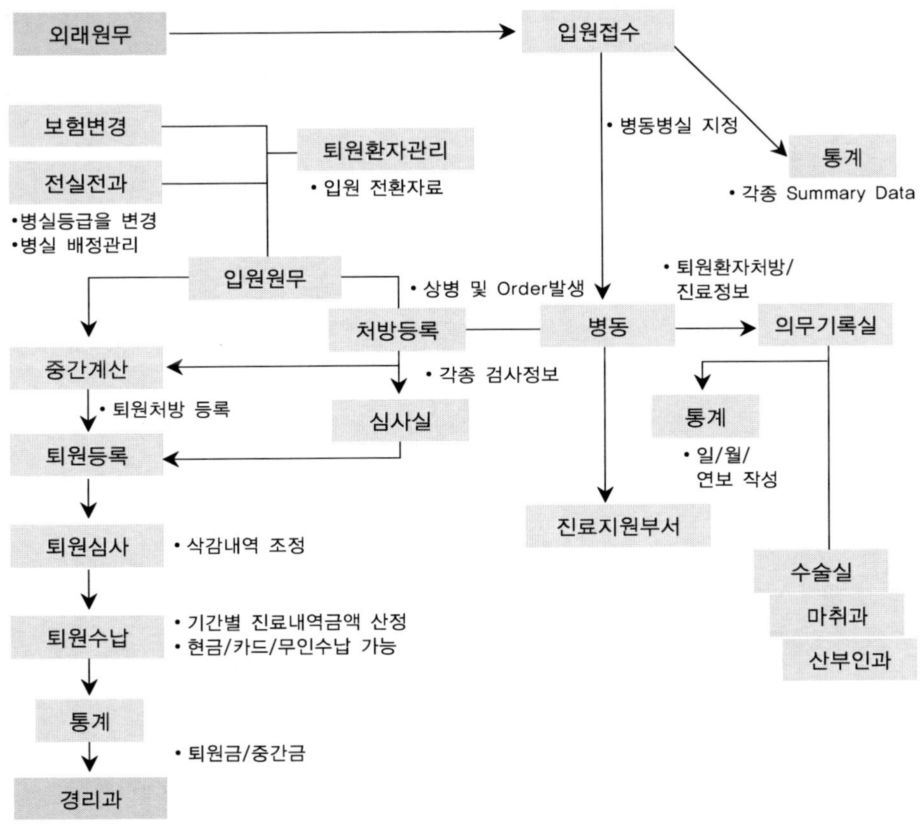

② 입원 수속 절차

입원 수속 절차는 입원 결정이 되면 예약일자를 지정하여 접수하고 귀가 또는 입원 대기, 예약일자별 관리, 수술 및 입원 안내, 병실 배정, 입원 수속을 거친 후 입실을 하게 된다.

그림 6-3 입원 수속절차

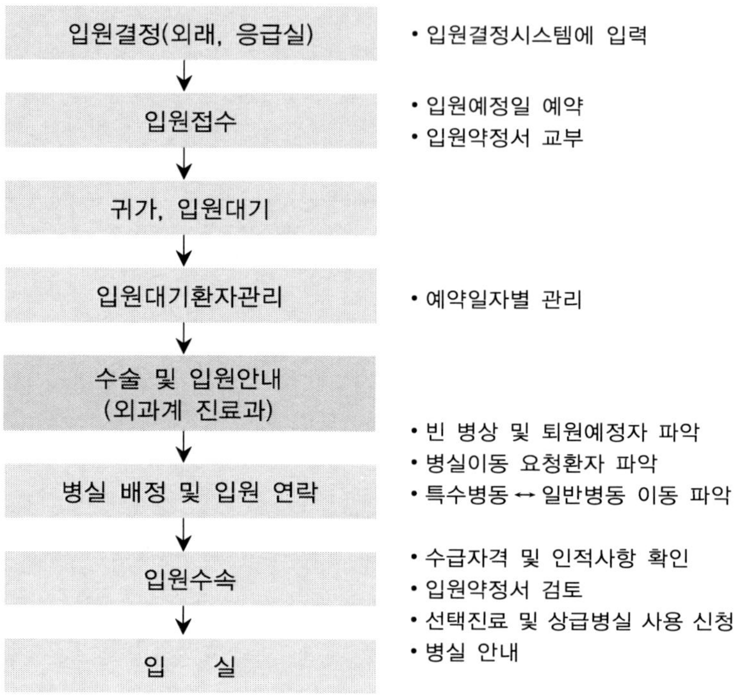

그림 6-4 입원 우선순위 결정

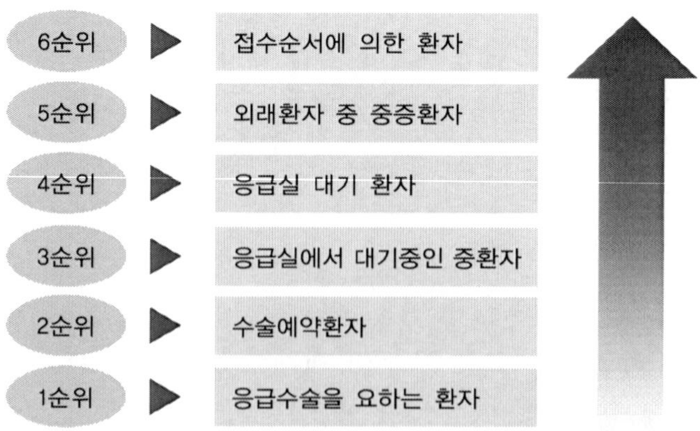

③ 입원 우선순위 결정

입원 우선순위 결정은 [그림 6-4]와 같이 응급수술, 수술 예약, 응급실 대기 중인 중환자, 응급실 대기환자, 외래환자 중 중증환자, 접수 순에 의한다.

④ 입원관리와 정보화

입원을 위한 기간제 약정서, 전자서명, 진료비 수납 이동 카트 등이 정보화 되어 있다.

가. 기간제 약정서: 수시로 입원하는 환자의 편의를 위해 기간제약정서를 작성하며 1년간 별도의 입원약정서를 작성하지 않고 스캔이 된 약정서로 대체한다.

나. 전자서명: 선택진료신청서, 상급병실신청서, 개인정보동의서 등의 서명을 태블릿 모니터를 이용하여 실시간으로 저장·송신하는 시스템을 마련한다.

다. 진료비 수납 이동 카트: 병실에서 진료비 내역과 신용카드 수납을 할 수 있도록 이동 카트에 PC Set를 설치하고, VIP 입원환자를 대상으로 입원실에서 진료비 상담 및 수납 업무처리가 가능하다.

⑤ 입원료 산정

가. 입원료의 구성

입원료는 의학관리료, 간호관리료, 병원관리료로 구성되어 있다.

표 6-1 입원료 현황

(단위: 원)

구 분	입원료	내과계, 정신과, 소아환자 가산(30%)	간호관리료 가산(40%)	기준 병실료
내과계	–	–	–	–
외과계	–	–	–	–
ICU	–	–	–	–
NICU	–	–	–	–
격리실	–	–	–	–
무균병실	–	–	–	–
응급실/분만실	–	–	–	–

- 선택진료비: 입원료의 20%
- 초일, 퇴원 가산: 기준병실료의 50%
- 체감제: 기준병실료에서 체감

나. 입원료의 산정

A. 입원료는 의료기관마다 다소 차이가 있으며, 1일당으로 산정되고, 1일이라 함은 12시(정오)부터 다음날 12시(정오)까지이다. 입원료 산정 기산점은 진료기록부 기재내역 및 환자가 실제로 입원실을 점유한 시점 등을 고려하여 입원실 입실시간을 기준으로 산정된다.

즉 퇴원 당일은 입원료 산정하지 않으며, 당일 퇴원(6시간 이상 체류)하는 경우는 1일 산정한다.

표 6-2 2014년도 입원료 안내(사례)

▣ 1일 병실료 = 기본료(20% 본인부담) + 상급병실차액 (단위: 원)

<table>
<tr><th>병실종류</th><th>기본료</th><th>상급병실차액
(비급여)</th><th>보험환자</th><th>일반환자</th><th>국제환자</th><th>비고</th></tr>
<tr><td>6인실</td><td></td><td></td><td></td><td></td><td></td><td></td></tr>
<tr><td>5인실</td><td></td><td></td><td></td><td></td><td></td><td></td></tr>
<tr><td rowspan="2">4인실</td><td></td><td></td><td></td><td></td><td></td><td></td></tr>
<tr><td></td><td></td><td></td><td></td><td></td><td></td></tr>
<tr><td rowspan="3">2인실</td><td></td><td></td><td></td><td></td><td></td><td></td></tr>
<tr><td></td><td></td><td></td><td></td><td></td><td></td></tr>
<tr><td></td><td></td><td></td><td></td><td></td><td></td></tr>
<tr><td>1인실(B실)</td><td></td><td></td><td></td><td></td><td></td><td></td></tr>
<tr><td>1인실(VB실)</td><td></td><td></td><td></td><td></td><td></td><td></td></tr>
<tr><td>1인실(BB실)</td><td></td><td></td><td></td><td></td><td></td><td></td></tr>
<tr><td>특실(H실)</td><td></td><td></td><td></td><td></td><td></td><td></td></tr>
<tr><td>특실(P실)</td><td></td><td></td><td></td><td></td><td></td><td></td></tr>
<tr><td>특실(A실)</td><td></td><td></td><td></td><td></td><td></td><td></td></tr>
<tr><td>특실(S실)</td><td></td><td></td><td></td><td></td><td></td><td></td></tr>
<tr><td>특실(V실)</td><td></td><td></td><td></td><td></td><td></td><td></td></tr>
<tr><td>중환자실</td><td></td><td></td><td></td><td></td><td></td><td></td></tr>
</table>

주 1. 보험환자 입원료 = 기본료(내과계: 61,080원, 외과계 50,310원)의 20% + 상급병실차액

2. 계산서에는 "요양급여 입원료"란에 1일당 기준병실료 61,080원으로 표기됨

B. 0~6시 입원 또는 18~24시 퇴원시 입원료의 30%를 가산한다.
C. 내과계, 정신과, 만 8세미만 소아환자는 소정점수(금액)에 30%를 가산한다.
D. 간호관리료 차등제에 따라 가산하며, 2등급은 40%를 가산한다.
E. 외출, 외박의 경우 24시간을 초과시 병원관리료만 산정한다.

※ 원무관리 업무 개선 사례

A. 병실 배정

- 입원 예정환자에게 입원 당일 11시~12시에 문자메시지로 병실 배정현황(병실등급, 호수 등)을 안내하는 문자 서비스 시행 중이다.
- 6인실이 배정되지 않는 경우에는 상급병실로 입원한 후, 신청을 받아 순서대로 이동 조치한다.

B. 응급진료 미수금 대불제도

- 의료기관이 응급환자에게 응급진료 및 이송처리를 제공하고 의료비용을 지불받지 못하였을 경우에는 건강보험심사평가원에서 응급진료비용을 심사하여 대신 지불한다.
- 건강보험심사평가원에서 응급환자 본인, 부양 의무자 및 다른 법령에 의한 진료비 부담 의무자에게 대불금을 상환 받는 제도

C. 응급진료센터 비상진료체계 구축 협조

- 당직전문의와의 연락체계 강화를 위한 노력(당직자 명단 및 안내문 게시 및 연락수단 확보)
- 응급실 원무팀 직원에 의한 안내 및 교육 강화

2. 재원관리

장기재원 환자 발생의 주요 원인은 다음과 같다.

표 6-3 장기재원환자 발생의 주요 원인

병원 측면	환자 측면
• 각종 검사 및 시술의 지연 • 입원 후 수술 전 검사 및 수술 예약 • 환자의 편의 제공 • 진료과별 경쟁 • 진료기록부 정리 지연 • 퇴원계산의 지연 • 진료 및 진료비의 문제	• 보상심리(산재, 자보, 상해) • 만성질환(노인성 질환) • 무의탁자 • 생명보험 등 개인보험 가입자 • 경제적 사정 • 진료상의 문제

장기재원환자 처리 절차는 다음과 같다.

그림 6-5 장기재원환자 처리 절차

장기재원환자 파악 ↓	• 전산시스템 마련하여 주단위 파악
문제(장기재원)환자 처리전 발송 ↓	• 장기재원 원인 분석 활용
원인 파악 ↓	• 회의 개최 후 대안 마련
사례별 관련부서 협의 ↓	• 사회사업팀, 법무팀, QI팀, 진료협력센터, 보건소 등
재원기간 및 미납 규모에 따른 조치 ↓	• 내용증명서 발송 및 보증사항 보완
퇴원	

재원환자관리 업무로서 중간계산 고지 및 수납에 관한 구체적 내용과 퇴원 계산에 따른 실무 내용은 다음과 같다.

가. 문제환자 초기에 관리(보험자격상실자, 보증인 부실한 환자 등)

나. 병동간호사와 유기적으로 상호 협력

- 경제적으로 어려운 환자를 파악하여 사회사업팀의 지원 요청 및 정부 지원 모색

－문제환자의 병동간호사와 상호 협력하여 초기 대응으로 환자관리를 철저하게 함

다. 재원 담당자가 1주일 단위로 중간계산서를 병동을 순회하며 배부

－병동 순회시 문제환자의 파악 및 간호사의 주의관찰에 대한 협조 요청

라. 환자 외출 시 병동간호사 외출신청서 환자에게 설명하고 수납여부 확인

마. 퇴원계산 절차

－병동의 처방 마감(수술환자 처방마감 포함) → 심사 마감(심사간호사) → 퇴원계산 마감(원무팀 재원담당자) → 병동에서 퇴원수속 안내문 출력 → 환자 및 보호자 수납

재원관리는 환자관리, 재원일수관리, 장기입원환자 유형 등으로 분류된다.

① 환자관리

• 중간계산시 1회 전달 후 수납여부 확인

－ 미수납인 경우 계산서 전달 여부, 납부계획 확인

• 진료비 납부현황 매주 체크

그림 6-6 장기 재원환자 파악

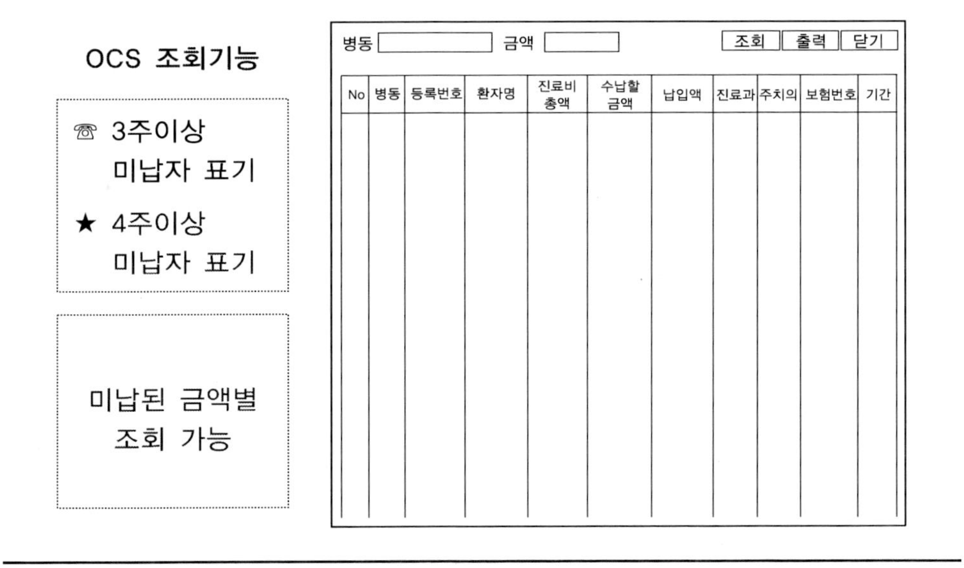

• 중간계산서 전달시 환자 상태 관찰
• 병동 간호사나 같은 병실의 다른 보호자 적극적으로 활용

② 재원일수 관리

• 재원일수: 한 환자가 입원하여 퇴원까지의 전체 입원기간
• 재원일수 관리 효과
  – 병원의 진료수익 증대: 어느 대학병원의 조사에 의하면 재원일수 1일 단축시 병상당 연수익 증가가 약 ○○만원에 이르는 것으로 조사되었다.
  – 기존 의료자원의 효율적 이용이 가능하다.
  – 이용 고객의 본인부담과 사회간접비를 감소시킨다.
  – 장기간 입원으로 인한 이용자의 불만을 해소하고 환자의 고통으로부터 조기에 호전될 수 있도록 한다.

③ 장기입원 환자 유형

장기입원이 우려되는 환자유형은 다음과 같다.

• 본인부담이 없는 자동차보험, 산재보험, 의료급여환자
• 말기 암환자
• 임종을 위한 입원
• 보호자가 없는 환자
• 상태가 고착된 의식불명 환자
• Hospital Infection

④ 재원기간에 따른 수익과 비용 변동

• 입원 후 2~5일 동안에 수익의 대부분이 발생 : 수술, 마취, 검사, 투약 등의 진료서비스에 집중
• 입원기간 7일 정도 경과하면서 고정비선 아래에 수익곡선이 위치하면서 손실 발생

그림 6-7 재원기간에 따른 수익과 비용 변동

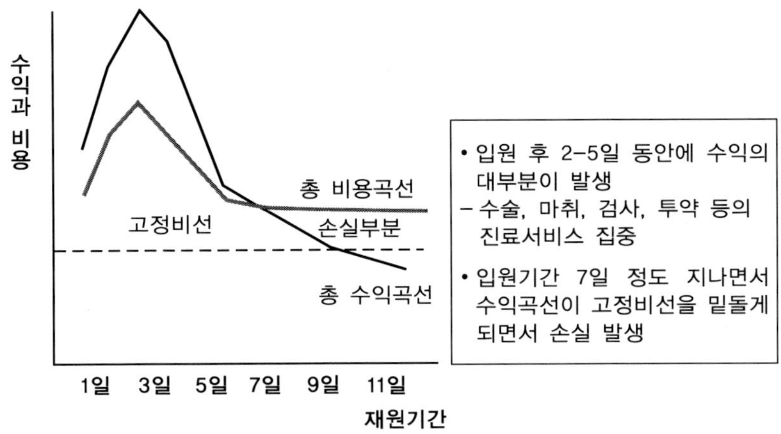

3. 미수금관리

3.1 진료미수금의 개요

미수금은 병원에서 발생된 총 진료비 중 관련법(국민건강보험법, 의료급여법, 산업재해보상보험법, 자동차손해재상보장법)에 의해 환자가 부담할 본인부담금을 제외한 기관부담금과 환자가 개인적인 사유로 본인부담금을 미납한 진료비의 잔액을 의미한다.

진료미수금은 진료수익 중 후불로 처리하여 추후 회수되는 진료비를 의미한다. 진료미수금은 후불 처리되는 보험자(국민건강보험공단) 부담 미수금과 환자 측 개인사정에 따라 후불 처리하는 환자부담 미수금이 있다.

건강보험(국민건강보험공단), 의료급여(각 지방자치단체), 산재보험(근로복지공단), 자동차보험(각 손해보험사) 등 보험제도가 도입되기 전까지는 병원은 환자에게 의료서비스를 제공하고 그 대가로 진료비를 환자에게 수령하는 쌍방간의 관계이었다. 하지만 국민건강보험제도가 도입된 이후 보험자단체인 제3자가 환자측으로부터 보험료를 징수하고 징수한 보험료를 가지고 진료비의 전액 또는 일부를 지불하는 3자의 관계로 전환되었다. 즉 환자는 제공된 의료서비스에 대하여 본인 일부부담금만을 지불하고 나머지 진료비는 의료기관이 제3자에게 청구하여 추후 회수하는 시스템으로 되어 있다.

3.2 진료미수금의 분류

① 회계원칙: 재원미수금, 퇴원미수금, 외래미수금
② 진료형태: 외래미수금, 입원미수금
③ 환자유형: 건강보험/자보/산재/급여/일반/기타 미수금
④ 지불처별: 건강보험공단, 의료급여기관, 산재보험기관, 자동차보험, 계약기관, 개인미수금, 기타미수금

월 단위로 각 기관으로 청구하며 회수하는 기간은 다음과 같다.

표 6-4 보험유형별 청구 주체와 회수기간

구 분	청구 주체	회수기간
건강보험	건강보험심사평가원(청구) → 건강보험공단(지급)	약 20~30일
의료급여	건강보험심사평가원(청구) → 각 지방자치단체(시, 군, 구)	약 30일
산재보험	근로복지공단(청구)	약 30일
자동차보험	각 손해보험회사(청구)	약 30일
계약기관	각 계약기관(청구)	약 30일
개인미수금	• 미수진료비에 대한 납부 독촉 후 최고서 발송 • 전문 추심업체에 의뢰하여 추심 진행 • 병원 대손위원회 상정(납부 불가자 대손 처리)	

가. 자동차보험 미수

자동차보험 사고의 진료비 발생에서 미수금 처리 소요기간은 [그림 6-8]과 같다.

A. 흐름도

그림 6-8 자동차보험 사고의 미수처리

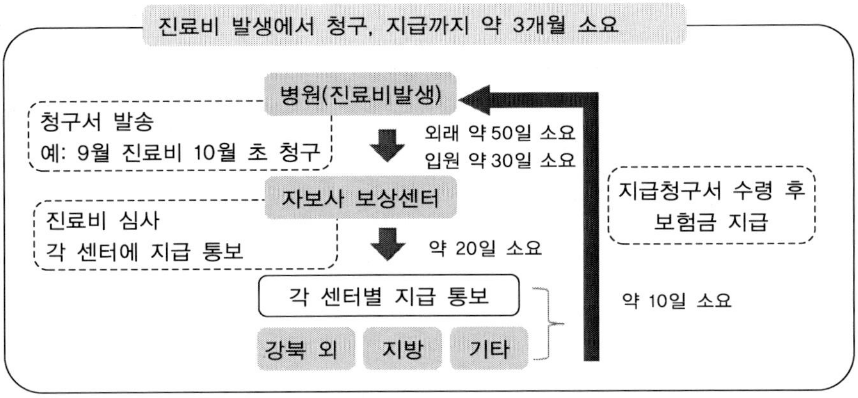

B. 자동차보험 진료비 미수금 발생 사유

- 자동차보험 발생 후 청구까지 소요기간 장기화(종결 및 담당자 변경, 병원 전원 등)
- 강북지역 외 자동차보험 환자 통보지연, 누락
- 진료 후 환자가 손해보험회사에만 자동차보험 접수를 취소한 경우
- 자동차보험회사로 접수를 하였으나 손해보험회사간 분쟁으로 인해 지연되는 경우
- 병원과 자동차보험회사간 자동차사고와의 인과관계 의견 충돌(기왕증 및 수상 후 상당기간 경과)

나. 개인진료비 미수

A. 개인진료비 미수금 발생 사유

- 경제적인 문제(생활고, 실직, 의료급여 등)
- 의료서비스에 대한 불만 및 과잉진료 주장
- 환자 사망 및 상태 악화에 대한 의료분쟁 제기
- 진료비에 대한 불만 및 민원 제기
- 약정인 및 보증인 정보 허위 기재

B. 개인 진료미수금 처리 절차

▶진료비에 대한 안내 및 수납 독촉 후 최고서 발송

▶전문 채권 추심업체에 의뢰하여 법원의 지급명령 판결 후 추심 진행

▶대손위원회를 통해 납부 능력이 없는 환자 및 보호자 구제

▶응급대불금 제도를 통한 응급진료비 회수

C. 흐름도

그림 6-9 진료비 미수처리 흐름도

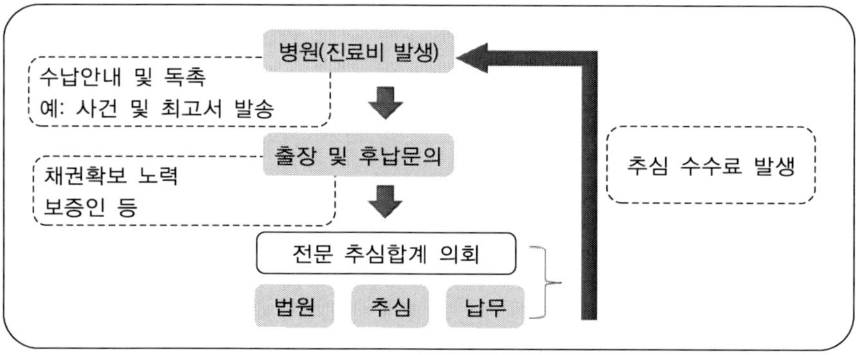

개인미수 사례를 제시하면 다음과 같다.

개인미수 사례(A)

- 41세 남자환자 K는 전신화상을 입고 타병원에서 119를 통해 전원되어 치료 중 중환자실에서 사망함.
- 가족들은 생활고를 이유로 진료비 납부를 거부, 보호자 면담 및 실태 파악을 위해 방문하여 가건물에 거주하여 일용직으로 생활고를 겪고 있는 것을 확인하여 보고함.
- 정상적인 진료비 회수가 어렵다고 판단하여 건강보험심사평가원에 응급대불금을 신청하여 미납 진료비를 회수함.

3.3 청구미수관리 일반원칙

① 미수금 관리원칙

가. “삭감금액”에 포함시키는 범위 = 삭감액 + 지급불능 + 환급금

나. “재청구” 건은 청구액을 새로 생성시켜 미수관리를 하여야 한다.

다. “이의신청” 건은 이미 삭감액에 포함되었으므로 별도로 경리과에 통보

라. “미수금”에 포함시키는 범위 = 주민등록번호 착오 분(심사결정액 참고)
재 청구하여 입금 시 ‘접수번호’ 별로 정산하여 미수금을 정산 처리한다.
→ 2차 정산시 미입금 분은 삭감으로 처리하고 “완결”시킨다.

② 용어의 정의

가. 지급불능: 청구된 진료비를 심사하지 않고 반송 처리하는 건
진료비심사내역서에 심사불능 사유를 코드로 표기함.
→ 이후 자료를 보완하여 진료비명세서를 재작성하여 청구하여야 한다.

나. 삭감액: 청구된 진료비를 심사기준에 의하여 감산하는 진료비
→ 이후 상병명이나 소견서를 보완하여 이의신청 서식에 의거 이의신청을 하여야 한다.

다. 환급금: 기타 사후관리 차원에서 본인부담금 환급사유가 발생하여 지급할 진료비에서 차감 처리하는 진료비 → 이의신청 및 재청구 불가능

라. 지급보류: 청구된 진료비를 심사한 후에 지급을 보류하는 건
진료비지급통보서에 사유를 표기하며 주로 주민등록번호 착오분이다.
→ 명세서를 재작성하지 않고 재청구 서식에 의거 공단으로 청구

마. 재청구: 반송된 진료비를 진료비명세서를 다시 작성하여 청구하는 것

③ 퇴원미수금 결정

병원에 입원한 환자는 퇴원시 본인부담액 전액을 납부함이 원칙이나 진료계약에 의한 후불 퇴원, 진료비 부담능력의 부족 등으로 인하여 미수금이 발생하고 있다.

④ 미수 발생시 조치사항

입원환자가 퇴원할 때에 발생되는 모든 미수금에 대하여 진료계약처(4대 보험, 기타)분을 제외한 모든 개인부담금은 일반 미수로 처리하여야 하며, 퇴원에

따른 장부정리를 회원 종류별로 실시하여야 한다.

3.4 진료미수금의 발생과정과 원인

① 발생과정

가. 입원환자: 퇴원시 입원수입일보에 기장 될 때 발생

나. 외래환자: 외래수입일보에 집계 기장 될 때(계약기관, 개인미수, 직원미수) 발생

② 미수금 발생원인

가. 구조적인 측면: 제3자 지불제도 확대에 의해 의료수익의 통제, 진료미수금 증가가 원인이 된다.

나. 관리적인 측면: 적극적인 의미로 진료비 후납계약에 의한 미수금 발생과 소극적인 의미로 환자의 경제적인 사유가 원인이 된다.

1년간 진료비 청구대 수령현황을 예시하면 다음과 같다.

표 6-5 진료비 청구대 수령현황 예시 (단위: 백만원, 일)

<table>
<tr><th>구 분</th><th>청구액</th><th colspan="2">보험자 부담률(%)</th><th>수령액</th><th>평균 수령일수</th><th>평균 미수금</th></tr>
<tr><td rowspan="2">건강보험</td><td rowspan="2">7,565</td><td>입원환자</td><td>외래환자</td><td rowspan="2">7,512</td><td rowspan="2">45</td><td rowspan="2">890</td></tr>
<tr><td>80</td><td>45</td></tr>
<tr><td>산재보험</td><td>721</td><td colspan="2">100</td><td>713</td><td>3</td><td>102</td></tr>
<tr><td>자동차보험</td><td>862</td><td colspan="2">100(100%)</td><td>736</td><td>113</td><td>102</td></tr>
<tr><td rowspan="2">의료급여</td><td rowspan="2">1,056</td><td>1층</td><td>100</td><td rowspan="2">621</td><td rowspan="2">0</td><td rowspan="2">1,094</td></tr>
<tr><td>2층</td><td>80</td></tr>
</table>

3.5 기관(청구)미수금 관리

① 진료비 후납관리: 후불계약 체결 표시사항은 계약당사자 표시, 적용 진료수가, 진료의뢰방법, 지불기간, 지불보증방법, 계약서 유효기간 등
② 건강보험, 의료급여, 자보, 산재 미수관리
③ 기타: 헌혈기금, 심신장애진단비, 수탁검사비, 계약기관

3.6 국민건강보험공단 미수금

의료미수금은 일반기업의 외상매출금과 유사하다. 다만 차이점은 국민건강보험제도에 의하여 환자가 지불하여야 할 진료비 중 본인 부담금을 제외한 나머지 부분을 보험자단체가 대신 지불하고, 의료미수금은 상대적으로 적은 금액으로 구성된다는 것이다.

국민건강보험공단 미수금의 발생은 병원과 환자의 직접적인 관계에서 보험자 단체가 개입하게 된다. 보험자단체는 진료비 청구서를 검토하며 양질의 진료를 받을 수 있게 하는 동시에, 수가의 인상을 억제하고 있다. 이에 따라 종전보다 더 많은 운전자본을 보유해야 한다.

3.7 개인미수금 관리

① 미수금 납부 독촉: 유선, 공문(내용증명), 출장(가정방문), 추가보증, 분할납부
② 채권추심 전문기관 의뢰: 신용정보회사
③ 재산 가압류 신청: 법원의 채권 보전용
④ 민사소송: 가압류 부동산에 대한 강제집행을 위하여 민사소송을 제기한다.

가. 소송 전 법적 절차

- 독촉 절차(지급명령): 확정판결과 동일한 집행력 → 강제집행 가능(경매)
- 소액사건 심판: 2,000만원 이하의 간편한 민사소송 절차

나. 시효관리

- 진료비의 채권시효는 최종 지급약속이 종료된 때로부터 3년
- 시효 연장: 지속적인 독촉, 독촉근거(내용증명)

⑤ 대손처리 기준: 법인세법(시행령 제21조) 규정

가. 채무자의 장기간 주소 불명으로 독촉 및 회수가 불가능한 경우

나. 가압류나 소송비용이 진료비를 상회하는 경우

다. 채무자의 사망, 소멸시효 경과

4. 퇴원관리

① 퇴원관리 개요

입원환자가 퇴원을 하려 할 때에는 퇴원 결정서에 주치의사의 퇴원 결정 서명

표 6-6 사례별 퇴원 대처 방안

사 례	방 안
경제적인 문제	• 보건소 긴급지원 가능여부 파악 • 사회사업팀 상담 의뢰
다른 병원 진료 거부	• 진료협력센터와 협의 후 환자 거주지 협력병원 권유
진료 불만	• 적정진료관리실 및 법무팀 협의 후 대응전략 마련

날인과 간호사의 확인을 받아 환자가 입·퇴원 수납창구에 진료비를 납부하게 된다. 그 후 퇴원영수증을 교부하고 입·퇴원계의 퇴원 수속필 확인 날인이 된 퇴원 결정서를 해당 병동 간호사에 제출한 후 퇴원하게 된다.

표 6-7 입·퇴원 절차

구 분	절 차
입원	입원서약서 작성 → 입원보증금 납부 → 입원수속 → 병실 배정 → 입실
통원	외래진찰 접수 → 진찰 → 처방전 발행 → 수납 → 검사, 방사선 촬영, 투약 → 귀가
퇴원	퇴원 결정 → 간호부서 통보 → 퇴원서류 수납·접수 → 수납 → 입퇴원계 확인 → 담당간호사 퇴원 확인 → 귀가

② 퇴원 결정

입원진료가 종료되면 치료완료, 타 의료기관 이송, 외래통원진료로 전환, 사

망 및 환자 측의 퇴원 요구 등의 사유로 진료담당의사가 퇴원을 최종 결정한다.

퇴원의 결정은 소정서식(퇴원결정서)에 진료담당의사가 퇴원시의 진단명, 증상 등을 기록 후 서명함으로서 결정되며, 간호사실에서는 특수검사 유무, 특수처방 유무, 수술 유무, 병실 변경사항, 급식 내용 등 전반적인 사항을 검토, 확인한 후 수간호사 또는 책임간호사가 퇴원결정서에 서명하여 원무부서로 통보한다. 퇴원은 환자 입장에서 완전 치료가 되어 귀가하는 경우도 있지만, 다른 의료기관에서의 진료 또는 통원진료로 전환되는 경우도 많으므로 계속진료에 필요한 검사 및 외래 진료예약, 타 병원 이송에 필요한 소견서 등에 유의를 해야 한다.

③ 퇴원수속 절차

진료 담당 의사가 회진 시 환자의 상태를 확인하고 퇴원결정을 내리면, 원무관리 부서에서는 퇴원일까지의 진료비 계산 및 선수금, 중간 납입금까지를 확인해서 퇴원계산서를 작성하고 병동으로 발송한다. 병동 내 퇴원담당자 또는 원무부서 내 담당자는 환자 또는 보호자에게 퇴원계산서 내역 및 퇴원 절차 등에 대해 설명한다. 환자가 퇴원비 수속을 완료하면, 원무부서에서는 다시 환자에게 진료비 계산서, 외래진료예약증(통원을 통해 계속 진료를 할 경우), 소견서(타 병원 이송 시) 등을 환자에게 제시하면, 모든 퇴원 수속은 완성이 된다.

퇴원수속 절차는 [그림 6-10]과 같이 퇴원 결정이 되면 처방 마감, 재원심사 완료, 퇴원 계산 및 퇴원 안내, 진료비 수납, 입퇴원서 발급, 퇴원약과 진단서 등 수령, 귀가의 절차로 이루어지게 된다.

그림 6-10 퇴원수속 절차

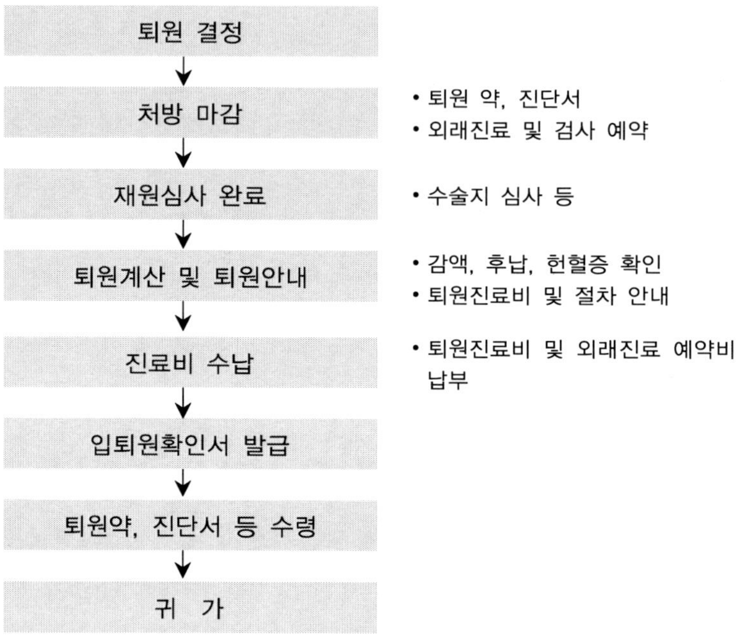

5. 입퇴원관리 매뉴얼

5.1 입원수속 업무 매뉴얼

입원수속 업무 매뉴얼을 흐름도와 화면에 따라 설명하면 다음과 같다.

(1) 입원접수

① 입력순서: 원무관리 → 입원관리 → 입원접수/등록 → 입원결정처방

그림 6-11 입원접수와 입원결정 처방

입원등록

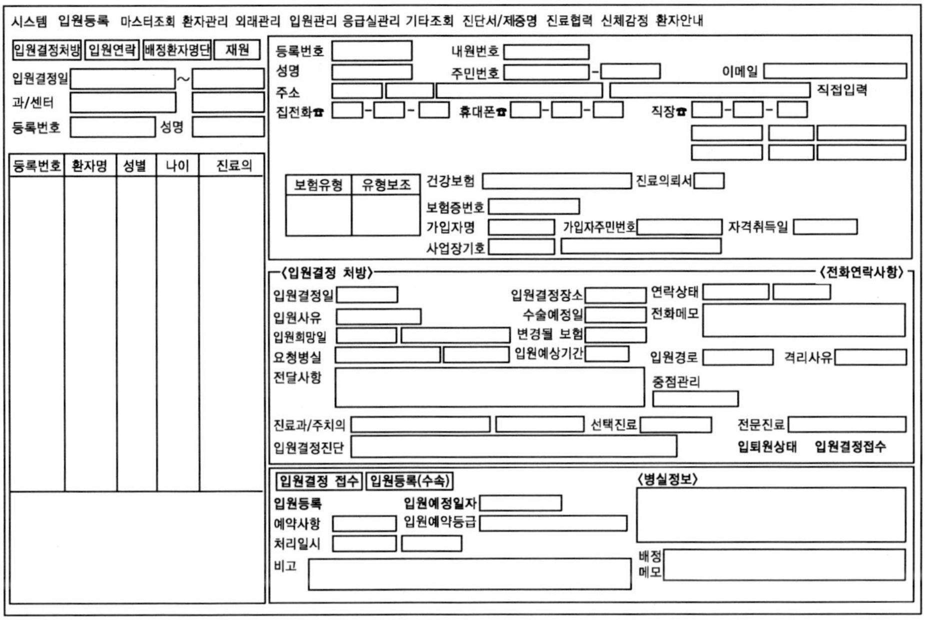

② 입원접수 순서

가. 입원결정처방 선택 → 조회 → 환자 선택(진찰권번호로 직접 선택 가능)

나. 입원결정접수 선택 → 저장

③ 입원접수 시 확인사항

가. 주소: 진단서(사망) 발행 시 필요

나. 전화번호: 입원 연락시 필요

다. 보험사항: 건강보험, 급여, 자보, 일반 등

라. 진료과 및 주치의: 두 개과 이상에서 입원결정 있을 수 있음

마. 병실 신청등급(내과계): 1인실, 2인실, 다인실

④ 입원접수 시 병실등급 설명

가. 내과계

A. 1인실: 입원예정일 입원 가능

B. 2인실: 입원예정일부터 ○○일 늦어질 수 있음

C. 다인실: 입원예정일부터 ○○일 이상 소요됨

나. 외과계

외과계는 병실에 따라 입원실이 결정되는 것이 아니라 수술날짜에 따라 입원일이 결정되므로 다인실, 2인실이 없으면 1인실에 입원 설명

(2) 입원연락

① 입력순서: 원무관리 → 입원관리 → 입원접수등록 → 입원연락

② 입원연락 순서

가. 입원연락 선택 → 조회 →연락할 환자 선택

나. 전화통화 → 통화성공 선택 → 저장

③ 연락상태

가. 통화 성공: 환자 및 보호자와 통화하여 병실설명 후 금일 입원할 환자

나. 통화 실패: 연락처로 전화했으나 전화를 받지 않아 통화를 못한 경우

다. 연락 안함: 당일 입원 또는 이식외과 등 외래 및 각과에서 연락

④ 전화 연락 시 설명사항

가. 입원시간

A. 퇴원예정자리: 15 : 00 – 16 : 00 입원 가능

B. 이동예정자리: 16 : 00 – 17 : 00 입원 가능

나. 병실등급

A. 내과계: 가능한 희망병실 입실(부득이한 경우 상급병실 설명)

B. 외과계: 가능한 희망병실 입실(부득이한 경우 상급병실 설명)

(3) 입원수속

① 입력순서: 원무관리 → 입원관리 →입원접수/등록 →배정환자명단

그림 6-12 입원수속

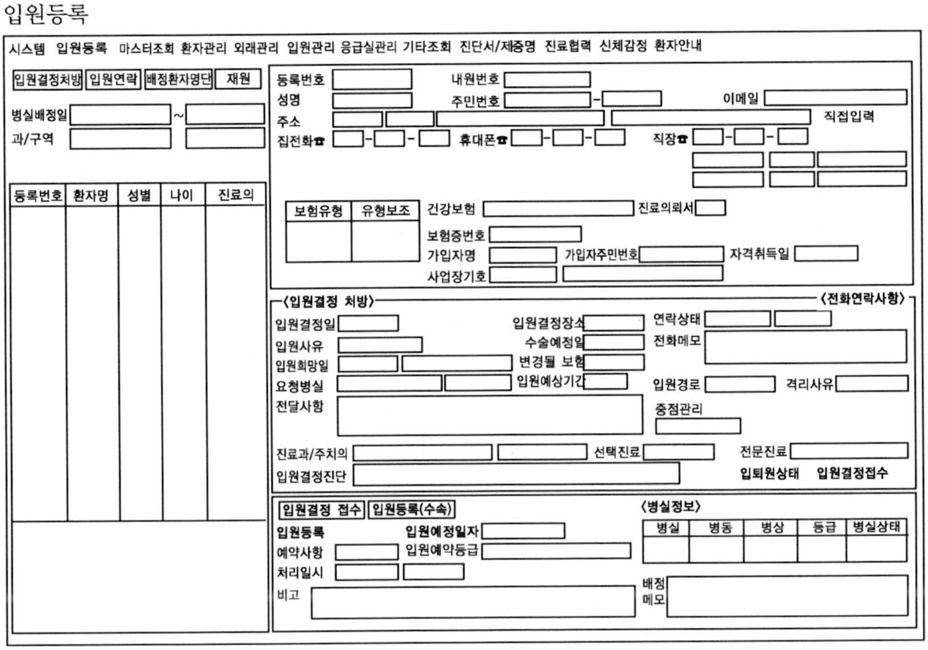

② 입원수속 순서

가. 배정환자명단 선택 → 조회 →환자 선택

나. 입원등록 선택 → 저장

③ 입원수속 시 확인사항

가. 주소: 진단서(사망) 발행 시 필요

나. 전화번호: 재원환자 관리 시 필요

다. 보험사항: 건강보험, 급여, 자보 일반 등 필히 확인

라. 선택진료 및 상급병실료 설명 및 서명

마. 입원약정서 보증인: 지불능력 있는 사람(예: 공무원 등 직장인, 자택 소유자)

④ 입원수속 시 유의사항

가. 병실 배정하는 과: 신경외과, 정형외과, 이식외과

나. 소아과 입원수속: 감염과 비감염 구분하여 입원수속

다. 일일입원실 입원수속: 입원 전날 담당자가 입원등록

※ 입퇴원관리 사례

① A병원의 미수금관리

'선진료 후수납' 방식이 도입됨에 따라 진료비 미수건수 발생 해결책을 강구하고 있다. 2006년부터 신 · 구환 구분 없이 모든 환자들을 대상으로 선진료 후수납 제도를 시행해 온 A병원은 최근 환자 수 증가에 따른 미수 건수도 증가하게 되어 미수건 감소 방안 및 회수 체계 강화에 나섰다.

이에 2010년 '설명 부족'과 '업무특성에 따른 불가피성' 등을 선진료 미수금 발생의 주요 원인으로 보고, 다각도로 개선활동에 펼쳐나갔다.

2009년 6월부터 도입한 '전화결과 시행동의서' 작성에 따라 검사 결과를 전화로 환자에게 알릴 경우 발생하는 진찰료에 대해 문자메시지를 통해 다시 한 번 환자들에게 상기시키고 있다.

또한 2009년 7월부터 진료 진행 상황 안내문에 진료 목적 미납 환자와 진단서 및 진료기록 복사 목적 환자에게도 마찬가지로 진료비 수납에 대해 적극적으로 알리고 있다. 이와 함께 납부방법도 다양화하였다.

즉 "소극적이고 수동적인 수납 방법에서 탈피해 고객이 원하는 결제방식의 선택 기회를 제공함으로써 편의를 도모했다"며 "이를 통해 창구수납 대기시간 감소 등으로 고객 만족도가 향상됐다"고 설명했다.

현재 A병원이 시행 중인 진료비 납부 방식은 ① 일대일 방식의 가상계좌 활용 ② 미리 지정한 신용카드로 결제하는 오픈카드 수납 ③ 소액결제시 휴대폰을 이용한 납부 등이 있다.

이로 인해 2010년에 발생한 미수금 현황을 살펴보면, 2009년 평균 0.9%에 비해 올해 1월부터 9월까지는 0.79%로 감소하는 등 성과를 보이기 시작했다.

특히 9월의 경우 지난해 같은 기간 보다 외래환자가 14.4% 증가했으나 미수 발생 건수는 14.6%가 감소한 것이다.

이 관계자는 "회수율의 경우에도 지난 9월 목표치로 잡았던 91.2%를 초과해 91.4%를 기록했다"며 "앞으로도 진료와 시스템의 동반 상승을 통한 시너지효과를 불러와 고객만족에 앞장서겠다"고 전했다.

② 조기 입원관리 사례

시범실시 대상 병동과 기준(ex. 입원 당일 오전 입실)을 정한다.

조기 입원관리의 목적은 다음과 같다.

첫째, 입원환자 조기 입실에 따른 고객만족도 제고(암환자 및 지방환자 우선)를 한다.

둘째, 신속한 입퇴원 절차 마련에 따른 업무 효율성을 증대한다.

셋째, 암환자 치료를 위한 조기병상의 마련을 통해 암병원에 대한 진료 편의성을 특화하도록 한다.

넷째, 주말 병실가동율 향상을 통한 병원경영의 생산성을 증대한다.

다섯째, 재원일수 단축으로 인한 수익을 증대한다.

여섯째, 기간제 약정서 확대에 따른 입원수속 대기시간을 단축한다.

- 진료

진료의: 종양내과 김선봉, 호흡기내과 김수철, 소화기내과 문오승

퇴 원

- 전일퇴원 order: 퇴원 전일 17시 이전 입력
- 퇴원약: 전일 17시 이전 입력
- 전일퇴원 order 이후 **처방변경 불가**

입 원

- 조기입원장 발부: "조기입원동의서" 설명 및 사인
- 입원예약 전일: 해당과 조기입원 list 발송
- 입원 당일: 입실전검사 시행 환자 해당과 발송
- 당일 검사 시행 환자 결과에 따른 진료 실시

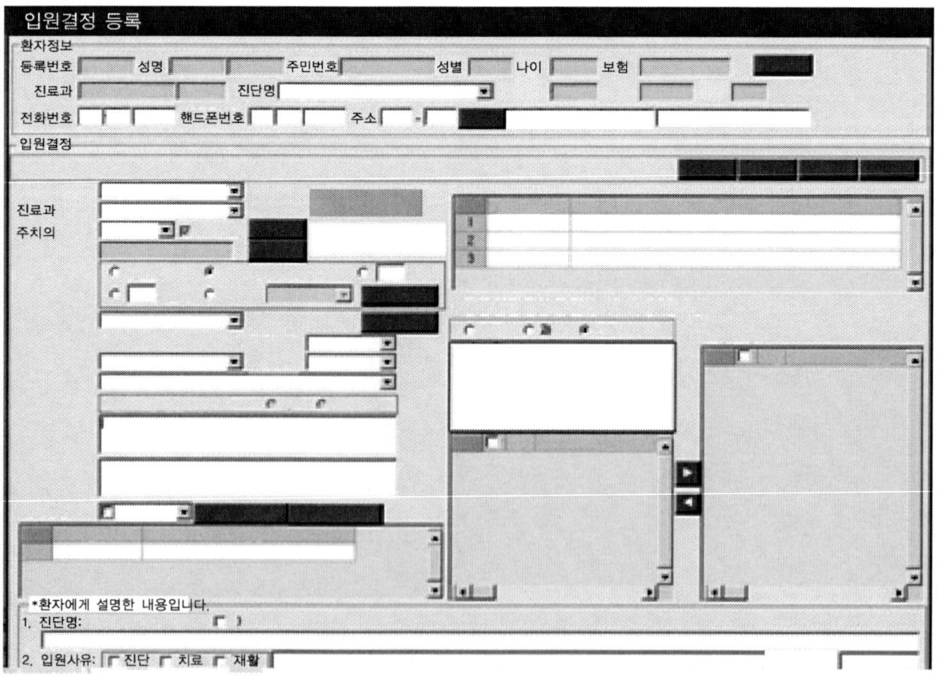

• 원무

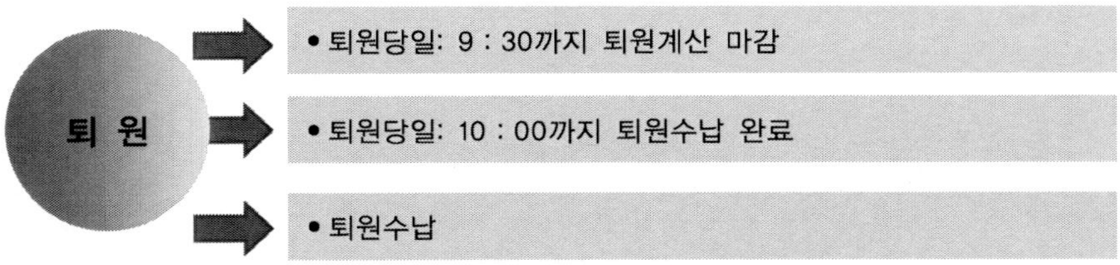
퇴 원
• 퇴원당일: 9 : 30까지 퇴원계산 마감
• 퇴원당일: 10 : 00까지 퇴원수납 완료
• 퇴원수납

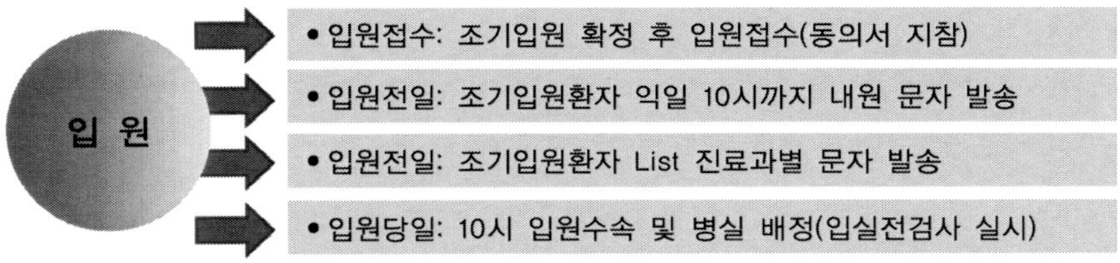
입 원
• 입원접수: 조기입원 확정 후 입원접수(동의서 지참)
• 입원전일: 조기입원환자 익일 10시까지 내원 문자 발송
• 입원전일: 조기입원환자 List 진료과별 문자 발송
• 입원당일: 10시 입원수속 및 병실 배정(입실전검사 실시)

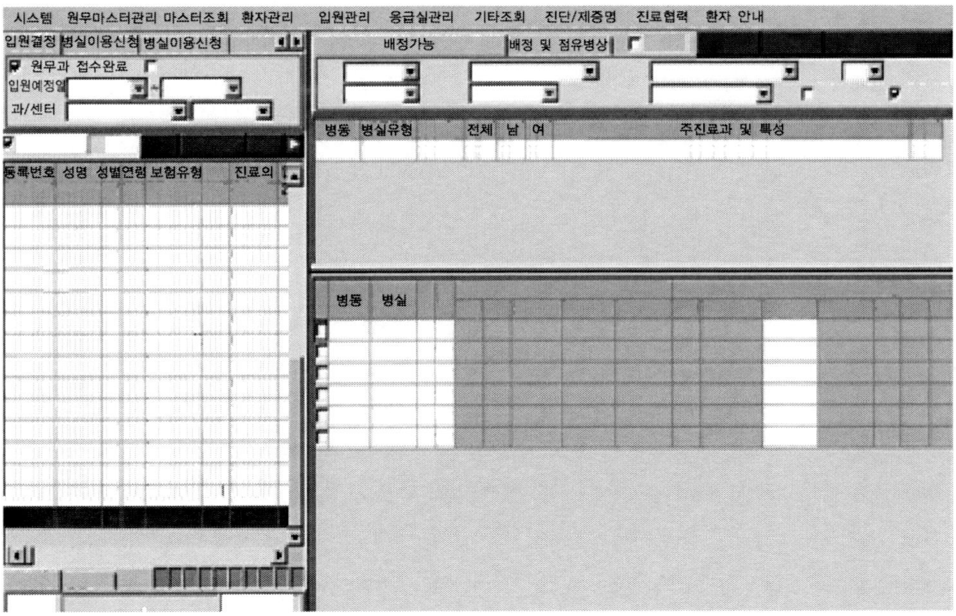
시스템 원무마스터관리 마스터조회 환자관리 입원관리 응급실관리 기타조회 진단/제증명 진료협력 환자 안내
배정가능
배정 및 점유병상
병동 병실유형 전체 남 여 주진료과 및 특성
병동 병실

③ 조기입원 시범 실시

진 료
종양내과 김선봉, 호흡기내과 김수철, 소화기내과 이봉승

↓

입원결정
조기입원장 발부(주치의)
조기입원 설명 및 동의서 사인(해당 진료과)

↓

원무팀접수
조기입원 동의서 원무팀 제출 – 입원 설명

↓

입원전일
조기입원환자 입원예약 메시지 발송(원무팀)–17~18시
조기입원환자 list 의료진(각 과별) 대표번호로 문자 발송

↓

입원당일
오전 10시 환자 내원 – 원무팀 수속(병실결정) – 입실전 검사
- 입실전 검사: 채혈실 1번 채혈대 – 30분이내 검사결과 확인(cbc검사)
- 진단검사의학과에 검체 접수시 해당 진료과 대표번호로 문자 발송
- 결과에 따른 진료 실시 – 반드시 12시 이전 처방 입력

↓

입 실
- 12시이전 병실청소 완료 – 병동에서 입실안내 메시지 발송
- 처방에 따른 치료 – 항암제 조제시간표 참조
- 식이처방 입력 – 일반식 3차 마감 13시

↓

퇴원전일
- 전일퇴원 order – 17시 이전 입력(주치의)
- 퇴원 order 후 변경 불가
- 전일퇴원에 따른 환자 안내 (간호사) – 퇴원약 설명서 출력
- 퇴원약, 각종서류 및 외래예약 확인

↓

퇴 원
- 9시까지 처방(간호) 마감
- 9시 30까지 심사(보험심사팀), 퇴원계산 마감(원무팀)
- 10시까지 수납후 퇴원

제 7장 응급센터 관리

1. 응급의료의 개요

1.1 응급의학 개념과 분야

① 응급의학의 개념

응급환자를 포괄적이고 효과적으로 치료, 관리하는 의학의 한 부분으로 응급환자의 발생에서부터 치료를 받을 때까지 환자의 상태를 최대한 안정시키고, 적시에 양질의 전문적인 응급의료를 제공하기 위한 학문이다. 특히 응급환자에 대한 폭넓은 인식을 가지고 신속하고 숙련된 응급처치 능력의 배양이 요구된다.

② 응급의학의 세부 분야

가. 응급의료체계: 응급의료진이 의료기술과 장비를 집중하여 환자를 치료하도록 지원

나. 재해의학: 자연재해, 산업재해, 화재 등 대량재해 등의 사고에 능동적으로 대처하고 환자의 생명을 보존, 활력 징후 등을 최단시간 내에 안정화시킴

다. 소생술: 기본 인명구조술, 전문 심폐소생술, 전문 외상소생술, 전문 소아소생술

라. 환경의학 및 중독학

마. 일반 응급진료 및 중환자 치료

바. 응급진단가술

1.2 응급환자 및 응급진료의 특성

① 응급환자의 정의

응급환자란 질병, 분만, 각종 사고 및 재해로 인한 부상이나 기타 위급한 상태로 인하여 즉시 필요한 응급처치를 받지 아니하면 생명을 보존할 수 없거나 심신상의 중대한 위해가 초래될 가능성이 있는 환자로서, 응급 증상 및 이에 준하는 증상(응급의료에 관한 법률 제2조 제1호 관련)이 있는 자 또는 진행될 가능성이 있다고 응급의료 종사자가 판단하는 증상이 있는 자를 말한다.

② 응급진료의 특징

응급실의 특징인 불확실성, 복잡성, 혼돈성 및 과밀화의 현상 속에서 예측할 수 없는 응급상황을 접하게 된 환자 및 보호자와 의료진간에 갈등이 발생할 수 있으며, 함께 일하는 의료진간에도 복합적인 문제가 일어나게 된다. 응급진료는 긴급상황 속에서 24시간 365일 이루어지며 진료 외에 환자의 내원, 응급실 내의 배치, 입퇴원 결정 등에서 중요한 역할을 한다.

환자와 보호자는 응급실을 내원하지만 응급실에서의 치료는 우선순위에 의해 결정되며, 대부분의 임상적 접근방식과는 달리 환자의 상태에 대한 평가 전에 응급조치를 취해야 하기 때문에 그 중증도에 따라 반응하는 것이 요구된다.

③ 응급환자의 분류

가. Immediate(긴급환자): 수분을 지체하면 사망할 수 있는 경우로 즉각적인 응급 처치가 필요한 경우. 예) 호흡 정지, 상기도 폐쇄, 심한 호흡부전, 쇼크, 불안정한 관상동맥질환, 두개강 내 출혈, 심장 압전, 급성 후두개염

나. Emergent(응급환자): 적절한 응급처치가 시행되지 않으면 수 분 또는 수 시간 내에 사망할 수 있는 경우. 예) 폐부종, 천식, 저혈압, 뇌막염, 합병증을 동반하지 않은 심근경색

다. Urgent(비응급환자): 즉각적인 응급처치를 필요로 하지는 않으나 적절한 평가가 필요한 경우. 예) 폐렴, 신우신염, 경한 천식

라. Non-urgent(지연환자): 생명에 지장을 주지 않는 경우로 대부분의 보행 환자가 해당

2. 응급 업무의 특성

① 복잡 · 다기능업무: 외래, 입 · 퇴원업무, 행려환자, 전원업무, 구급차 배차, 129정보센터 관리, 유형별 환자관리 등
② 의사결정 취약: 야간 · 공휴, 제증명서 발급, 자격관리 등
③ 악성 미수금 발생 부담: 도주환자, 행려환자, 가퇴원, 피의자 의뢰
④ 의료서비스 질의 취약: 일반의에 의한 당직근무, 대량환자 발생, 연계 곤란

3. 응급의료체계

3.1 응급센터와 응급환자 흐름도

응급센터는 즉각적인 의료서비스가 제공되거나 수 시간 내에 의료서비스가

그림 7-1 응급환자 흐름도

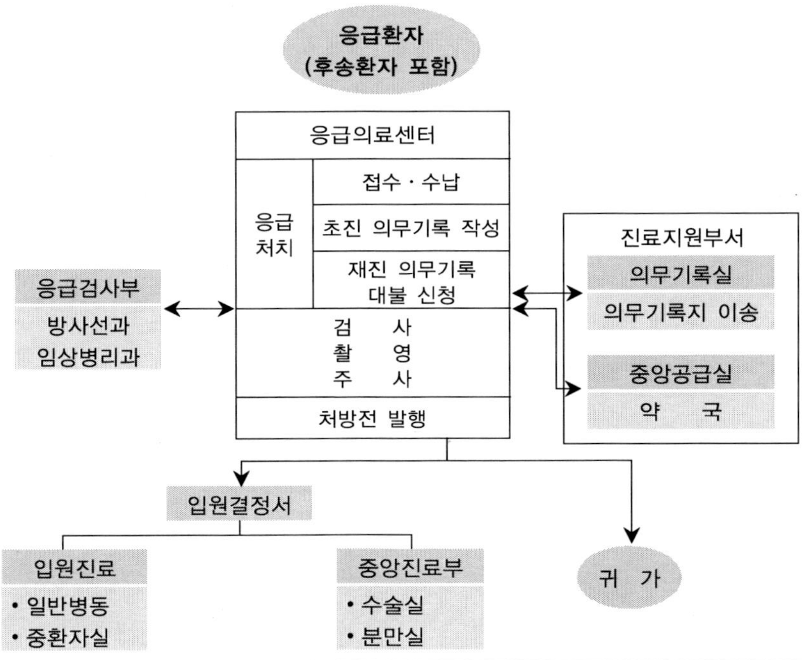

제공되지 않으면 생명, 신체적 기능에 결정적인 문제를 일으킬 수 있는 긴급한 상태에 있는 환자들이 이용하는 곳이다. 입원병실이 부족한 경우에는 환자들이 입원을 위한 경로로 응급실을 이용하는 경향이 많기 때문에 응급센터는 항상 복잡하다. 또한 의원이나 병원급의 경우 당직의사를 채용하기 어려운 점과 의료분쟁의 위험성 때문에 응급환자 진료를 기피하는 경향이 있고, 응급상태의 환자는 대형의 응급의료센터 이용을 선호하고 있는 실정이다.

1991년부터 응급의료에 관한 법률 제정과 응급진료체계를 정비하여 응급구조사 양성과 응급환자 이송 및 통신체계, 응급의료비 대불제도 등 적정한 의료제공의 틀을 마련, 시행하고 있다.

3.2 응급의료체계(EMSS: emergency medical services system) 사례

적정규모의 지역 내에서 응급상황 발생시 효과적이고 신속하게 의료를 제공하는 조직체계이다. 이는 인력, 시설, 장비를 배치하여 현장에서 응급처치 후 신속하고 안전하게 병원으로 이송하며 응급의료진과 협조 하에 의료기술과 장비를 동원하여 생명을 소생시키고 회복하도록 도와주는 체제이다. 따라서 응급실 근무 인턴은 구조대원, 경찰 등의 환자의 이송을 담당한 요원으로부터 현장에서의 환자의 상태나 정보에 대해 협조하여 응급의료체계의 효율화를 위해 노력하는 것이 중요하다.

마산삼성병원 경남권역 1339 응급의료정보센터의 경우 1991년 7월부터 대한적십자사가 '129 응급 환자 정보센터'를 최초로 설치 운영했던 것을 2000년 7월 1일 '응급의료법 개정'과 함께 응급의료체계를 개선하기 위하여 대한적십자사로부터 이관 받아 보건복지부의 위탁으로 운영하게 되었다.

1339 응급의료정보센터는 주변의 지역적 특성에 부합하여 응급의료기관 및 119 구급대와 유기적인 관계를 맺고 경남 지역주민에게 병상정보의 제공, 질병상담 등 체계적인 응급의료정보 서비스를 제공하고 있다.

대부분의 의료기관이 설, 추석연휴 등에는 응급실만을 운영하는 경우가 많고, 급하게 발생한 환자의 경우 정상적인 진료를 받기가 어렵기 때문에 명절 연휴에도 1339 응급의료센터는 여러 매체를 통해 홍보활동에 나서고 있다.

특히 응급의료의 경우 전문인력 및 시설 부족으로 서비스의 질이 매우 낮은

표 7-1 응급의료 실태

항 목	내 용
응급실 체류시간	평균 11시간 35분
응급수술 대기시간	평균 10시간
인력·장비 충족률	약 70%
예방 가능한 사망(%)	한국(50.4), 미국(11.2), 영국(16.3), 호주(38.0)

것으로 조사되었다.

4. 응급센터와 원무관리

4.1 응급센터 원무 내용

응급실 원무부서는 응급센터를 방문하는 환자의 접수, 관리 및 진료비 계산, 입퇴원 수속과 야간이나 공휴일에는 주간에 발생되는 원무행정과 관련된 모든 업무를 동시에 수행해야 한다. 따라서 주간에 발생되는 원무업무에 대한 전반적인 지식을 필요로 한다.

응급센터를 방문하는 환자와 관련된 업무를 살펴보면 다음과 같다.

가. 응급환자 방문시의 접수 및 처방전 입력, 진료비의 계산

나. 행려환자, 무연고자, 사고 및 무의식환자의 분류 인계

다. 입퇴원 수속, 특히 퇴원의 경우에는 야간이나 공휴일에 갑작스런 퇴원으로 진료비를 마련하지 못하는 경우가 많고, 환자의 상태가 악화되어 퇴원하는 임종 전 퇴원(Hopeless Discharge)이 많아 상황에 따른 대응이 요구

라. 당일 입원 또는 퇴원 취소

마. 입원환자의 전실이나 전과 관리

바. 제 증명 발급관리

사. 구급차 이용에 관한 업무

아. 기타 원무과에서 의뢰 또는 위임된 업무

4.2 응급환자 관리업무

① 접 수

부상, 질환의 원인, 적용보험 유형 구분, 가해자・피해자 관계, 병명 등 신속 정확하게 파악. 행려환자의 경우 연고지 파악, 소지품 확인시 경찰관과 제3자 입회, 응급환자 이송의뢰서 작성

② 입 원

응급실 의사 입원 결정시 건강보험증 등 준비사항의 안내, 입원서약서, 일반환자(입원보증금)

③ 수 납

진료 종결 후 수납이 원칙이지만 비급여나 고가 검사 항목은 시행 전 수납

④ 퇴 원

치료 종결 후 환자 귀가의 경우, 진료비 산정시 본인부담금 수납, 건강보험증 반납, 건강보험증 미제출시 일반수가 적용하여 수납하고 7일 내 건강보험증 제출하여 정산, 퇴원 예약

4.3 응급환자 진료절차

① 응급환자 도착시

가. 의학적 분류

응급환자가 응급의료센터에 도착하면 빠른 시간 내에 사고나 상병의 원인, 환자의 상태를 파악하여 즉시 치료를 진행할 수 있는 의학적 판단에 따른 분류가 선행되어야 한다. 출혈이 심하거나 즉시 치료가 필요한 중독의 경우 치료실로 이동하여 즉시 치료하는 등 응급상황에 따라 적절한 조치를 취하도록 한다.

나. 상병원인 파악

진료의 방향 설정은 상해나 상병의 발생 원인에 따라 이루어지고 있고 의료보장 여부를 판단하는 기초자료가 된다. 동행한 보호자나 연고자의 첫 진술이 매우 중요하고 나중에 법적 확인의 근거자료가 될 수 있으므로 체계적이고 정확한 기록이 되어야 한다.

다. 무연고자 환자 관리

응급사고로 인한 무연고자인 경우에는 환자 인적사항은 물론 진료비 계산에 문제가 있으므로 동행자나 이송자의 차량 및 인적사항을 파악하도록 한다.

무연고자 처리로서 "이송응급행려 환자의뢰서"를 접수하고 무연고자로 확인되어 진료비 계산이 어려운 경우 관할 시·군·구를 통해 1회용 의료보장증을 발급 받을 수 있도록 조치한다.

A. 행려환자: 긴급 상황으로 인한 경우·연고자가 없는 경우

B. 유형별 환자관리

- 노상방치: 경찰, 119구급차에 의한 후송시 '응급환자 의뢰서' 요청
- 교통사고: 동행자, 이송차량 확인, 사고 장소와 당시 상황 청취 및 기록
- 폭행 피해자: 가해자, 동행자, 목격자, 사고경위 청취 및 기록
- 환자 소지품 확인: 신분증, 수첩, 명함(목록 작성 및 색인, 인계시 인수증)
- 동행자 진술 기록: 6하 원칙, 경찰 및 119 후송자 주의
- 경찰 및 지역방송국 협조 요청: 지문 채취, 원고 요약 FAX 전송

C. 무의식환자의 소지품 관리

환자의 인적사항을 파악하기 위하여 이송자, 간호사, 직원, 다른 보호자 등 가능한 여러 사람이 같이 환자의 소지품을 정리하고 목록을 작성하여 도난, 분실을 예방하고 신분증이 있을 경우 보호자에게 신속하게 연락한다.

② 응급원무 접수

가. 진료신청·접수

응급센터 방문환자의 경우 진료 접수와 관계없이 우선 진료를 하게 되며 보호자에게 진료를 신청하도록 한다. 진료신청서에 인적사항을 기록하고 의료보장증과 함께 제출하도록 한다.

나. 무연고자 진료

보호자가 없는 환자가 응급센터를 방문하였을 때 진료가 최우선이므로 진료비 지불 유무와 관계없이 응급진료를 제공하도록 한다. 외래진료와 달리 보호자가 없는 경우나 진료비가 준비되지 않더라도 후납이 가능하도록 해야 한다.

다. 의료보장 유형 파악

응급센터 접수시 의료보장 유형을 확인하기 위해 사고의 원인이나 질병상태

를 파악한다. 의문점이 있을 경우 응급진료기록지를 열람하여 사고원인을 파악하고 의료보장자격을 조회하여 보관한다. 환자들은 진료 목적상 진료를 담당하는 의사에게는 정확하게 사고 경위를 알리지만 접수창구에서는 건강보험급여를 받기 위해 방문경위를 사실대로 밝히지 않는 경우가 있다.

라. 접수 및 등록

진료신청서에 따라 전산에 접수·등록하고 진료기록지와 진료카드를 응급실로 이송한다. 과거에 방문한 경험이 있는 구환인 경우에는 의무기록지의 이송에 많은 어려운 점이 있으므로 응급센터와 의무기록실은 가까이 있을수록 좋다. 병원에 따라 의무기록실에 당직근무자를 두는 곳도 있고 간호사나 원무당직자가 의무기록지를 찾아 이송하는 병원도 있다. 접수시에는 응급센터 이용에 따른 진료비 청구 및 외래진료의 연속적인 관리를 위하여 진료과목을 입력하여야 한다.

건강보험 대상자로서 건강보험증을 제출하지 못할 경우 최근 이용 여부에 따라 신속하게 진료 여부를 결정하여 등록한다.

4.4 응급환자 관리 유의사항

① 진료 연계

- 긴급여부 확인: 구급차에 탑승하여 판정 후 후송
- 위급한 환자는 응급조치 후 후송(응급환자 진료의뢰서 작성)
- 환자의 상태가 위중할 경우 의사 또는 간호사 탑승
- 타 기관 이송시 : "응급환자 진료의뢰서" 작성 후 타 기관으로 이송

② 외상환자의 상병원인(history) 파악

- 보험급여의 판단 자료
- 향후 법적인 근거자료: 환자, 보호자의 최초 진술의 정확성
- 최초 진술 번복 사례: 합의 후 급여 목적(진술자 서면 날인)

③ 요양급여비용

- 환자가 6시간 이상 응급센터에 머무르는 경우 입원으로 보아 입원환자 관리료 산정

• 응급처치료는 응급환자에게 응급처치를 시행할 경우 주야를 불문하고 50% 가산

4.5 응급실 진료비 수납

① 당일 입원시 가족확인

② 보험증 일시 보관: 귀가시 일괄 수납(환자 유형 구분이 어려운 경우 다음 근무자에게 인계)

③ 단일 처방전 활용(처치, 소모품 구분): 폐쇄식 처방전 → 기록 간편, 진료행위 누락 방지

④ 임의급여 제한 금지

• 응급환자에게 임의급여 제한의 법적인 근거 없음

• 급여 제한시(민원 발생) → 급여시(사후관리 – 피보험자에게 추징)

⑤ 응급의료관리료 산정

가. 종합전문요양기관(응급의료센터)

• 의뢰서 지참: 건강보험증 + 응급의료관리료 전액 본인부담

• 의뢰서 미지참: 건강보험 미적용 + 응급의료관리료 전액 본인부담

나. 종합병원(지역 응급의료기관)

• 응급 및 준응급 증상: 응급의료관리료를 포함하여 건강보험 적용

• 비응급 증상: 건강보험 적용 + 응급의료관리료 전액 본인부담

⑥ 응급의료비 대불제도

1995년부터 시행되어 진료비가 없는 응급환자의 경우 병원에서 응급처리를 받을 수 있는 제도이다.

응급 진료를 받은 환자가 진료비를 지불할 능력이 없을 경우를 대비하여 국가는 응급의료기금을 마련하였다. 즉 돈이 없다는 이유로 의료기관이 응급의료를 거부하지 않도록, 응급 발생시에는 누구라도 응급의료 서비스를 받도록 하기 위해 정부에서는 응급의료비 대불제도를 운영하고 있다(응급의료에 관한 법률 제 3, 6, 8조).

가. 이용 대상자

의료급여 환자, 건강보험 체납자, 노숙자, 외국인노동자 등 경제적으로 응급의료비를 내기 어려운 사람들이 이용할 수 있다. 이러한 환자들을 위해 국가가 응급의료비를 빌려주는 제도로서 응급의료를 담당한 병원 측은 돈이 없는 환자에게 의료비를 청구하려 하지 않고 정부에 우선 신청하여 수령하게 된다.

나. 대상자의 신청 방법

- 응급실 창구 직원에게 환자의 신분을 알려주고 병원에 준비된 응급진료비 미납 확인서를 작성하면 된다.
- 국가가 대납한 진료비 청구서는 퇴원 후 건강보험심사평가원에서 환자 본인의 주소지로 보내진다.
- 본인이 지급 능력이 없으면 배우자, 부모, 자녀 등 상환 의무자에게 청구서를 발송하고 최장 12개월까지 분할 납부하며 이자는 발생하지 않는다.

다. 신청 절차

응급 의료비 대불금은 아래 [그림 7-2]와 같이 신청하게 된다.

그림 7-2 응급 의료비 대불 업무 흐름도

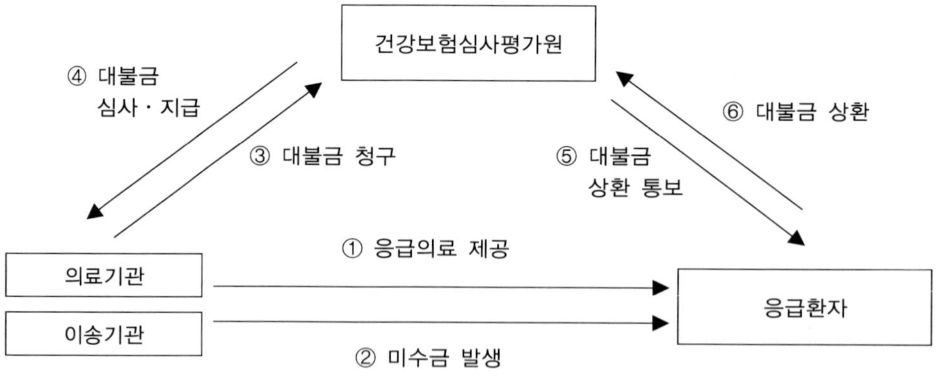

4.6 응급센터 관리 사례

응급실 환자관리 지침서를 정하여 관리를 수행하고 있다.

① 응급환자의 정의

각종 사고, 재해 및 질병으로 인한 부상이나 기타 위급한 상황에서 필요한 응급처치를 받지 아니하면 생명을 보존할 수 없거나 심신상의 중대한 위해가 초래될 것으로 판단되는 환자.

② 응급실 주요 업무

가. 접수, 수납 및 재원환자의 요양관리

나. 입·퇴원 업무

다. 외래업무

라. 기타

③ 응급센터 인력현황

A병원의 응급센터 인력현황을 예시하면 다음과 같다.

표 7-2 응급센터 인력현황 (단위: 명)

구 분	응급의학과	간호팀 (보조수 포함)	원무팀	의료직 (방사선사)	기타 (S-tec, 미화원, 자원봉사자)
계	6	37	5	4	18

*: 60Beds: 성인(45Beds), 소아(15Beds).

④ 응급실 업무의 특성

가. 3교대 근무

총 인원 8명이 일일 3교대 근무

나. 다기능 업무

129 정보센터 관리, 전원업무, 경찰서 및 관할 지구대와의 업무협조, 자동차 보험, 산업재해, 소방서, 언론사, S.O.S 등 각종 계약기관

⑤ 유형별 환자관리

가. 행려환자

• 연고자가 없는 환자의 경우 신분증, 수첩, 명함 등 소지품 확인
• 경찰서 및 지구대에 "행려환자 진료의뢰서" 및 지문채취 요청
• 소방서 "구급활동일지" 요청

나. 교통사고환자

• 사고차량번호, 목격자 현장상황 확인
• 보험사에 "진료비 지불보증" 요청
• 동행자 진술기록 확보
• 관할 경찰서 사고조사반 협조 요청

다. 폭행사고환자

• 가해자, 보호자의 사고경위 청취
• 건강보험/일반 등 "급여제한여부" 안내

라. 산업재해환자

• 접수시 산재 비지정기관 설명
• 입원시 "산재서약서" 첨부

마. 외상성 환자

• 상병원인 파악(D · I, 자해, 자살, 등)
• 건강보험/일반 등 "급여제한여부" 안내

바. 정신과환자

• 보호자 동행 및 동의 필수
• 입원시 "입원동의(권고)서 및 개방병동입원합의서" 담당 파트에 요청

사. 외국인(불법체류자), 미혼모 건강보험자격 상실 등

• 외국인의 경우 건강보험 미적용에 따른 진료비 특성 안내

⑥ 대량환자 발생시 조치

가. 입원원무과의 행정 지원 및 기존근무 형태 변경

• 재난시 off자 2명 투입

나. 병실 확보 및 임시 치료공간 확보

• 정신과병동(개방병동), 소아과병동, 소아심장과병동, VIP병동, 일일입원실,

○○병동

다. 신축적인 창구 운용과 수작업 병행

• 환자 List 작성 및 주소/병명/병실/전원 등

라. 진료비 지불 약정

• 서명, 요청 및 담당자 확인(특히 국가기관 및 지방자치단체 유의)

⑦ 응급실 진료비 수납

가. 선수납 원칙

• MRI, C-T, 초음파 등 일부 고액진료비

나. 응급의료관리료 산정

• 종합전문요양기관(응급의료센터) 응급의료관리료 산정(₩33,630)

• 비응급환자의 경우 전액 본인부담

다. 임의급여제한 금지

• 응급환자에게 입의급여제한 금지(건강보험증 미지참시 인터넷 확인 및 환불증 교부)

• 상해, 산재, 비응급환자 등

라. 의료급여 1, 2종

• 비급여부분 및 비응급인 경우 본인부담이 발생함을 고지

마. 지불 불능자

• 응급의료비 대불제도를 통한 진료비 회수

• "진료비 지불 불능확인서" 작성

※ 응급의료비 대불제도: 응급의료에 소요된 비용 중 환자 본인이 부담하여야 할 응급의료비를 받지 못한 의료기관 등에게 국가가 대신 진료비를 부담하고 향후 환자에게 돌려받는 제도

• 진료비 지불보증각서 요청 및 실 거주지 확인

바. 탈원 및 진료 불만에 따른 고의적 미수

• 간호팀으로부터 "환자탈원보고서" 요청

• 전화 상담 및 출장 방문

사. 외래 및 입원환자의 메시지 입력된 환자

• 대부분 진료 불만 등 민원에 따른 경우가 대부분으로 수납에 따른 애로 사항 발생

⑧ 근무시 애로사항

가. 심야시간대의 취객 등에 의한 난동

나. 상해환자들의 위협적인 행동

다. 응급환자 보호자의 비이성적인 돌출 상항

5. 미래의 응급관리시스템

5.1 응급관리 모형

u-Health 서비스를 접목하는 것으로서 응급상황의 조기 발견과 대응을 통해 질병으로 관한 사망 및 장애율을 낮추는 것이 목표이다.

주요 서비스의 특징은 다음과 같다.

가. 주로 Attack 상황과 관련된 Sensor 기기(심전도, 백막, SpO_2 등)

나. 휴대 가능하고 부착에 편리하고, 장기간 지속적인 data 송수신 가능 여부

다. data의 안전성, 기기의 신뢰성 확보

5.2 유비쿼터스 응급의료 서비스 내용

u-응급의료 서비스로서 응급환자 인식 및 사전수술동의서를 전자화 한다(부산광역시, 응급 및 공공이론 U-Healthcare 구축 사례와 전망, Korea Heathcare Caference 2007, 매일경제신문사, p.302, 2007. 11. 14).

① 개 념

병원 응급실과 진료실을 연동하는 응급 DB를 구축하여 환자의 정보와 전자문서화 한 사전 수술동의서 등을 보관함으로써 신속한 진료와 수술을 가능하게 해주는 서비스임

② 모델 개요

• 응급 DB 구축 및 응급심혈관 질환자 사전수술동의서 인증체계 개발
• RFID 소지 환자에 대해 응급환자 인식/종합 병원으로 이송
• 심혈관계 응급환자에 대한 즉각적인 수술 대응

그림 7-3 u-응급의료 서비스 체계

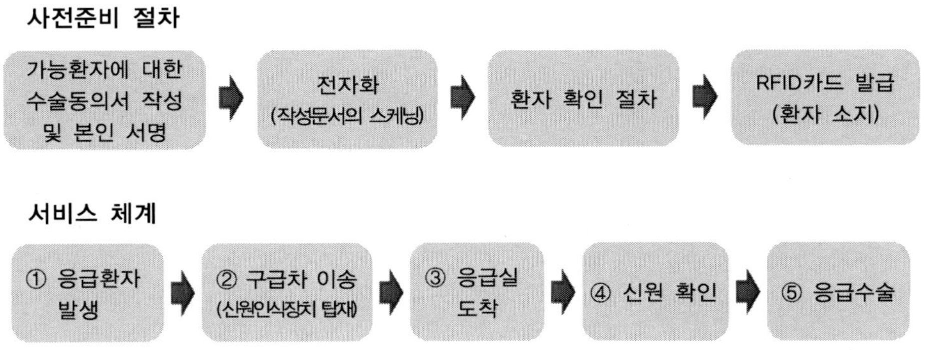

연습문제

1. 응급의학의 개념
2. 응급환자의 분류
3. 응급업무의 특성
4. 응급의료체계의 내용
5. 응급환자 흐름도
6. 응급의료체계 사례
7. 응급의료비 대불제도
8. 응급센터 업무 내용
9. 응급환자 진료 절차
10. 응급환자 관리 유의사항

제 8 장 법무관리

1. 법무관리와 의료분쟁

1980년대 민주화운동에 따른 국민의 권리의식 향상과 1989년 7월 전국민 건강보험의 실시에 따른 의료서비스의 양적 확대는 의료분쟁의 급속한 증가를 가져왔다. 보건복지부 등에 민원을 제기하거나 사법기관에 제소하는 건수는 연간 약 3,000여건, 이에 따른 지출비용은 약 1,000～1,500억원 정도로 추산하고 있다.

더욱이 건강 및 의료정보의 확산으로 소비자의 알권리가 강화되고 있으며, 의료 과오소송은 매년 증가하고 있다. 2007년 4월부터 허위・과대광고, 소비자 현혹광고 등 금지 항목을 제외한 모든 의료광고가 허용되어 소비자의 알권리가 더욱 강조될 것이다.

의료사고는 의료행위로 인하여 원하지 않는 불상사가 야기되거나 의학적 불상사를 의미하며, 의료사고는 의료사고를 출발점으로 의사 측과 환자 측의 분쟁과 사회적 관계로 인한 문제를 의미한다.

병원 내의 법무관리 주요 업무는 의료분쟁(소송, 미소송), 관공서 요청의 제증명 서류 회신(경찰서, 보건소, 소비자보호원 등), 법원 요청의 신체 감정, 사실 조회, 진료기록 감정 서류의 회신, 근저당 설정 및 해지, 지급명령 신청, 가압류 신청 및 해지(진료비 채권을 확보하기 위한 노력) 등이다.

의료사고의 발생원인은 의료 주체적인 요인으로 의료 본질, 진료의 높은 기대수준, 의료제도적 요인으로 분류 된다.

① 의료분쟁

의료행위는 인간의 건강증진이나 치료를 목적으로 하지만 본질적으로 인간의 신체에 대한 개복, 조직을 떼어내는 수술과 같은 침습(invasive)을 따르게 되고, 인간의 신체는 체질에 따라 각종 투약이나 처치에 대하여 예상하지 못한 반응을 나타내어 좋지 못한 결과가 나타는 경우도 있다.

이와 같은 결과를 의료사고(Medical Accident)라고 하며, 의료사고를 둘러싼 의료인과 환자 측 또는 의료기관 상호간에 다툼이 제기된 것을 '의료분쟁(Medical Dispute)'이라 한다.

의료분쟁의 증가는 세계적인 추세이다. 우리나라는 1989년 9월부터 의료분쟁으로 인한 손해배상청구소송은 '손해배상'으로 별도로 사건 명을 지정하고 있다.

의료분쟁 발생건수에 있어 법원, 한국소비자원 등 각 기관에 접수된 의료분쟁통계는 다음과 같다.

표 8-1 의료기관별 의료분쟁 접수 건수

구 분		2000년	2008년	2009년	2010년
민사소송		519	748	911	871
한국소비자원		450	603	716	765
의료심사조정위원회		22	9	17	25
의료배상	의협 공제회	485	720	804	886
	치협	198	552	586	632
	한의협	-	483	380	443
합계		1,674	3,115	3,409	3,618

자료: 한국의료분쟁조정중재원, 2011.

한편, 대한병원협회와 대한의사협회의 조사결과에 의하면, 연간 의료분쟁 발생건수를 12,397건으로 추정하고 있다.

② 의료과실(Medical Malpractice)

의료분쟁과 구별하여야 할 개념으로 의료과실은 의료인이 의료행위를 함에 있어서 업무상 요구되는 주의의무를 태만히 하여 의료사고가 발생한 것을 말한다. 여기서 '주의의무'란 위법한 결과 발생의 가능성에 대한 합리적인 예견 가능성을 전제로 하는 예견의무와 그 결과 발생을 저지하는데 필요한 조치를 강구할 회피의무를 포함한다.

③ 간호분쟁

간호사의 투약사고 및 침대나 운반카트로부터의 환자 낙상, 환자 미끄러짐 등과 같이 간호사고와 관련한 분쟁을 말한다.

의료분쟁 중 특히 의사의 의료행위와 관련해 좁은 의미의 의료분쟁으로서 간호분쟁이 발생한다. 실제 간호사고가 발생하였을 때 환자 측은 병원(의원)을 상대로 소송을 제기하며, 병원으로서도 당연히 책임(민법 제756조, 사용자 책임)을 진다. 다만, 간호분쟁은 의료사고의 주체를 구분하여 책임을 묻거나 의료분쟁의 원인에 따른 분석을 하여 일정한 연구 자료로 활용하는데 효과가 있다.

2. 의료분쟁의 원인

의료분쟁 증가의 원인은 의료수요자, 의료공급자, 사회구조적 측면에서 보면 <표 8-2>와 같다.

표 8-2 의료분쟁 증가의 원인

측 면	원 인
의료수요자	• 의료제공 형태의 변화(전문화, 대형화, 산업화) • 의사의 보수적 의료관 • 의사의 직업적 체면의식 • 의사의 법규 및 법의학에 대한 이해 부족 • 의사 수의 급증으로 인한 미숙한 의사의 진료 가능성
의료공급자	• 수진 기회의 증가 • 국민권리의식의 향상 • 의료의 봉직 등에 대한 이해 부족
사회구조	• 의료지식의 보급 확대 • 의료심사조정기구의 활동 부진 • 사회적 보상제도의 결여

① 국민의식의 변화

국민의식은 민주화, 개인주의 사회로 변화됨에 따라 국민들의 권리의식이 향상되어 사소한 권리 침해가 발생되어도 보상받고자 하는 경향이 강하다.

② 수진 기회의 확대

우리나라의 경제성장과 정부의 사회복지정책(전국민건강보험 실시)으로 인하여 건강보험이 정착되면서 진료기회가 증가하였다. 이러한 의료의 양적 확대는 필연적으로 의료사고의 증가를 가져왔다.

③ 의료기술의 고도화

신약과 신 치료방법이 개발됨에 따라 의료수준이 고도로 발달되어 불치의 질병도 수술할 수 있게 되었다. 이러한 결과, 환자의 생명을 구하는 사례와 아울러 예상하지 못한 부작용이나 위험이 수반되는 등 의료사고 발생 가능성도 높아지고 있다.

④ 의료인의 법률지식 부족

의료에 있어서 의료인들이 가지는 권리와 의무가 어떤 것인지 법률적 측면에서 스스로 알 필요가 있다.

⑤ 환자 측의 진료협조 위반

의료인을 너무 과신하여 모든 것이 순조롭게 진행되리라고 생각하다가 문제가 발생하면 의료인을 불신하고, 모든 좋지 않는 결과가 의료인의 과실에 의한 것으로 인식하게 된다.

3. 의료분쟁 처리과정

[그림 8-1]과 같이 의료분쟁 처리과정은 발생원인 파악, 환자 측과의 면담, 대책회의 및 처리지침 등의 순서이다.

그림 8-1 의료분쟁 처리과정

분쟁발생원인 확인

- 의료분쟁 업무담당은 진료질서가 방해받지 않도록 조치하도록 한다.
- 의학적 측면 및 법률적 측면에서도 과실여부 및 분쟁의 원인을 분석/정리하여 숙지한다.

↓

환자 측과의 면담

- 진료경위를 정확히 확인한 후 면담을 갖는다.
- 환자 측을 최대한 이해하고 상황에 적절히 대처하면서 면담을 한다.

↓

대책회의 및 처리지침

- 정리된 자료를 가지고 의료진과 협의 및 보고
- 공식적 위원회 및 행정책임자와 대책회의를 갖고 적절한 처리지침을 마련한다.

그림 8-2 의료분쟁 합의과정 대처방안

합의 → [합의 유도] → [합의 및 합의서 작성] → [합의금 결정]

민사소송 → [변호사 선임] → [소송위임장 제출] → [소송자료 제출] → [소송진행사항 참관] → [상소]

형사소송 → [피의자 심문에 대한 대책] → [소송자료 제출] → [변호사 선임] "이후 과정은 민사와 동일"

[그림 8-2]와 같이 의료분쟁 합의과정 대처방안은 합의, 민사소송, 형사소송이 있다.

4. 의료분쟁의 예방 및 해결 방안

4.1 의료분쟁의 예방

① 원만한 병원-환자 관계의 유지

의료인 및 병원종사자의 환자에 대한 겸손한 자세와 친절한 설명 등은 의료분쟁을 사전에 방지할 수 있으며, 의료분쟁이 발생하더라도 원만하게 해결하는 데 도움이 된다.

② 환자 측에 대한 설명의 충실 및 기록 철저

의료행위의 과정에서 의료인은 환자에게 진료에 대한 충분한 설명을 하고, 수술과 특수한 검사 등 중요한 의료행위에 대해서는 과정이나 결과 및 예후에 대해서 사전에 설명을 하고, 행위에 대한 서면상 동의도 받도록 한다.

③ 의료분쟁에 대한 교육 강화

의료기술의 증진차원에서 계속적인 보수교육을 실시하고 있으나 분쟁 발생시 능동적으로 대처할 수 있는 의료법학교육에 대해서는 부족한 것이 현실이다. 의료분쟁이 해결 된 후 그 과정을 검토하여 진료상의 문제점, 분쟁 발생시 대처과정(ex. 진료기록 복사를 요청할 때 회피하거나 시간을 지체하여 불필요한 의혹을 줄 때)을 연구, 분석하여 반복되는 분쟁을 줄일 수 있다.

④ 적정한 보상제도의 확립

의료법에 의한 의료심사위원회의 기능이 제대로 가동하도록 해야 하고, 의사협회에서 실시하는 공제사업의 보상한도액도 낮아 실효성이 적은 실정이다. 이에 합리적인 보상제도가 확립되어야 한다.

⑤ 의료본질에 대한 국민적 이해

의사가 만일 필요한 주의의무를 다하여 의료행위를 하였다면 예상하지 못한 결과가 발생하더라도 의사는 책임을 지지 않는다. 그럼에도 불구하고 의료분쟁이 자주 발생함에 따라 의료인들은 의료사고가 발생하지 않게 소극적(방어적)인 진료를 할 경우 결국 이러한 결과가 위험성이 높은 진료를 어렵게 하고 의학발전에도 악영향을 미치게 되어 국민들에게 홍보하여 의료인과 환자 사이에 새로운 관계를 정립할 필요가 있다.

의료분쟁 예방 및 대비책

- Standard of Care/Practice를 준수한다.
- Informed Consent를 확보한다.
- Patient/Family에게 설명을 잘 해준다.
- Document! Document!
- 항상 Follow Up하라.
- 필요시 항상 도움을 청한다.
- 유사시 즉시 Notify 한다.

의료분쟁 예방방안은 다음과 같다.

가. 병원 내규의 숙지 및 심사 철저(환자 확인, 수술부위 표식, Time out 등)
나. 진료과정 충실
다. 환자와 신뢰관계 구축(rapport)
라. 오픈장소 환자정보 언급의 금지
마. 진료기록 철저하게 작성
바. 환자 및 보호자에 대한 충분한 설명
사. 감염관리 철저
아. 시술 및 수술시 발생가능한 합병증 관리
자. 모두 언급 후 동의서 작성

4.2 의료분쟁 합의과정 및 해결제도

A의료원의 의료분쟁처리 흐름도는 [그림 8-3]과 같다. 즉 상황실에 즉시 연락하여 사무팀, 법무팀, 적정진료관리팀, 경영지원팀, 홍보팀에 통보되고 상부에 보고하여 내부 심의, 의료분쟁조정위원회 개최 등 긴급하게 의사결정을 수행하게 된다.

의료분쟁해결 제도는 다음과 같다.

그림 8-3 의료분쟁처리 절차도

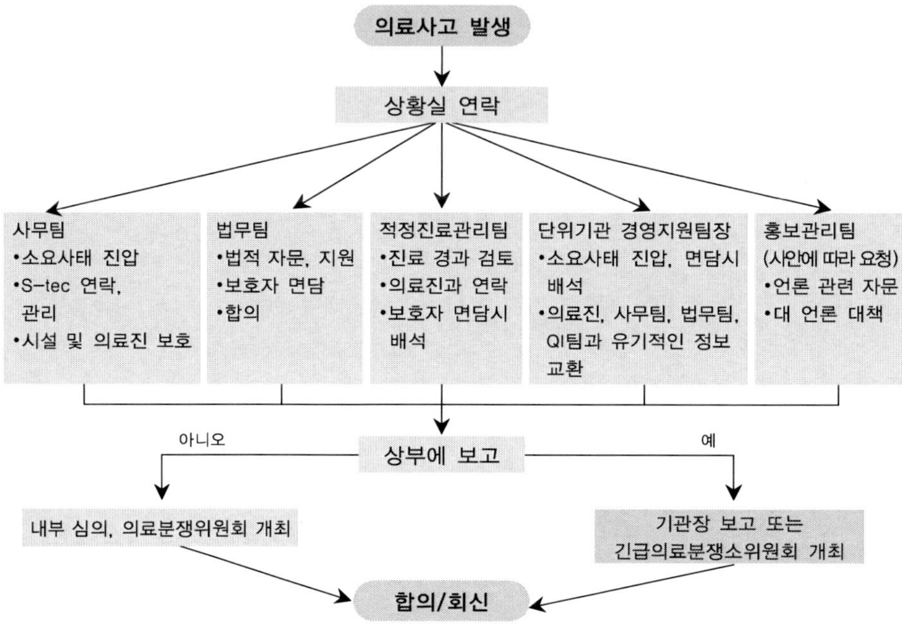

① 민사소송

의료분쟁 이외에 민사분쟁에는 당사자 사이의 당사간 합의가 가장 바람직하나 합의가 되지 않을 경우, 가장 일반적인 해결방법으로는 민사소송을 들 수 있다. 의료분쟁도 소송절차를 통한 사법적인 구제절차가 최선의 방안이지만 현행 민사 소송은 의료의 특수성으로 인하여 과실 입증이 어렵고 또한 소송기간의 장기화 및 소송비용의 과다 등 문제점이 있다.

의료분쟁의 소송 외적 해결은 다음과 같다.

가. 병원 자체의 법무 업무의 강화로 합의가 있다.

나. 행정부 산하 조정위원회 중 한국소비자원 소비자분쟁조정위원회(소비자기본법 제60조), 의료심사조정위원회(의료법 제70조) 등이 있다.

다. 의료분쟁조정위원회는 유명무실하고 한국소비자원의 의료분쟁조정 절차를 많이 활용하고 있다. 2010년 기준으로 총 3,618건의 의료분쟁조정이 신청되었다.

② 민사조정법에 의한 민사조정

민사조정제도를 모든 민사분쟁에 확대 적용시키기 위하여 일차로 민사조정법(1990. 1. 13)이 제정 공포되어 시행되고 있다. 이 법의 제정 취지는 민사분쟁의 해결을 위해 제정되었지만 의료분쟁의 경우에는 일본에서와 같이 크게 효과를 기대하기는 어려울 것이다.

③ 대한의사협회 공제회

이 공제회는 대한의사협회가 1981년부터 시행한 것으로 의료분쟁에 대한 환자 측과의 원만한 합의를 위해 중재, 협의, 조정 기능은 물론 환자 측의 진료방해 행위를 방지하고 보상금(의료인의 과실을 전제)의 지급과 의료사고에 대한 법률적 자문 등을 지원하고 있다. 이 공제회는 1987년 의료법상 근거가 마련되어 형식적으로는 보건복지부의 감독 하에 있으나 실질적으로 의료인의 보호에 치중되어 있으며 또한 보상한도액도 1,000만원으로 제한적으로 편성되어 있다.

④ 의료심사조정위원회

1981년 의료법 개정(법 제54조의 2)으로 설립목적은 의료분쟁이 법적 문제(소송 제기)로 확대되기 이전에 객관적이고 공정한 입장에서 분쟁을 조정한다는 것이다. 따라서 환자 측은 경제적·시간적으로 어려움이 많은 소송절차를 거치지 않고도 피해를 보상받을 수 있고, 의료인은 병원 점검으로 인한 명예손상이나 복잡한 소송절차를 거치지 않고 의료분쟁을 해결할 수 있다는 점에서 이 제도는 바람직하다. 하지만 조정에 강제되어 있지 않고 국민적 신뢰성도 낮고 조정기간도 길어 동 위원회가 구성된 이후 접수 건수가 미미하여 활성화가 되지 않고 있다.

※ 한국의료분쟁조정중재원

한국의료분쟁조정중재원은 2012년 4월에 설립되었다.

① 설립 배경

- 소송기간 장기화 및 소송비용 과다로 인한 환자의 부담 증가
  (소송기간: 평균 26.3개월 / 소송비용: 1심에 변호사비용 포함 평균 500만원 이상)
- 의료진의 방어진료 등에 따른 의료비 상승 및 의료자원 낭비 초래

- 환자와 보건의료기관 양측이 만족할 만한 의료분쟁 조정절차 부재
- 의료사고 피해의 신속한 배상 및 경제적 부담 완화 필요
- 의료인의 안정적 진료환경 조성 및 해외환자 의료분쟁 해결 필요

② 이용 현황

가. 의료분쟁조정원 설립 3개월만에 상담 건수가 1만건을 돌파하고 하루 평균 168건으로 상담 업무가 갈수록 증가하고 있다.

나. 당초 대한의사협회가 의사들에게 "의료분쟁조정중재원 구성에 참여하지 말라"는 내용의 서신을 보내는 등 반대의견으로 정착이 어려울 것으로 예상되었지만 비교적 업무가 원활하게 정착되고 있다.

다. 보건복지부 조사에 의하면 조정 신청으로 이어진 상담은 모두 91건으로 이중 실제 조정 절차에 들어간 건수는 24건이었다. 의료기관의 조정 거부로 각하 처리된 경우는 30건이었으며, 합의로 취하된 건수는 2건이었다. 나머지는 조정 절차를 시작할지 여부가 결정되지 않은 상태이다.

라. 중재원 개소의 근거 법률인 한국의료분쟁조정법은 의료사고 피해자나 의료기관이 의료중재원에 조정을 신청하면 쌍방의 참여 의사를 물어본 뒤 이의가 없을 경우 조정 절차가 개시된다고 규정하고 있다.

마. "예전에는 의료사고를 당하면 직접 민사소송을 제기해야 했었기 때문에 피해자들이 시간적·경제적 부담으로 망설인 경우가 많았다"며 "중재원 개소로 보다 쉽게 구제를 받을 수 있는 길이 열려 상담 전화가 급증하고 있는 것 같다"고 분석했다.

바. 중재원은 의료분쟁 당사자들의 중재 신청이 들어오면 90일 이내(1회에 한해 30일 연장 가능) 의료분쟁을 해결한다. 단 피해자와 의료기관 쌍방이 조정에 응해야 하며, 그렇지 않을 경우 법정에서 판정을 받아야 한다.

사. 조정이 시작되면 감정부가 해당 사건을 조사한 뒤 감정서를 작성해 조정부에 넘긴다. 조정부는 감정서 내용을 바탕으로 결정서를 작성한다. 처리수수료는 피해보상 요구액에 따라 2만 2,000원에서 최대 16만 2,000원까지이다.

아. 조정 대상은 병원·의원·한의원·약국 등에 종사하는 의료인이 환자를 상대로 실시한 진단·치료·의약품 처방·조제 등을 실시하는 과정에서

일어난 모든 의료사고이다. 조정안이 받아들여지면 의료기관의 손해배상금 지급으로 마무리된다.

자. 만약 의료기관 측에서 제때 배상금을 지급하지 않으면 의료중재원이 피해자에게 먼저 합의금을 지급하고, 해당 의료기관에 구상권을 행사하게 된다. 단, 분만과 관련해 산부인과에서 일어나는 무과실 의료사고를 3,000만원 한도에서 보상하는 '불가항력 의료사고 보상제도'는 2013년 4월부터 시행되었다.

※ 의료분쟁의 사례(사건구조설명)

개두술 후 뇌조직의 지속적 출혈 등으로 문제된 의료분쟁 사례의 개요는 다음과 같다.

① 사건 개요
- 환자명
- 진단명
- 입원기간

② 핵심 쟁점
- 원고 주장
- 피고 주장

③ 소송 결과 및 법원 판단
- 1심
- 2심

④ 진료시 설명사항

연습문제

1. 의료분쟁, 의료과실, 간호분쟁에 대한 개념
2. 의료분쟁의 원인
3. 의료분쟁의 처리과정
4. 의료분쟁의 예방
5. 의료분쟁 해결방안
6. 한국의료분쟁조정중재원의 업무 내용
7. 의료분쟁 사례 연구

제 9 장 건강보험관리와 지불제도

의료보장이란 개인의 능력으로 해결할 수 없는 건강문제를 사회 연대적 책임으로 해결하여 사회 구성원 누구나 건강한 삶을 누릴 수 있도록 하는 것이다. 그 목적은 미래의 불확실한 의료비 부담으로부터 사회 구성원을 보호하고 필요에 따른 의료이용의 형평성을 제고하며 국민 의료비를 적정 수준으로 유지하고 의료수급의 효율성을 제고하는데 있다.

의료보장의 종류에는 건강보험, 의료급여, 국민보건서비스와 현금급여, 보건의료서비스가 있다.

1. 건강보험과 보험심사의 의의

1.1 수가별 환자 유형

수가별 환자 유형을 관련법규, 적용대상 등으로 분류하여 살펴보면 <표 9-1>과 같다.

표 9-1 수가별 환자 유형

유 형	관련법규	보험자	적용대상		적용수가
건강보험	건강보험법	국민건강보험공단	공무원, 직장, 지역		보험수가
의료급여	의료급여법	시 · 군 · 구청	1종	생활보호대상자, 국가유공자, 인간문화재	

			2종	심신장애자, 부양의무자나 노동능력이 없는자	보험수가
산업재해 보상보험	산업재해 보상보험법	근로복지공단	산재 적용 사업장의 근로자 중 부상자		보험수가
공상 (공무상 요양)	공무원 및 사립학교교 직원 연금법	공무원 및 사립학교 교직원 연금관리공단	공무원 및 사립학교 교직원		보험수가
자동차보험	자동차손해 배상 보장법	해당 손해배상 보험회사	교통사고 피해자		자보수가 (보험수가 연동)
선원근재·해외보험	근로자재해 보상보장법	해당 손해배상 보험회사	승선·해외취업 중 부상 또는 질병		관행수가
일반	상기 사항에 해당되지 않는 사항				관행수가
외국인	일반외국인 또는 외국군인(MOU)				외국인수가

1.2 요양급여비용 심사

요양급여비용의 심사평가기관은 건강보험심사평가원이다.

① 요양급여비용 심사 의의

그림 9-1 요양급여비용의 심사

- **진료비의 보상방법**
- **건강보험 틀안에서 "적정의료"의 기준 제시**
- **의료제공자의 행동에 영향**

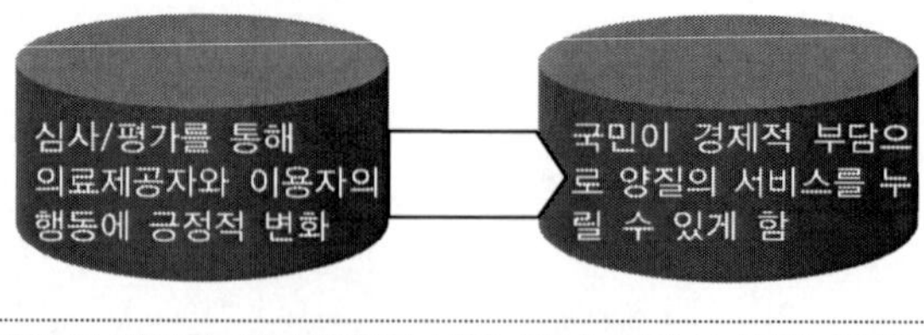

- 요양기관에서 청구한 진료비용이 관련 법령 등에서 정한 기준에 맞는지를 공정하고 객관적으로 심사
- . 과다/과소 진료, 부적절, 불필요한 자원 이용으로 인한 비용지출 방지

② 요양급여비용의 심사 방법 및 절차

그림 9-2 요양급여비용의 심사 방법 및 절차

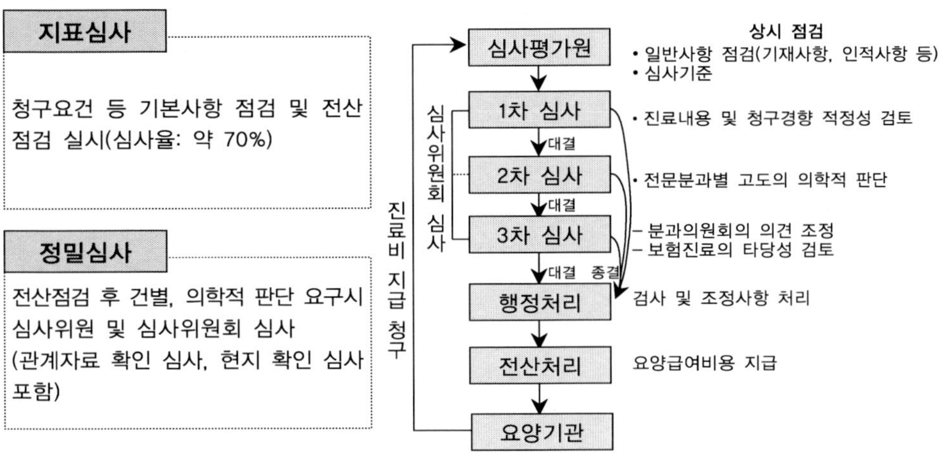

③ 심사조정 내역 분석

심사조정 내역의 분석 목적은 심사 후 조정된 진료비에 대해 요양기관에서 조정 원인과 유형을 분석하고, 개별병원의 진료상 문제점과 보험자단체의 심사 경향 등을 파악하여 적정 진료를 유도하는데 있다.

진료비 심사조정 사유별로 보면 <표 9-2>와 같이 요양급여 기준착오 57.4%, 진료수가 적용착오 27.9%, 산정착오 16.6% 순으로 나타났다.

항목별로는 투약 69.0%, 주사 28.0%, 처치 · 수술 10.8%, 물리치료 7.6% 순으로 나타났다.

표 9-2 진료비 심사조정 사유별 분석 (단위: %)

사유별				항목별				
요양급여 기준착오	진료수가 적용착오	산정착오	기타	투약	주사	처치 · 수술	물리 치료	기타
57.4	27.9	16.6	1.4	69.0	28.0	10.8	7.6	14.6

그림 9-3 요양급여비용의 심사 이의신청

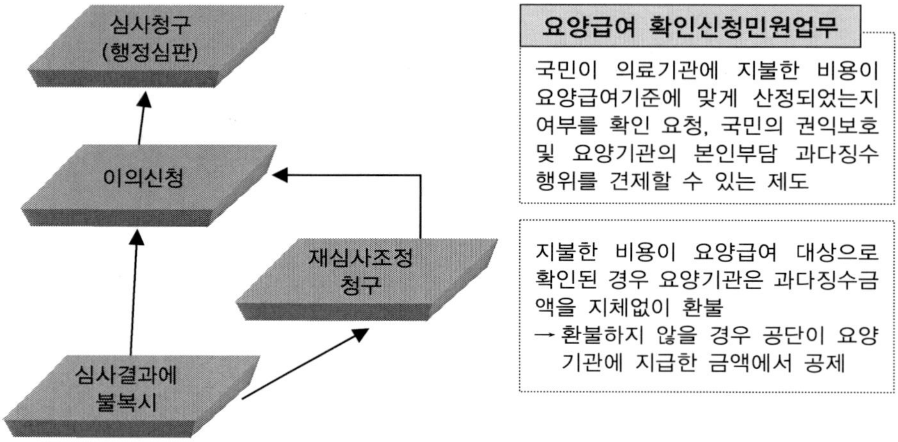

2. 요양급여 절차 및 급여형태

① 요양급여 절차

가. 건강보험환자

- 1단계 진료: 의원, 병원, 종합병원
- 2단계 진료: 종합전문요양기관(의뢰서, 건강검진 결과)
- 종합전문기관 1단계 진료
  → 분만, 응급환자(응급의료법), 가정의학과, 치과 재활의학과 일부, 혈우병 환자, 당해 요양기관 근무자

나. 의료급여환자

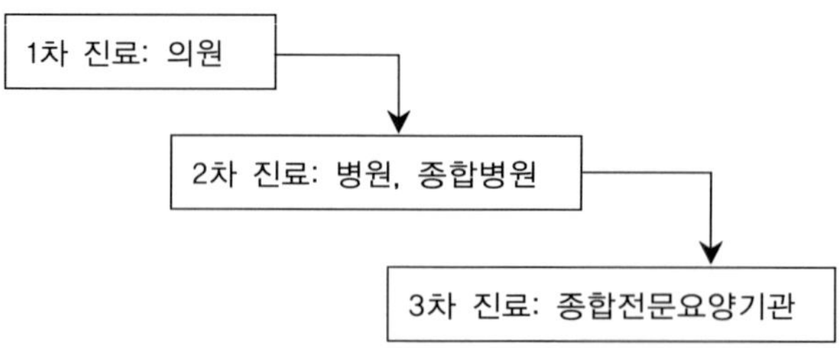

② 급여형태

표 9-3 보험환자 종류 및 수가

보험환자종류	건강보험	의료급여	자동차보험	산재보험
법령	건강보험법	의료급여법	자동차손해배상 보장법	산재보상보험법
주관부처	보건복지부, 국민건강보험 공단	보건복지부, 지방자치단체	국토건설부, 보험회사, 공제조합	보건복지부, 근로복지공단
진료수가	건강보험수가	의료급여수가	자동차보험수가	산재보험수가
본인부담율(%)	20	1종(0), 2종(15)	0	0
종별 가산율(%)	30	22	45	45

가. 건강보험수가

A. 급여: 환자는 본인부담금만을 지불, 조합 부담금은 공단에 청구

B. 비급여: 100% 본인 부담, 공식적 비급여, 비공식적(임의) 비급여로 민원, 실사 대상임

나. 일반수가

급여 제한 및 건강검진 목적의 진료

다. 국제수가

외국인 환자 진료

3. 진료비 지불제도

3.1 진료비 지불제도 의의

진료의 대가로 의료공급자에게 지불되는 보상 방식을 의미하며, 진료비 지불제도는 의료의 질, 의료비, 진료비 심사 및 관리방식에 중대한 영향을 미치게 된다. 진료비 지불제도는 의료공급자(의사 등)와 의료기관으로 구분되는데 일반적으로 의료공급자에 대한 보수 지불은 의료행위라는 전문기술에 대한 보상을

목표로 하고, 의료기관에 대한 보수지불은 시설, 장비, 물자, 운영비용 등 투입비용(input)에 대한 보상을 의미한다. 일반적으로 국가의 지불제도는 지불제도의 기본유형이기 보다는 해당 국가의 실정에 맞게 변형되거나 혼합하는 형태로 존재한다. 결국 병원의 정확한 원가요소를 파악하여 원가보상액과 일정 거시경제지표상 기술료, 물가상승률 등을 반영하는 합리적 진료비 지불제도를 적용해야 한다.

3.2 진료비 지불제도 유형

표 9-4 우리나라의 진료비 지불제도

지불제도	행위별 수가제(Fee for Service)	포괄수가제(DRG)
내용	• 진료행위에 따른 수가 책정 후 진료비 산정 • 진료비 증가 문제(과잉청구로 오인 가능성) • 진료비 청구시 심사를 통한 조정 및 삭감 • 정확한 진료비 산정이 중요(진료비 산정 누락 등)	• 질병에 따른 진료비 산정(7개 상병에만 실시) • 진료의 질 저하 문제 • 일부 의료기관에서는 시행하지 않고 있음

① 행위별 수가제(Fee-for-Service)

행위별 수가제는 진료에 소요되는 약제 또는 재료비를 별도로 산정하고, 의료인이 제공한 진료행위마다 항목별로 가격을 책정하여 진료비를 지급하도록 하는 제도이다. 가장 보편적이고 시장접근적인 방법으로서 대부분의 자본주의 경제 국가에서는 행위별 수가제를 많이 채택하고 있다.

의료인이 제공한 시술내용에 따라 값을 정하여 의료비를 지급하는 것으로서 전문의의 치료방식에 적합하다. 즉, 위중하거나 진료에 시간이 많이 걸리며 특별한 기술을 요하는 질병이나 진료재료가 많이 소요되는 질병에 대하여는 정확히 그만큼 많은 진료비를 의료인에게 지급하게 된다. 이는 일반 상행위의 원칙이 가장 많이 적용되는 방식으로서 의료인이 가장 선호하는 방식이다.

적은 횟수의 더 철저한 검사보다는 짧고 빈도가 많은 진료를 유도하게 된다.

② 포괄수가제(Case-Payment)

포괄수가제는 한 가지 치료행위가 기준이 아니고, 환자가 어떤 질병의 진료를 위하여 입원했는가에 따라 "DRG"라는 질병군 또는 환자군별로 미리 책정된 일정액의 진료비를 지급하는 제도이다. 미국에서 의료비의 급격한 상승을 억제하기 위하여 1983년부터 DRG(Diagnosis Related Groups)에 기초를 둔 선불상환제도로 개발하였고, 연방정부가 운영하는 메디케어 환자의 진료비 지급방식으로 사용되고 있다.

이 제도는 의료비용의 사전예측이 가능한 정액제 개념으로 장기입원에 대한 인센티브를 제거할 수 있다. DRG지불제도에서는 현재와 같은 행위별 심사는 약화되는 대신에 의료기관들의 진단명 조작이나 의료의 질 저하를 방지하기 위한 활동(모니터링 등)을 담당하는 기능이 필요해지며 이것을 현재의 심사기구가 수행하게 된다. DRG코드의 조작에 대한 감시와 조정은 포괄수가제의 안정적인 정착을 위해 필요한 조치이다.

Upcoding(과잉진료나 진단명 조작) 등을 방지하기 위하여 각 의료기관의 입원율, 재원일수, 입원건수, 중증도 지표 등의 지속적인 모니터링을 통해 문제의 소지가 있는 의료기관이 포착되면 이에 대한 정밀심사를 하는 방안 등 보험심사기구에서 설정한 종합적인 감시방안이 병행하게 된다.

포괄수가제란 환자가 입원해서 퇴원할 때까지 발생하는 진료에 대하여 질병마다 미리 정해진 금액을 내는 제도로서 입원비가 하나로 묶여 있다고 보면 된다.

현재는 다음과 같이 4개 진료과 7개 질병군을 대상으로 한다.

- 안과: 백내장수술(수정체 수술)
- 이비인후과: 편도수술 및 아데노이드 수술
- 외과: 항문수술(치질 등), 탈장수술(서혜 및 대퇴부), 맹장수술(충수 절제술)
- 산부인과: 제왕절개분만, 자궁 및 자궁부속기(난소, 난관 등) 수술(악성종양 제외)

환자에게 좋은 점은 다음과 같다.

- 본인부담금이 줄어들고, 건강보험의 보장성(혜택)이 확대된다.
- 포괄수가제가 시행되면 병원비를 미리 예측할 수 있고 계산도 간편해진다.
- 건강보험의 지속가능성을 지켜준다.
- 환자가 적정한 진료를 받게 된다.

의료기관에 좋은 점은 다음과 같다.

- 꼭 필요한 진료만 하게 되어 의료기관의 경영이 효율적으로 이루어지게 된다.
- 진료비 심사로 인한 마찰이 줄어든다.
- 병원의 진료비 청구와 계산방법이 간소화된다.
- 건강보험 진료비 지급이 빨라진다.

보험급여 적용범위는 다음과 같다.

첫째, 입원치료에 필요한 의료행위, 치료재료, 약제비용이 포괄수가가 적용된다(7개 질병군으로 입원한 환자의 수술과 관련된 진료뿐 아니라 수술로 인한 합병증이나 환자가 입원 당시 같이 앓고 있던 질병의 치료까지 포함).

둘째, 그 동안 환자가 전부 부담하던 항목들은 일부 항목을 제외하고, 20%를 부담하게 된다.

포괄수가 적용 사례는 다음과 같다.

제왕절개수술로 아이를 낳은 산모

- 행위별수가

산모 왕다산씨는 A병원에서 제왕절개수술로 아이를 낳고 1주일간 입원해 있었습니다. 입원료, 식대, 마취료, 수술료 등 총 ○○만원이 발생하였고, 그 중 ○○만원을 지불했습니다.

- 포괄수가

왕다산씨의 친구 오조아씨도 똑같이 제왕절개수술로 1주일간 B병원에 입원해 있었습니다. 진료비가 총 ○○만원이 발생하였고, 그 중 ○○만원을 지불했습니다.

표 9-5 행위별수가와 포괄수가 적용 사례

구 분		산모 왕다산씨 (행위별수가)	산모 최고아씨 (포괄수가)
총진료비(A+B)			
본인부담금 (급여 20%+비급여 100%)			
보험자부담금			
진료비	급여(A)		
	비급여(B)+전액본인부담		

※ 현 사례는 행위별수가와 포괄수가가 많을때와 적을 때 항상존재함.

※ 포괄수가제 논란

의사협회가 포괄수가제의 적용을 받는 질환에 대한 수술거부를 철회함으로써 사태는 안정화 되었다. 그러나 수술거부 철회가 포괄수가제를 수용하겠다는 의미는 아니다. 1년 후에 재평가해서 제도의 존폐여부를 결정하고자 한다. 병원협회는 경증질환 중심의 7개 수술에 대한 포괄수가제 적용은 조건부로 찬성했지만 중증 및 복합질환으로 포괄수가제를 확대하는 데에는 반대한다고 밝혔다.

백내장, 편도, 맹장, 탈장, 항문, 제왕절개, 자궁적출 등 7개 질환에 대한 포괄수가제 시행은 1997년으로 되돌아간다. 시범사업을 거쳐 2002년에 제도화하려 하였으나 의료계의 반대로 원하는 의료기관만 참여하는 선택형으로 도입되었다. 의료기관 임의로 참여하는 선택형 포괄수가제는 의료제도로서 논란의 대상이 되었다. 포괄수가제를 전면 도입하든 폐기하든 언젠가는 결단을 내려야 할 제도였다. 10년이 흐른 2012년, 개원의와 중소병원에 한정되었지만 제도로 의무화한 데에 큰 의미를 부여할 수 있다.

그러나 포괄수가제의 실현은 쉽지 않다. 2013년 7월에는 종합병원을 대상으로 시행한다. 시행 1년 동안 의료현장에서 어떤 일이 발생할지 불확실하다. 이미 정부와 의사협회 간에 갈등이 심화되고 있다. '비용의 낭비를 줄이고 의료의 질도 담보하자'는 좋은 정책적 의도로 시작한 포괄수가제가 시간이 지날수록 정치적인 논쟁의 대상이 되었다.

현재 가장 큰 문제는 정부와 의료계의 불신이다. 정부는 이미 2009년부터 포괄수가제를 보완한 신포괄수가제에 많은 노력을 해 왔다. 신포괄수가제란 정찰제에 대한 비판을 보완하기 위하여 의사의 의료행위에 대해서는 행위별 수가를 인정하고, 장기입원을 요하는 환자에 대해 입원일수에 비례해 보상하는 것이다.

이미 공단 일산병원과 지방공공병원을 대상으로 실험하고 있고 2012년 7월부터는 553개 질환을 대상으로 시범사업을 시행하고 있다. 그러나 의료계는 신포괄수가제에 대해서도 반대 입장을 내고 있다.

포괄수가제를 성공적으로 도입하려면 의사협회 · 정부 간에 서로 입장을 인정하는 데에서 출발해야 한다. 정부는 의사의 자존심을 세워주어야 하고 의사협회도 국민의 편에서 있다는 신뢰를 심어주어야 한다. 또 건강보험은 세금과 다를 바 없는 보험료로 재원을 조달하는 사회보장제도임을 인정해야 한다. 따라서 건강보험재정을 운영하는 정부의 입장을 이해해야 한다. 의사들은 포괄수가제가 싫으면 예산제 약속에서 해볼 수 있는 다른 수가제도를 제안해야 한다. 어떤 수가제도이든 간에 궁극적으로는 비용과 질의 문제로 귀착한다. 즉 새로운 대안의 제시 이전에 서로의 가슴 속에 남아있는 증오를 걷어내는 것이 더 중요할지 모른다. 누가 이기고 누가 지는 게임이 아니다. 모두가 이기는 상생의 게임이 진정한 선진의료의 미래상이다(자료: 최병호 한국보건사회연구원장, 동아일보, 2012. 7. 10).

③ 신포괄수가제

포괄수가제는 현재 국민건강보험공단 일산병원 및 서울특별시 서울의료원 등 지역거점 공공병원 39개 기관에서 시범사업으로 실시하고 있는 새로운 '의료비 정찰제'이다. 다만, 의사의 직접진료, 선택진료비, 상급병실료, 식대 등이 별도로 계산된다.

신포괄수가제는 그 동안 건강보험이 적용되지 않던 초음파 검사 등에도 보험이 적용되어 대부분의 환자에게 진료비 부담이 줄어들게 된다.

7개 질병군 포괄수가제와 신포괄수가제의 차이점은 다음과 같다.

7개 질병군 포괄수가제는 비교적 단순한 일부 외과수술에만 적용하고 있다. 여기에 4대 중증질환(암 · 뇌 · 심장 · 희귀난치성질환)과 같이 복잡한 질환까지 포함시켜 더 많은 입원환자가 혜택을 받을 수 있게 한 것이 신포괄수가제이다.

표 9-6 포괄수가제와 신포괄수가제

구분	7개 질병군 포괄수가제	신포괄수가제
대상기관	• 7개 질병군 진료가 있는 전체 의료기관('13. 7. 1부터)	• 국민건강보험 일산병원 • 지역거점 공공병원 39개 기관
적용환자	• 7개 질병군 입원환자 • 백내장수술, 편도수술, 맹장수술, 항문수술, 탈장수술, 제왕절개분만, 자궁수술	• 553개 질병군 입원환자
장점	• 포괄수가(묶음) • 의료자원의 효율적 사용	• 포괄수가(묶음)+행위별수가(건당) • 의료자원의 효율적 사용+적극적 의료서비스 제공

자료: 건강보험심사평가원 홈페이지.

가. 보건의료기본법 제44조 제1항에 따라 정부에서 새로운 진료비 지불제도의 시범 적용을 위하여 40개 지역거점공공병원과 공단일산병원을 대상으로 약 500여개 질병군에 대하여 시범사업을 실시하고 있다.

나. 신포괄수가는 진료비 산정시 포괄수가와 행위별수가를 병행한다.

• 기본 진료는 포괄수가로 묶고, 진료비 차이를 가져오는 고가서비스와 의사 시술행위 등은 행위별수가로 별도 보상하고 있다.

신포괄수가제의 산식은 다음과 같다.

신포괄 수가제 = 포괄수가 {기준수가 + (환자입원일수 - 평균입원일수)×일당수가} + 행위별수가

• 비급여 비용은 초음파(시술을 위한 초음파 제외)와 10만원 미만 항목은 포괄수가에 반영되어 별도 산정할 수 없으나 10만원 이상 항목은 행위별수가제와 동일하게 산정할 수 있다.

• 신포괄수가제에서는 진료비가 상당히 높은 환자로 인해 발생되는 요양기관의 비용 손실을 방지하기 위하여 요양급여 비용 열외군을 설정하여 별도금액 추가 보상하고 있다.
  - '요양급여열외군'은 신포괄요양급여비용이 행위별수가로 계산한 비용보다 작고 그 차이가 200만원 이상인 경우이며, 200백만원 초과 금액 전액에 대하여 추가 보상하고 있다.

표 9-7 포괄수가 및 행위별(비포괄수가) 대상 항목

구 분	포괄 대상	행위별(비포괄) 대상
내역	• 단가 10만원 미만행위 · 약제 · 치료재료 - 행위별수가제의 급여 및 비급여 대상 해당 • 단가와 무관한 포괄 대상 항목 - 전산화단층영상진단(CT) - 초음파검사(단, 시술을 위한 초음파는 제외)	• 단가 10만원 이상 행위 · 약제 · 치료재료 - 행위별수가제의 급여 해당, 비급여 대상은 제외 • 단가와 무관한 비포괄 대상 항목 - 의사행위 성격의 항목 • 수술 및 시술: 외과적 수술, 내시경하 시술, 경피적 시술, 중재적 시술, 비관혈적 시술 • 검사 등: 혈관조영 촬영, 내시경 검사 및 천자 · 생검 등 - 특수 질환자 관련 항목 • 정신과 특정행위(전기 충격요법) 및 약제 - 기타 특정 항목 • 중환자실 · 격리 병실료 • 심폐소생술 및 제세동술 • 투석 관련 행위 및 투석액 • 전혈 및 혈액성분제제 등 - 식대 등

④ 인두제(Capitation)

인두제는 의사가 맡고 있는 환자 수, 즉 자기의 환자가 될 가능성이 있는 일정지역의 주민 수에 일정금액을 곱하여 이에 상응하는 보수를 지급 받는 방식이다. 주민이 의사를 선택하고 등록을 마치면, 등록된 주민이 환자로서 해당 의사의 의료서비스 수혜 여부를 불문하고 보험자 또는 국가으로부터 각 등록된 환자 수에 따라 일정수입을 지급 받게 된다. 인두제는 기본적이고 비교적 단순한 1차 보건의료에 적용되며, 의료전달체계의 확립이 선행되어야 한다. 따라서 주치의사 또는 가정의의 1차 진료 후에 후송의뢰가 필요한 경우에만 전문의의 진료를 받을 수 있다.

⑤ 봉급제(Salary)

사회주의국가나 영국과 같은 국영의료체계의 병원급 의료기관의 일반 가정의에게 주로 적용되는 방식으로 농·어촌 등 벽·오지에 거주하는 국민이라도 쉽게 필요한 때 의료서비스를 제공받을 수 있으나 그 진료수준은 낮은 편이다.

법·제도상으로 공공의료의 혜택을 모든 국민이 받을 수 있게 되어 있으나, 제한된 의료시설 및 인력 때문에 의사의 윤리적 기준이 낮은 나라의 경우 개인적인 친밀관계나 로비에 따라 의료혜택의 기회가 부여될 여지가 많다. 봉급제의 단점은 의사의 관심이 환자진료보다는 승진 또는 더 높은 보수를 위해서 승진결정권을 가진 상사나 고위공직자의 만족에 맞추어진다는 것이다.

⑥ 총액계약제(Global Budget)

보험자 측과 의사단체(보험의협회) 사이에 국민에게 제공되는 의료서비스에 대한 진료비 총액을 추계하고 협의한 후, 사전에 결정된 진료비 총액을 지급하는 방식으로(의사단체는 행위별 수가기준 등에 의하여 각 의사에게 진료비를 배분함) 독일의 보험의에게 적용되는 방식이다.

총액계약제는 전체 보건의료체계 또는 보건의료체계의 특정 부문에 국한하여 적용이 가능하다. 전체 보건의료체계 또는 총액계약제가 적용되는 보건의료 부문의 비용에 대한 효과적 조정이 가능하므로, 진료의 가격과 양을 동시에 통제 및 조정함으로써 진료비 지출 증가 속도를 조절하고 예측할 수 있다. 그러나 이 제도는 의료서비스 제공자가 과소진료를 제공하거나 건강상태가 좋지 못한 환자를 기피하는 현상도 발생할 수 있다.

⑦ 일당진료비 방식(Daily charge or per diem fee)

주로 병원의 입원진료에 적용되는 방식으로 투입자원이나 서비스 강도의 차이를 두지 않고 진료 1일당 수가를 책정하여 진료기간에 따라 진료비총액이 결정되는 제도이다. 따라서 일당진료비 방식도 일종의 포괄수가제로 보는 경우도 있다. 일당진료비의 종류의사의 보수를 포함한 전체비용을 포괄하는 방식으로 질병의 종류나 전문분야 등을 구분하지 않고 모든 입원환자에게 동일한 일당진료비를 부과하는 방법이다.

의사의 진료서비스에 대한 보수를 제외한 병원의 전체비용을 포괄하는 방식(의사의 진료비는 행위별수가제를 적용하고 병원에 대한 진료비 상환은 일당으로 산정하여 지불)이다.

의사의 보수를 포함한 전체 비용을 포괄하여 일당진료비를 산정하되 전문과별 또는 특별진료서비스에 대해 차별 수가를 적용하는 방식이다.

총액예산을 토대로 일당진료비제가 채택될 경우, 병원은 정해진 기간 내의 총비용을 늘려 일당진료비를 높이도록 하거나, 환자 진료일수를 늘려 병원의 수입을 증가시킬 우려가 있다. 또한 비용절감을 위해 서비스의 질을 낮추거나, 환자 진료일수를 늘려 수입을 극대화할 수도 있다. 수가표나 제공되는 서비스 항목에 관한 표도 불필요하기 때문에 진료비의 지불을 위한 행정관리비용이 비교적 적게 지출되는 이점이 있다. 병원측면에서는 일당진료비 협상을 위한 상세한 회계체계만 갖추면 된다. 다만 모든 병원의 회계시스템이 동일해야만 국민건강보험공단 등 보험자가 병원간의 비용을 비교할 수 있다.

4. 건강보험관리

4.1 건강보험제도의 의의 및 발전과정

건강보험제도란 미래의 불확실한 질병이나 부상에 대비하여 가입자가 보험료를 납부하여 공동으로 적립한 후 본인이나 이웃 또는 가족들이 질병에 걸렸을 때 사용하는 상부상조정신을 기본으로 한다. 이에 따라 의료비 문제를 해결하고 국민의 건강과 가계를 보호하며 나아가 개인의 책임이 아닌 사회공동 연대책임을 통하여 소득재분배와 위험분산의 효과, 나아가 사회적 연대를 강화하여 국민통합을 이루는 사회보장제도이다.

4.2 건강보험제도의 특성

건강보험은 생명보험이나 손해보험과 같은 일반 민간보험과는 달리 정부가 법에 의하여 국민복지를 증진시키고자 실시하는 제도이기 때문에 법률이 정하는 일정한 요건에 해당하는 사람은 누구나 의무적으로 가입하여야 한다.

보험료는 모든 사람이 균등하게 부담하지 않고 각 개인의 부담능력에 따라 차등 부담한다. 보험료를 얼마나 부담했느냐와 상관없이 질병이나 부상 등이 발생된 경우 누구나 일정한 보험급여를 받는다.

건강보험은 법에 의하여 의무적으로 적용되는 것이므로 보험료는 매월 납부해야하며 보험료를 일정기간 납부하지 않을 경우에는 법에 의하여 보험료를 강제 징수하게 된다.

그림 9-4 건강보험제도의 발전 과정

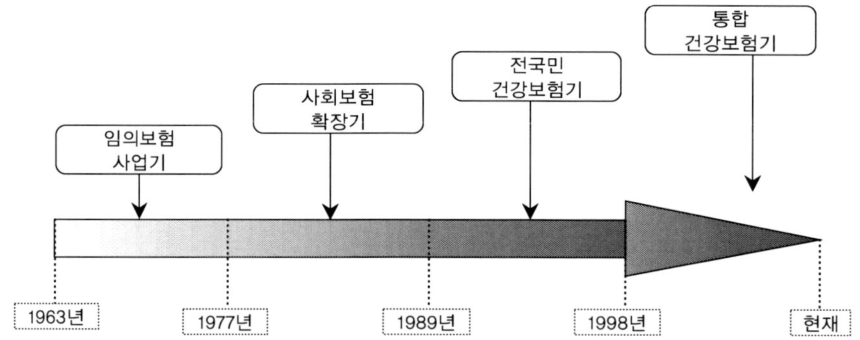

4.3 건강보험관리체계

우리나라의 건강보험제도는 국민건강보험공단, 건강보험심사평가원을 보험자로 하여, 직장 가입자는 사업장 근로자 및 그 사용자와 공무원 및 교직원, 지역가입자는 지역주민(농어민, 도시자영업자)을 가입 대상으로 구분하여 적용하고 있다.

① 건강보험 적용대상자

그림 9-5 건강보험 적용 대상

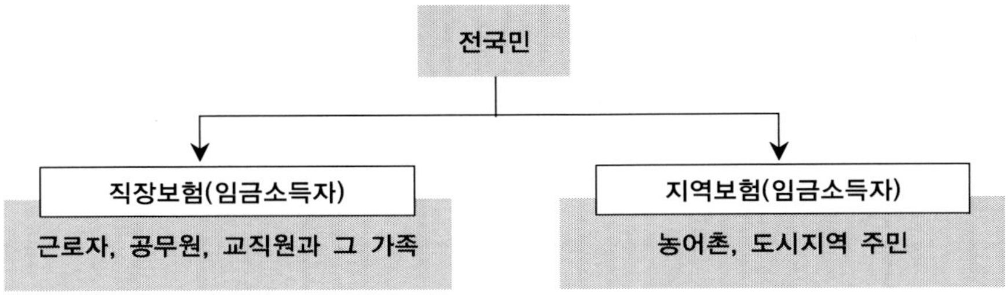

- 부양자 가입기준: 부양요건(동거여부) + 소득요건(소득발생여부)
- 부양자 가입대상: 가입자의 배우자, 가입자(배우자) 직계존속 및 직계비속
  가입자의 형제 및 자매

건강보험의 적용대상자는 가입자 본인과 가입자에 의하여 주로 생계를 유지하는 자로 이루어지며, 의료급여법에 따라 의료급여를 받는 자(수급권자)와 독립유공자예우에 관한 법률 및 국가유공자 등 예우 및 지원에 관한 법률에 의한 의료급여대상자(유공자 등 의료급여대상자: 본인이 건강보험적용을 신청한 자는 예외)를 제외한 모든 국민이 건강보험의 적용 대상이 된다.

건강보험 적용 대상은 크게 다음의 두 가지로 분류된다.

가. 직장가입자(모든 사업장의 근로자 및 그 사용자, 공무원 및 교직원) 및 그 피부양자

나. 지역가입자

② 보험자(국민건강보험공단)

가. 개념 및 의의

정부가 주체로서 관리하고 있는 보험자는 국민건강보험관리공단과 건강보험심사평가원이 있다. 주요 역할은 <표 9-8>과 같다.

표 9-8 국민건강보험 관리 기관

국민건강보험관리공단	건강보험심사평가원
A. 국민건강보험관리의 보험자 B. 주요 역할 • 사업장 및 가입자 자격관리 • 건강보험료 부과 및 접수 • 보험급여 지급 및 관리 • 건강검진 • 적정의료이용의 지원	A. 독립적 심사 및 평가 기관 B. 주요 역할 • 요양급여비용의 심사 • 요양급여의 적정성에 대한 평가 • 심사와 평가 관련 조사연구 및 국제협력 • 심사 및 평가의 기준 개발

보험자란 보험계약의 당사자로서 보험사고가 발행한 경우에 보험금액의 지급의무를 지는 자를 말한다. 보험을 영업의 관점에서 보면 보험자는 보험업의 주체이다.

보험자란 가입자 및 피부양자의 건강보험업무를 관리·운영하는 주체를 말하는 것으로서 국민건강보험공단이 독점적 지위를 부여받고 있다. 따라서 건강보험법상 보험자는 공단이 해당된다.

나. 업무의 내용

• 가입자 및 피부양자의 자격관리
• 보험료 기타 이 법에 의한 징수금의 부과·징수
• 보험급여의 관리
• 가입자 및 피부양자의 건강의 유지·증진을 위하여 필요한 예방 사업
• 보험급여비용의 지급
• 자산의 관리·운영 및 증식사업
• 의료시설의 운영
• 건강보험에 관한 교육훈련 및 홍보
• 건강보험에 관한 조사연구 및 국제협력
• 이 법 또는 다른 법령에 의하여 위탁받은 업무
• 기타 건강보험과 관련하여 보건복지부장관이 필요하다고 인정한 업무

4.4 보험료

① 의의와 특성

가. 의 의

보험료는 건강보험재정의 기초를 이루는 것으로서, 보험자인 국민건강보험공단이 수행하는 보험급여 및 관리비 등에 필요한 재원을 가입자로부터 충당하기 위한 금액이라 할 수 있다.

보험료는 보험급여에 대한 반대급부로서, 보험사고가 발생한 때에 보험자가 지급하여야 할 총비용과의 균형을 고려하여 산정된 금액을 가입자 개인에게 그 경제적 수준에 따라 각각 배분한 금액이다.

나. 특 성

보험료는 일반 민간보험과 같이 계약자의 의사에 따라 결정되는 것이 아니라 법령에 규정에 의하여 강제적으로 부담시키고 납부된다.

② 보험료 체계

가. 직장건강보험료

2006년 1월 1일 이후 시행한 직장건강보험료 산정기준은 표준보수월액 × 보험요율에 의하며 구체적 기준은 <표 9-9>와 같다.

표 9-9 직장건강보험료 (단위: %)

구 분	계	근로자	사용자	국 가
사업장	4.48(100)	2.24(50)	2.24(50)	-
공무원	4.48(100)	2.24(50)	-	2.24(50)
사립학교교직원	4.48(100)	2.24(50)	1.344(30)	0.896(20)
군인	4.48(100)	2.24(50)	-	2.24(50)

주) 괄호안은 부담률임.

한편, 지역건강보험료는 소득, 재산, 생활수준, 경제활동 참가율 등을 반영한 표준소득점수를 기준으로 부과한다.

평소 일정한 금액을 갹출하여 보험사고 발생시 그 재원에서 보험급여를 실시하는 건강보험제도의 공보험성에 비추어 보험료의 강제부담 및 징수제도는 필연적이다.

보험료는 보험급여와의 등가성이 없는 일방적 급부이다. 즉, 개인의 보험급여의 크기에 따라 개인이 부담하는 보험료의 크기가 달라지는 것은 아니다. 이 점에서 보험료는 수수료 및 사용료와 다르다.

A. 직장가입자의 보험료

직장가입자의 보험료는 보험료율제이다. 보험료는 표준보수월액에 일정한 요율을 곱하여 산정된다.

보험료 = 표준보수월액 × 보험료율

- 표준보수월액: 일정기간동안 지급받는 보수를 기준으로 등급별로 산정
  보수: 근로의 제공으로 지급받는 금품
- 보험료율: 1천분의 80의 범위 내에서 재정운영위원회의 의결 내용을 참작하여 대통령령으로 정하는 요율

B. 보험료의 부담

- 직장가입자의 보험료

근로자인 직장가입자의 보험료는 근로자와 사용자가 각각 50%씩 부담한다.

- 공무원인 직장가입자의 보험료

공무원인 직장가입자 본인과 국가 또는 지방자치단체가 각각 50%씩 부담한다. 근로자인 직장가입자와 다른 점은 공무원의 사용자는 소속 기관장이므로 소속기관장은 보험료 부담이 없고 국가 또는 지방자치단체가 부담의무가 있다.

- 교직원인 직장가입자의 보험료

사립학교 교직원인 직장가입자의 경우에는 본인이 50%, 사용자가 30%, 국가가 20%를 부담한다. 교직원 본인이 50%를 부담하는 것은 근로자 및 공무원과 같으나, 사용자가 30%, 국가가 20%를 부담하는 것에 차이가 있다.

그림 9-6 보험료의 부담기준

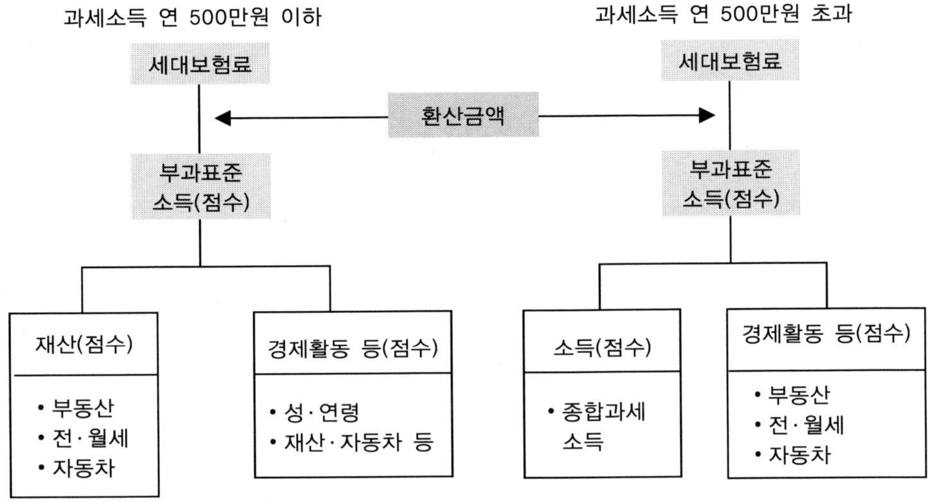

③ 지역가입자의 보험료

지역가입자의 보험료는 같은 세대에 속한 지역가입자가 연대하여 그 전액을 부담하며, 당해 세대의 부과 표준소득에 따라 등급별로 정하여진 금액으로 한다. 법 제67조 제3항에서는 지역가입자의 보험료의 일부를 국가가 부담할 수 있는 근거를 규정하고 있다.

④ 보험료의 독촉 및 체납 처분

가. 독 촉

독촉이란 납부의무자가 납부기한까지 채무를 이행하지 아니한 경우에 그 이행을 최고하는 행위이다. 민법 제174조에 규정된 최고에 그치지 않고 체납처분의 전제요건의 역할을 하는 행정처분으로서의 성격을 가지며 시효중단의 효력이 있다.

나. 체납 처분

체납 처분이라 함은 보험료 등의 납부의무자가 보험료 등의 채무를 이행하지 않는 경우 독촉 절차를 거친 후 법원으로부터의 집행문 등의 판결 없이 주무관청의 승인이라는 행정행위에 따라 납부의무자의 재산으로부터 보험료 등의 채권을 강제적으로 실현하는 제도이다.

4.5 건강보험 자격 취득 및 상실

① 자격 취득

- 건강보험 적용사업장에 사용된 날
- 공무원으로 임용된 날(선거에 의하여 취임하는 공무원은 그 임기가 개시된날)
- 교직원으로 임용(또는 채용)된 날
- 직장가입자의 피부양자이었던 자가 그 자격을 잃은 날
- 수급권자 또는 유공자 등 의료급여 대상자이었던 자는 그 대상자에서 제외된 날
- 유공자 등 의료보호 대상자로서 건강보험의 적용을 보험자에게 신청한 자는 그 신청한 날
- 출생한 날
- 주민(재)등록일
- 국적 취득일
- 외국인은 외국인등록일(본인이 원할 경우)

② 자격 상실

- 사망한 날의 다음 날
- 국적을 상실한 날의 다음 날
- 수급권자가 된 날
- 건강보험의 적용을 받고 있던 자로서 유공자 등 의료급여 대상자가 된 자가 건강보험의 적용 배제 신청을 한 날
- 국내에 거주하지 아니하게 된 날의 다음 날
- 외국인이 국외로 출국한 날의 다음 날

4.6 보험급여의 종류

① 현물급여

가. 요양급여: 가입자 또는 피부양자의 질병 · 부상 · 출산 등에 대한 급여로서 급여의 내용은 진찰, 약제 또는 치료재료의 지급, 처치, 수술, 기타의

그림 9-7 보험급여의 종류

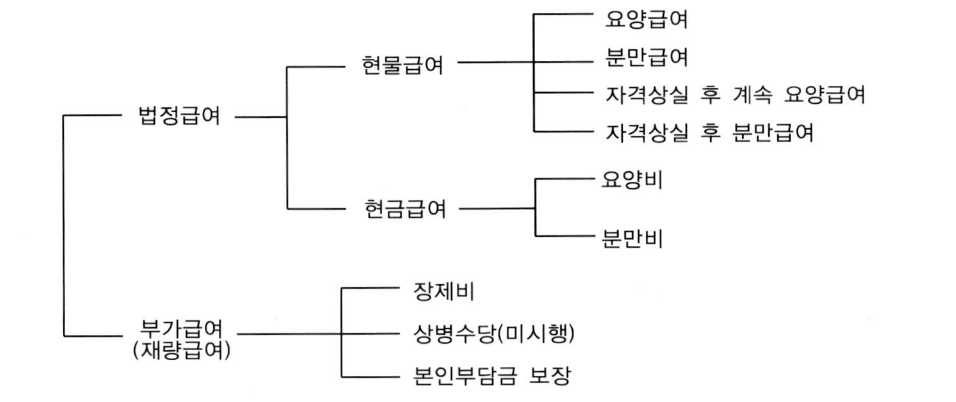

치료, 의료시설에의 수용, 간호 및 이송 등이 있다.

나. 건강검진: 가입자・피부양자에 대한 질병의 조기 발견과 이에 따른 요양급여

② 현금급여

가. 요양비

가입자 또는 피부양자가 긴급・기타 부득이한 사유로 인하여 요양기관과 유사한 기능을 수행하는 기관에서 질병・부상・출산 등에 대하여 요양을 받은 경우 그 요양급여에 상당하는 금액을 지급한다. 단, 요양기관 외의 장소에서 출산을 하는 경우에는 일정금액을 지급한다(종전 분만비를 요양비에 포함시킴).

나. 장애인 보장구에 대한 보험급여

장애인복지법에 의한 등록 장애인이 필수 보장구를 구입하는 경우에는 요양급여에 상당하는 금액을 현금으로 지급한다.

다. 본인부담액 보상금

가입자 또는 피부양자가 보험급여를 받고 요양기관에 지급한 건강보험 요양급여비용 중 매 30일간의 본인부담액이 100만원을 초과한 경우에 그 초과한 금액의 100분의 50을 현금으로 지급한다.

라. 장제비

가입자 또는 피부양자가 사망한 때에는 그 장제를 행한 자에게 25만원씩 지

급한다.

4.7 의료기관 이용 절차

의료기관은 단계별(1단계 요양급여를 받은 후 2단계 요양급여)로 이용하여야 한다.

① 1단계 진료: 종합전문요양기관을 제외한 요양기관에서 받는 요양급여

② 2단계 진료

가. 종합전문기관에서 받는 요양급여

나. 2단계 요양급여를 받고자 하는 때에는 종합전문요양기관에서의 요양급여가 필요하다는 의사소견이 기재된 건강진단, 건강검진결과서 또는 요양급여의뢰서를 건강보험증과 함께 제출하여야 한다.

※ 응급환자, 분만, 혈우병환자, 가정의학과, 치과, 재활의학과에서 요양급여를 받는 경우에는 종합전문요양기관에서 1단계 요양급여를 받을 수 있다.

건강보험은 진단에 따라 본인 부담률이 다르다.

요양급여기준 및 수가산정기준은 <표 9-10>과 같다.

표 9-10 요양급여기준 및 수가산정기준

구 분	환자 유형별 본인 부담률
외 래	• 일반 50%(진찰료는 100%) • 암등록환자(전체 급여진료비의 10%) • 난치 · 희귀질환 등 신체특례환자(20%, CT · MRI · PET 50%) • 6세 미만 소아 성인의 35% • 원내외 약처방 모두 가능 대상자 → 원내 처방시 약국 본인 • 부담률로 적용(30% 본인 부담, 조제료는 50%)
입 원	• 일반 20%(CT · MRI 50%) • 6세 미만 소아 0%, 정상분만 산모 0% • 암등록환자(전체 급여진료비의 10%) → 등록신청서 작성 필요(발급일로부터 5년간) • 심장질환, 뇌혈관질환 시술시 입원 1개월 동안 10% → 외래는 비대상

외래와 입원환자유형별 본인부담률은 <표 9-11>과 같다.

표 9-11 환자 유형별 본인부담률

유 형		외래(%)		입원(%)		
		급여	CT/MR	급여	CT/MR	식대
건강보험	01	50	50	20	50	50
암 환자 건강보험	03	5	5	5	5	5
의료급여1종	04	0	5	0	0	20
의료급여2종	05	15	15	10	10	10
장애1종	06	0	0	0	0	20
암 환자 급여2종	07	5	5	5	5	5
암 환자 장애1종	08	0	0	0	0	5
급여2종 중증환자	17	0	10	10	10	10
급여2종 만성질환	18	0	15	10	10	20
희귀난치(지원금)-H	20	0	0	20	50	50
희귀난치/차상위	21	0	0	0	0	20
희귀난치(산정특례)	22	10	10	10	10	50
중증환상(산정특례)	24	5	5	5	5	50
분만/신생아(입원)	33	0	0	0	0	50
6세미만 외래	34	35	35	-	-	-
6세미만 입원	35	-	-	10	10	50
암 환자 급여1종	40	0	5	0	0	5
차상위2종-E	50	14	14	14	14	20
차상위2종(만성)	51	0	14	14	14	20
차상위2종(중증)	52	0	10	10	10	20
차상위2종장애-F	53	0	0	0	0	20
차상위2종장애(만성)	54	0	0	0	0	20
차상위2종장애(중증)	55	0	0	0	0	20
차상위2종 입원분만	56	0	0	0	0	20
차상위2종 입원소아	57	0	0	0	0	20
개두/개심 건강보험	71	-	-	5	5	50
개두/개심 급여1종	72	-	-	0	0	5
개두/개심 급여2종	73	-	-	5	5	5
개두/개심 장애1종	74	-	-	0	0	5
중증화상 급여1종(산정특례)	80	0	5	0	0	5
중증화상 급여2종(산정특례)	81	5	5	5	5	5
중증화상 장애(산정특례)	82	0	0	0	0	5
차상위2종 암	84	5	5	5	5	5
차상위2종 개두/개심	85	-	-	5	5	5
차상위2종 장애 암	86	0	0	0	0	5
차상위2종 장애 개두/개심	87	-	-	0	0	5

진료비 구성은 급여와 비급여로 구분된다.

진료비 가산율이란 의료기관 종류별로 시설·인력·장비·서비스 수준의 차이로 인해 처치·검사·치료 등의 비용 차이가 발생하므로 의료기관 종류별로 진료비 등 의료서비스 비용에 일정률을 더하는 것을 의미한다. 상급종합병원은 30%, 종합병원은 25%, 병원은 20%, 의원은 15%를 가산하고 있다.

4.8 환자유형별 · 의료기관 규모별 본인부담

① 외래환자

■ 상급종합병원

소재지	환자구분	본인부담액	단수계산
모든 지역	일반환자	진찰료총액 = (요양급여비용 총액×진찰료 총액) × 60/100	100원 미만 절사
	의약분업 예외환자	진찰료총액 = (요양급여비용총액=약가총액=진찰료 총액)×60/100 + 약가총액×30/100	

※ 6세 미만 아동의 본인부담액: 상기 본인부담율이 70% 적용

■ 종합병원

소재지	환자구분	본인부담액	단수계산
동지역	일반환자	요양급여비용총액×50/100	100원 미만 절사
	의약분업 예외환자	(요양급여비용총액-약가총액)×50/100 =약가총액×30/100	
읍·면 지역	일반환자	요양급여비용총액×35/100	
	의약분업 예외환자	(요양급여비용총액-약가총액)×35/100 =약가총액×30/100	

※ 6세 미만 아동의 본인부담액: 상기 본인부담율이 70% 적용

■ 병원급(병원, 치과병원, 한방병원 및 요양병원)

소재지	환자구분	본인부담액	단수계산
동지역	일반환자	요양급여비용총액×40/100	100원 미만 절사 ('09. 6. 30일 이전 10원 미만 절사)
	의약분업 예외환자	(요양급여비용총액-약가총액)×40/100 =약가총액×30/100	

<table>
<tr><td rowspan="2">읍 · 면
지역</td><td>일반환자</td><td>요양급여비용총액×35/100</td></tr>
<tr><td>의약분업
예외환자</td><td>(요양급여비용총액-약가총액)×35/100
=약가총액×30/100</td></tr>
</table>

※ 6세 미만 아동의 본인부담액: 상기 본인부담율이 70% 적용

■ 의원급(의원, 치과의원, 한의원 및 보건의료원)

- 의원, 치과의원(의약분업 예외지역 제외) 및 보건의료원(한방과 제외)

<table>
<tr><th>환자연령</th><th>요양급여비용 총액에 관한 조건</th><th>본인부담액</th><th>단수계산</th></tr>
<tr><td rowspan="2">65세 이상</td><td>15,000원 이하</td><td>1,500원</td><td>-</td></tr>
<tr><td>15,000원 초과</td><td>요양급여비용총액
×30/100</td><td>100원 미만
절사</td></tr>
<tr><td>65세 미만</td><td></td><td>요양급여비용총액
×30/100</td><td>100원 미만
절사</td></tr>
</table>

- 의원 치과의원(의약분업 예외지역만 해당). 보건의료원(한방과만 해당) 및 한의원

<table>
<tr><th>환자연령</th><th>요양급여비용 총액에 관한 조건</th><th>본인부담액</th><th>단수계산</th></tr>
<tr><td rowspan="2">65세 이상</td><td>15,000원 이하</td><td>1,500원</td><td>-</td></tr>
<tr><td>투약처방을 하는 경우로서
15,000원 초과 20,000원 이하</td><td>2,100원</td><td>-</td></tr>
<tr><td rowspan="2">65세 미만</td><td rowspan="2">15,000원 초과
(투약처방을 하는 경우에는
20,000원 초과)</td><td>요양급여비용총액
×30/100</td><td>100원 미만
절사</td></tr>
<tr><td>요양급여비용총액
×30/100</td><td>100원 미만
절사</td></tr>
</table>

- 국민건강보험법 시행령 별표2 제1호 나목비교 제5호에 따른 진찰료

환자구분	본인부담액	단수계산
고혈압 또는 당뇨병	진찰료총액×20/100+ {(요양급여비용총액-진찰료총액)×30/100}	100원 미만 절사

※ 6세 미만 아동의 본인부담액: 상기 본인부담율이 70% 적용

■ 보건기관(보건소, 보건지소, 보건진료소)

소재지	총액 조건	본인부담액	단수계산
모든 지역	12,000원 초과	요양급여비용총액×30/100	100원미만 절사(보건진료소의 09. 6. 30일 이전 10원 미만 절사)

	12,000원 이하	정액(진료과, 진료내역, 투약일수 기준으로 구분)	-

※ 6세 미만 아동의 본인부담액: 상기 본인부담율이 70% 적용

■ 약국 및 한국희귀의약품센터(처방조제)

소재지	총액 조건	본인부담액	단수계산
모든 지역	10,000원 초과 또는 65세미만 10,000원 이하	요양급여비용총액×30/100	100원 미만 절사
	65세이상 10,000원 이하	1,200원	-

※ 6세 미만 아동의 본인부담액: 상기 본인부담율이 70% 적용
※ 약국요양급여비율 본인부담률 산정특례의 경우는 산정특례대상자 내용 참고.

■ 약국 및 한국희귀의약품센터(직접조제)

소재지	총액 조건	본인부담액		단수계산
모든 지역	4,000원 초과	요양급여비용총액×40/100		100원 미만 절사
	4,000원 이하	1일분	1,400원	-
		2일분	1,600원	
		3일분 이상	2,000원	

※ 6세 미만 아동의 본인부담액은 경감 대상 아님

■ 기타

「장애인복지법 시행령」 별표1 제14호에 따른 장루 요구장애인이 외래 진료시 보건복지부 장관이 정하여 고시하는 치료재료를 의사의 처방에 따라 요양기관에서 구입한 경우

소재지	총액 조건	본인부담액	단수계산
모든 지역	장루·요루 장애인	(해당 치료재료를 제외한 요양급여비용총액에 대하여 건강보험 외래 본인부담률에 따라 산정한 금액)×(해당 치료재료 총액의 100분의 20에 해당하는 금액)	100원 미만 절사

※ 6세 미만 아동의 본인부담액: 상기 본인부담율이 70% 적용

② 입원환자

구 분	본인부담액			단수계산
	요양급여비용총액 (고가특수의료장비총액 및 식대총액 제외)	고가특수의료장비총액 (CT, MRI, PET)	식대총액	
일반환자	20%	외래 본인부담율	50%	10원 미만 절사
6세 미만 (신생아 제외)	10%		50%	
신생아(28일 이내)	면제		50%	
자연분만	면제		50%	

③ 산정특례환자

■ 중증질환자

- 등록 암환자 및 등록 중증화상환자가 입원 또는 외래진료시 본인부담 5% 부담. 단, 입원기간 중 식대 발생시 식대총액의 50%(차상위본인부담경감대상자는 기본식대금액의 20%) 부담
- 뇌혈관질환자 및 심장질환자가 입원하여 별도 정해진 수술진료시 수술 당 최대 30일동안 본인부담 5%부담. 단, 입원기간 중 식대 발생시 식대총액의 50%(차상위본인부담경감대상자는 기본식대금액의 20%) 부담
- 차상위 2종 본인부담경감대상자 등록 암환자 및 등록 중증화상환자의 외래 본인부담액 (아래표 참고)

소재지	본인부담액	
상급종합병원	요양급여총액 5%	
종합병원, 병원, 요양병원, 치과병원, 한방병원	직접조제	직접조제 이외진료
	1,500원	1,000원
	CT, MRI, PET 총액 5%	
의원, 한의원, 치과의원, 보건의료원	상동	

■ 희귀난치성질환자

- 등록 희귀난치성질환자가 입원 또는 외래진료시 본인부담 10% 부담
  단, 입원기간 중 식대 발생시 식대총액의 50%(차상위본인부담경감대상자는 기본식대금액의 20%) 부담
- 차상위 2종 본인부담경감대상자 중 등록 희귀난치성질환자의 외래 본인부담액(아래표 참고)

소재지	본인부담액	
상급종합병원	요양급여총액 10%	
종합병원, 병원, 요양병원, 치과병원, 한방병원	직접조제	직접조제 이외진료
	1,500원	1,000원
	CT, MRI, PET 총액 10%	
의원, 한의원, 치과의원, 보건의료원	상동	

④ 차상위 본인부담 경감 대상자

■ 상급종합병원, 종합병원, 병・의원 및 보건기관(입원)

구 분	본인부담액	장애인 의료비
기본(E)	요양급여비용총액(식대 제외)의 14% (중증질환자 5%, 정신과입원진료 10%, 등록희귀난치성질환자 10%) + 기본식대금액의 20%	
장애인(F)	기본식대금액의 20%	요양급여비용총액(식대 제외)의 14% (중증질환자 5%, 정신과입원진료 10%, 등록희귀난치성질환자 10%)
자연분만 6세미만아동	기본식대금액의 20%	

■ 상급종합병원, 종합병원, 병・의원 및 보건기관(외래)

- 상급종합병원

구 분	본인부담액	장애인의료비
기본(E)	요양급여비용총액(식대 제외)의 14% (중증질환자 5%, 등록희귀난치성질환자 10%)	
장애인(F)	0	요양급여비용총액의 14% (중증질환자 5%, 등록희귀난치성질환자 10%)

■ 종합병원, 병원(병원, 치과병원, 한방병원 및 요양병원)

<table>
<tr><th colspan="2">구 분</th><th>본인부담액</th><th>장애인의료비</th></tr>
<tr><td rowspan="10">기본
(E)</td><td>의료급여법 시행령에
따른 만성질환자 이외자</td><td>요양급여비율총액의 14%</td><td></td></tr>
<tr><td rowspan="3">의료급여법시행령에 따른
만성질환자×특정기호
V001, V000, V005, V009,
V012, V013, V014, V015,
V117, V027</td><td>직접조제 1,500원</td><td rowspan="2"></td></tr>
<tr><td>직접조제 이외의 진료
1,000원</td></tr>
<tr><td>CT, MRI, PET 총액의
14%</td><td></td></tr>
<tr><td rowspan="3">중증질환자×특정기호
V193, V247, V248, V249,
V250</td><td>직접조제 1,500원</td><td rowspan="3"></td></tr>
<tr><td>직접조제 이외의 진료
1,000원</td></tr>
<tr><td>CT, MRI, PET 총액의
5%</td></tr>
<tr><td rowspan="3">등록희귀난치성
환자×희귀난치성질환
산정특례대상 질환군</td><td>직접조제 1,500원</td><td></td></tr>
<tr><td>직접조제 이외의 진료
1,000원</td><td></td></tr>
<tr><td>CT, MRI, PET 총액의
10%</td><td></td></tr>
<tr><td colspan="2" rowspan="4">장애인(F)</td><td></td><td>의료급여법시행령에 따른
연산질환자 예외자:
요양급여비용총액외 14%</td></tr>
<tr><td rowspan="3"></td><td>의료급여법시행령에 따른
만성질환자:
1,000원(or 1,500원)
• CT, MRI, PET 총액의
14%</td></tr>
<tr><td>중증질환자: 1,000원
(or 1,500원)
• CT, MRI, PET 총액의 5%</td></tr>
<tr><td>등록희귀난치성질환자:
1,000원(or 1,500원)
• CT, MRI, PET 총액의 10%</td></tr>
</table>

⑤ 기 타

■ 완전틀니 환자

환자의 연령	환자 구분	본인부담액
75세 이상	일반환자	해당 요양급여비용총액×50/100
	차상위 희귀질환 본인부담경감대상자(C: 차상위 1종)	해당 요양급여비용총액×20/100
	차상위 만성질환 18세미만 본인부담경감대상자(E: 차상위 2종)	해당 요양급여비용총액×30/100
	차상위 장애인 만성질환 18세미만 본인부담경감대상자(F: 차상위 2종)	

4.9 비급여

국민건강보험법 제39조 제3항에 근거한 건강보험 요양급여기준 및 진료수가 기준에 의하면 요양급여를 함에 있어 질병·부상의 치료목적이 아니거나 업무 또는 일상생활에 지장이 없는 질환, 기타 보험급여의 원리에 부합되지 아니하는 다음 사항은 보험급여대상에서 제외한다(보건복지부 고시 제1997-58호, 건강보험요양급여기준 Ⅲ-7-다)라고 하여 비급여대상 13가지를 규정하고 있다. 이 법정 비급여대상 이외의 사항(임의 비급여대상, 보건복지부 고시 제1997-58호, 건강보험요양급여기준 Ⅲ-1-가)에 대해서는 일체 인정하지 않고 있다.

비급여 항목별 구성비는 다음과 같다. 입원의 경우 상급병실료 차액(30.1%), 식대(30%), 지정진료료(7.7%) 순으로 나타나고 있으며, 이들 항목이 비급여 본인부담액의 78%를 차지하고 있고, 외래의 경우는 초음파(33.3%), 지정진료료(20.2%), MRI(13.9%) 순으로 나타나고 있다(한국보건사회연구원, "의료보험본인부담 실태와 급여체계 개편방안." 1997).

요양급여기준에 명시된 비급여 대상 이외에 의료기관에서 환자의 요구 및 진료 특성상 일부항목이 임의로 비급여 처리되는 경우가 있는데, 그 내용은 다음과 같다.

첫째, 실제 진료에 소요된 일부 약제, 검사, 수술 및 처치, 재료비 등에 대하여도 요양급여기준 및 진료수가 산정방법에 의거 소정의 진료수가에 포함되어 별도 징수할 수 없도록 규정되어 있어 이에 대한 보상을 위하여 비급여 처리되는 경우이다.

둘째, 의료기술의 발달로 인한 특수 또는 새로운 진료행위, 재료비 및 미협약 동위원소검사 등에 대하여 보건복지부장관 승인 절차가 정기적으로 신속하게 이루어지지 않고 있어 승인기간 이전에 비급여 처리되는 경우이다.

셋째, 건강보험 진료수가기준 및 보건복지부 유권해석에 의거 심사 삭감이 우려되어 비급여 처리되는 경우가 있다.

이와 같은 급여 제한으로 인하여 의료서비스 범위가 축소되고 진료시 환자가 직접 부담하여야 하는 본인부담이 너무 높다는 의견이 있고, 특히 저소득층의 가계부담은 매우 과중하여 위급한 수술 등 고위험의 진료를 받는 데에 있어서 건강보험의 역할에 있어 문제를 제기하고 있다. 또한 새로운 의료기술에 의한 발전된 의학적 진단・치료방법 및 약제, 진료재료 등 의료환경의 변화에 보험급여 인정이 탄력적으로 대응하지 못하여 비급여 처리되는 문제가 누적됨으로써, 의료기술의 발달을 저해하고 의료기관에 대한 국민의 불신이 증가하는 원인이 되기도 한다.

5. 의료급여

5.1 의료급여 정의와 목적

의료급여는 국민기초생활보장법 제7조에서 정하고 있는 생계급여, 주거급여, 의료급여, 교육급여, 해산급여, 장제급여, 자활급여 중의 하나이다.

생활이 어려운 자에게 의료급여를 실시함으로써 국민보건의 향상과 사회복지의 증진에 이바지함을 목적으로 의료급여법이 제정되어 있다. 의료급여는 의료수급권자의 질병・부상・출산 등에 대한 진찰・검사, 약제・치료재료의 지급, 처치・수술과 그 밖의 치료, 예방・재활, 입원, 간호, 이송과 그 밖의 의료목적의 달성을 위한 조치를 그 내용으로 한다(의료급여법 제7조 제1항).

의료급여법은 국민건강보험과 다음과 같이 구분이 된다. 첫째, 민간에 의해 행해지는 사적 의료부조가 아니라 국가에 의해 행해지는 공적 의료부조제도이다. 둘째, 모든 국민을 대상으로 차별 없이 제공되는 보편적인 프로그램이 아니라, 자신의 소득이 최저생계비 이하인 절대 빈곤층이 주 대상이 되는 선별적인 프로그램이다. 셋째, 필요한 재원은 일반조세수입으로 충당한다. 따라서 소득재

분배기능을 수행함으로써 사회적 형평을 기하는데 기여한다. 넷째, 의료급여는 헌법상 보장된 인간다운 생활을 할 권리와 국민의 건강권을 저소득층과 사회적 기여자들에게 구체화하는 공적인 원조프로그램이다.

5.2 의료급여 대상자 및 진료수가

① 의료급여 대상자

의료급여 대상자는 생활보호대상자, 이재민, 의상자 및 의사자 유족, 국가유공자, 인간문화재, 북한이탈주민, 광주민주화운동 희생자 및 가족, 생활유지 능력이 없거나 생활이 어려운 자이다.

② 진료수가

가. 건강보험수가 기준(예외)

- 종별 가산율: 22%
- 식대: 20% 본인부담
- 정신과 입원 1일당 정액수가: 30,800원

나. 의료급여에서 제외되는 진료비

- 상급병실 차액, 초음파 및 MRI 검사비 일부, 선택진료비, 비급여약제 등 비급여 항목
- 미용, 성형
- 급여 제한

5.3 의료급여의 절차 및 관련 규정

① 의료급여의 절차

의료급여의 절차는 보다 나은 진료를 받고자 하는 의료수요자의 욕구와 함께 의료급여는 본인부담이 없거나 소액만 지급하는 특성으로 인하여 2, 3차 의료기관으로 진료가 집중될 수 있는 가능성이 많아, 의료자원의 효율적 활용과 대형병원으로의 환자 집중현상 방지, 국민세금으로 조성된 의료급여 기금의 재정 안정화를 기하기 위하여 의료급여법 시행규칙 제3조에 자신의 보험료 부담에 의하는 건강보험과는 달리 3단계의 급여절차를 시행하고 있다.

의료급여의 시행 목적은 다음과 같이 요약된다.

첫째, 수급권자의 합리적인 의료이용의 유도이다.

둘째, 의료자원의 효율적 배분을 통한 의료기관의 역할정립을 도모한다.

의료급여는 1·2·3단계로 구분하여 단계별로 진료를 받아야 한다.

즉, 수급권자가 의료급여를 받고자 하는 경우에는 먼저 제1차 의료급여기관(의원급) ⇒ 제2차 의료급여기관 ⇒ 제3차 의료급여기관의 순서로 이용하되, 의료급여의뢰서를 발급받아 이용해야 한다. 다만, 단계별 절차를 거치기에 긴급을 요하거나, 단계별 절차를 준수하는 것이 불합리한 경우에는 그 예외를 인정하고 있다.

② 관련 규정

가. 의료급여의 절차(의료급여법 시행규칙 제3조 제1항 및 제2항)

A. 수급권자가 의료급여를 받고자 하는 경우에는 의료급여법 제9조 제2항 제1호의 규정에 의한 제1차 의료급여기관에 의료급여를 신청하여야 한다. 다만 다음 각호의 1에 해당하는 경우에는 동항 제2호 또는 제3호의 규정에 의한 제2차 또는 제3차 의료급여기관에 의료급여를 신청할 수 있다.

a. 응급의료에 관한 법률 제2조 제1호에 해당하는 응급환자인 경우

b. 분만의 경우

c. 혈우병환자가 의료급여를 받고자 하는 경우

d. 제2차 의료급여기관 또는 제3차 의료급여기관에서 근무하는 수급권자가 그 근무하는 의료급여기관에서 의료급여를 받고자 하는 경우

e. 장애인복지법 제29조의 규정에 의하여 등록한 장애인이 장애인 보장구를 지급받고자 하는 경우

B. 제1차 의료급여기관 또는 제2차 의료급여기관은 진찰결과 또는 진료 중에 제2차 의료급여기관 또는 제3차 의료급여기관의 진료가 필요하다고 판단되는 경우에는 진료담당의사의 진료의견이 기재된 서식의 의료급여의뢰서를 수급권자 또는 그 보호자에게 발급하여야 한다.

나. 급여비용의 본인부담(의료급여법시행규칙 제19조)

영 제13조 제3항의 규정에 의하여 수급권자가 급여비용을 부담하는 경우 또는 항목과 부담률은 별표와 같다.

<별 표> 수급권자가 급여비용을 부담하는 경우 또는 항목과 부담률

1. 수급권자가 급여비용을 부담하는 경우 또는 항목의 비용
   가. 수급권자가 제3조의 규정에 의한 의료급여의 절차에 의하지 아니하고 의료급여기관을 이용한 경우에 소요된 비용의 총액
   나. 본인부담율: 제1호에 해당하는 비용의 100분의 100

6. 자동차보험

6.1 자동차보험의 개요

자동차보험의 개요는 다음과 같다.

① 진료비 지불보증서

가. 지급한도액, 지급범위, 지급의사 내용 표기: 정신과, 성형외과는 반드시 별도 표시가 요구된다.

나. 반드시 문서로 수령해야 효력이 발생된다.

② 책임보험 · 자동차보험 환자일 경우

가. 지불보증한도금액이 주치의의 진단서에 의해 결정

나. 지불보증한도액을 초과하면 건강보험공단에 '요양급여적용통보서'를 발송하고 건강보험을 적용

다. 다른 병원 진료 후 내원하는 경우 반드시 보험회사에 한도금액을 사전에 확인한다.

6.2 자동차보험 진료수가제도

① 자동차보험의 종류

자동차 손해보상 책임보험(의무적 가입, 강제보험), 자동차 종합보험(대인, 대물, 차량손해, 자손사고), 운전자보험

② 자동차 건강보험수가 기준(예외)

가. 입원료 체감제 미적용

나. 초음파 · MRI 검사비, 보철료 등
다. 진료수가분쟁심의회가 별도로 정한 사항

③ 진료수가의 인정범위 제외사항
가. 자동차 사고와 인과관계가 없는 상병에 대한 진료비
나. 기왕증에 대한 진료비
다. 상급병실차액: 통상 7일까지는 지불보증
라. 의료기관의 퇴원 또는 전원 지시에 불응하는 경우, 그 지시일의 다음 날부터

④ 자동차손해보장법의 목적과 내용
가. 자동차손해보장법의 목적
자동차의 운행으로 사람이 사망, 부상한 경우에 손해배상을 보장하는 제도를 확립함으로써 피해자를 보호하고 자동차 운송의 건전한 발전을 축진하는데 있다.
나. 자동차손해보장법의 내용
A. 국토교통부장관은 자동차보험 진료수가에 관한 기준을 정하여 고시할 수 있는데, 이는 교통사고환자의 진료비의 청구 및 지급에 관하여 의료계와 보험업계간의 거래 기준의 역할을 한다.
B. 교통사고 환자에 대한 의료기관의 진료비의 직접 청구를 금지하고 있음(자동차배상보험법상의 특례 규정). 현행 자동차배상보험법은 자동차보험으로 처리되는 진료비는 의료기관이 국토건설부장관에 의해 고시된 자보수가기준에 의해 보험사업자에게 직접 청구하도록 하였고, 보험회사에 청구할 수 있는 진료비는 환자에게 원칙적으로 청구할 수 없도록 하여 교통사고 환자의 진료비 부담문제에 있어서 교통사고 환자가 피해를 겪는 일이 없도록 하였다.
C. 의료기관이 위 진료수가 기준에 의해 진료수가를 청구할 경우에 보험사업자는 이를 임의로 삭감할 수 없다. 보험사업자가 이를 임의로 삭감이나 지급할 수 없으며 이를 위반하여 진료비 청구액을 삭감한 경우에는 역시 상당한 과태료의 제재를 받는다.
D. 자동차보험진료수가분쟁심의회: 이 제도는 자동차보험진료수가 기준적용에 관한 의료기관과 보험사업자간의 분쟁 발생시 이를 해결하는 당사자간의 조정제도이다.

6.3 교통사고 환자의 인과관계

인과관계에 있어서 의학적 판단과 법학적 판단의 상호관계에서 고찰해야 한다. 의학적 판단은 법학적 판단에 중요한 자료를 제공해 주는 역할을 하나, 의학적 판단이 그대로 법적 판단이 될 수는 없다. 즉 의학적 판단은 법학적 판단에 기초자료를 제공해 주는 역할을 한다.

즉 교통사고환자의 치료비가 교통사고와 인과관계가 있는지 여부를 판단하는 것은 일률적으로 판단할 것이 아니고 피해자의 연령, 신분, 지위, 상해의 부위 정도, 치료의 필요성 등 제반 사정에 비추어 당해 치료가 합당하다고 인정되는 경우에 인과관계가 있다고 인정할 수 있다.

6.4 치료비

치료비란 의료기관(한방병원 포함)이 생명 침해의 경우 사망, 신체 상해의 경우 완치에 이르기까지 환자의 치료에 소요되는 비용을 말한다. 그 종류에는 손해보상금 산정 전까지 또는 소송 시 변론 종결 전까지 환자의 치료를 위해 실제로 지출된 기왕 치료비와 이후 소요되는 향후 치료비로 구분된다. 이러한 비용에는 교통사고 환자에 대한 치료비뿐만 아니라 응급치료비, 호송비 등과 같이 실 치료를 전후하여 발생한 관련비용까지 포함한다.

치료비 인정요건으로는 첫째, 치료비가 사고와 상당한 인과관계가 있어야 한다. 즉 미용 목적의 성형수술비나 보약비 등은 배상의 범위에서 제외된다.

둘째, 의학적으로 필요 또는 타당한 치료행위가 있어야 한다. 즉 증상의 치유 개선과 생명유지라는 치료 목적에 적합하여야 한다.

셋째, 치료행위에 대한 보수가 사회적으로 타당해야 한다. 즉 당해 치료행위의 내용과 금액을 비교 형량으로 보았을 때, 서로 균등함이 사회적으로 용인되어야 한다(금액적 상당성).

6.5 요양급여 절차

가. 1단계 진료

- 종합전문요양기관을 제외한 요양기관에서 진료

나. 2단계 진료

- 종합전문요양기관에서 진료
- 요양급여의뢰서, 건강진단 · 건강검진결과서(의사소견서) 지침

다. 종합전문요양기관에서 1단계 진료

- 응급환자(응급 법률)
- 가정의학과
- 재활의학과(등록장애인 · 복합물리치료)
- 요양기관 근무자
- 분만(산전 진찰 → 급여)
- 환자 치과
- 혈우병 환자

6.6 요양급여기간

건강보험과 의료급여별 요양급여기간 내용은 다음과 같다.

표 9-12 요양급여기간

구 분	건강보험	의료급여
기준	• 연간 365일 제한 (만성질환/이외질환은 각각 365일을 초과할 수 없음) • 공단부담 상한액(170만원)까지 연장	• 연간 365일 제한 (만성질환은 30일 추가) • 급여일수 연장 사전승인제(구청장) → (60일)
급여일수 산정방법	• 매년 1.1~12.31 • 입원일/투약일(퇴원약)/외래진료일 합산(중복시, 1일로 산정)	• 매년 1.1~12.31 • 입원일/투약일(퇴원약)/외래진료일 합산(중복시, 1일로 산정)
제외일수	• 2개 이상의 만성질환 진료시, 일수가 작은 질환 일수 제외 • 만성질환과 다른 질환 진료시, 그 투약일수 제외 • HD/PD/장기(신장/간/심장/췌장/폐/골수)이식 경구필수 약제 제외	• 만성질환과 다른 질환 진료시, 그 투약일수 제외 • 보건기관 이용시 급여일수 중 120일까지 산정일수에서 제외(보건기관 이용 유도) • HD/PD/장기(신장/간/심장/췌장/폐/골수)이식 경구필수 약제 제외

6.7 본인부담률

가. 입원: 100분의 20(CT: 외래부담율)

나. 외래: 2004. 1. 1 기준

표 9-13 본인부담률(액)

기간종별	소재지	급여비용 총액	본인부담률(액)
종합전문	전체		진찰료 + 진료비 * 50/100
종합병원	동		총 진료비 * 50/100
	읍, 면	15,000원 초과	총 진료비 * 45/100
		15,000원 이하	4,600원
병원, 치과병원, 한방병원, 요양병원	동		총 진료비 * 40/100
	읍, 면	15,000원 초과	총 진료비 * 35/100
		15,000원 이하	4,100원
의원(치과/한), 보건의료원, 보건소/보건지소/보건진료소	전체	15,000원 초과 (처방전 미발급시 17,000원 기준)	총 진료비 * 30/100
		15,000원 이하 (처방전 미발급시 17,000원 기준)	65세 이상: 1,500원 65세 미만: 3,000원
국	처방전 유	10,000원 초과	총 진료비 * 30/100
		10,000원 미만	1,500원(65세 이상: 1,200원)
	처방전 무	4,000원 초과	총 진료비 * 40/100
		4,000원 미만	1,400원(1일) 1,600원(2일) 2,000원(3일 이상)

6.8 본인부담률(3차 기관)

① 외래진료

- 초 · 재진료 제외한 보험급여 50% + 진찰료 + 비급여
- 외래 6시간 이상 진료 : 입원부담율(20%) 적용: 통원수술/약물요법실/외래주사실(혈액/수액제)
- 외래본인부담금 산정특례(20%)

② 입원진료

- 보험급여 20%(CT: 50%) + 비급여(100/100)

③ 보험수가 전액 본인부담
- 요양급여절차 위반, 건강보험증 미제시 기간, 골수 또는 장기이식 적합진단 비용

6.9 비급여 대상

① 업무 또는 일상생활에 지장이 없는 경우
- 단순 피로/권태/주근깨/딸기코/불감증 등

② 신체의 필수기능 개선 목적이 아닌 경우
- 쌍거풀/미용 목적 성형수술과 그로 인한 후유증

③ 예방진료
- 예방접종/구강보건 증진 목적의 치석 제거
(치료목적의 스케일링, 정기치과검진, 구강검진 등은 급여 항목)

④ 건강보험 급여원칙에 부합되지 않는 경우
- 상급병실료/식대/치과 보철 등

⑤ 한시적 비급여대상(2003. 12. 31)
- 초음파/MRI/PET, 감마나이프, EPS/언어전반검사 등

⑥ 보건복지부장관이 비급여 대상으로 고시한 항목

6.10 환자종류별 종별 가산율

환자종류별 종별 가산율은 다음과 같다.

표 9-14 환자종류별 종별 가산율(%)

환자종류	적용수가	종합전문병원	종합병원	병원	의원
건강보험	건강보험	30	25	20	15
의료급여	의료급여	22	18	15	11
산재보험	산재수가	45	37	21	15
자동차보험	자보수가	45	37	21	15
민간건강보험		일부 본인부담금은 국민건강보험을 따르고 비급여본인부담금은 정해진 바 없음.			

연습문제

1. 의료보장의 정의
2. 수가별 환자 유형
3. 요양급여비용의 심사 의의
4. 요양급여비용의 심사 방법 및 절차
5. 요양급여비용의 심사 이의 신청
6. 요양급여 절차
7. 보험환자 종류 및 수가
8. 진료비 지불제도 의의
9. 우리나라 진료비 지불제도
10. 포괄수가제 도입에 대한 의견
11. 건강보험제도의 의의
12. 건강보험제도의 특성
13. 건강보험 적용 대상
14. 국민건강보험 관리기관
15. 보험자의 개념과 업무 내용
16. 보험료의 의의와 특성
17. 직장 가입자의 보험료
18. 지역 가입자의 보험료
19. 보험료의 독촉 및 체납 처분
20. 건강보험 자격 취득 및 상실
21. 보험급여의 종류
22. 의료기관 이용 절차
23. 비급여 내용과 대상
24. 의료급여 정의와 목적
25. 의료급여 대상자 및 진료수가
26. 의료급여 절차
27. 자동차보험의 개요
28. 자동차보험 요양급여 절차
29. 환자 종류별 종별 가산율

제 3 부

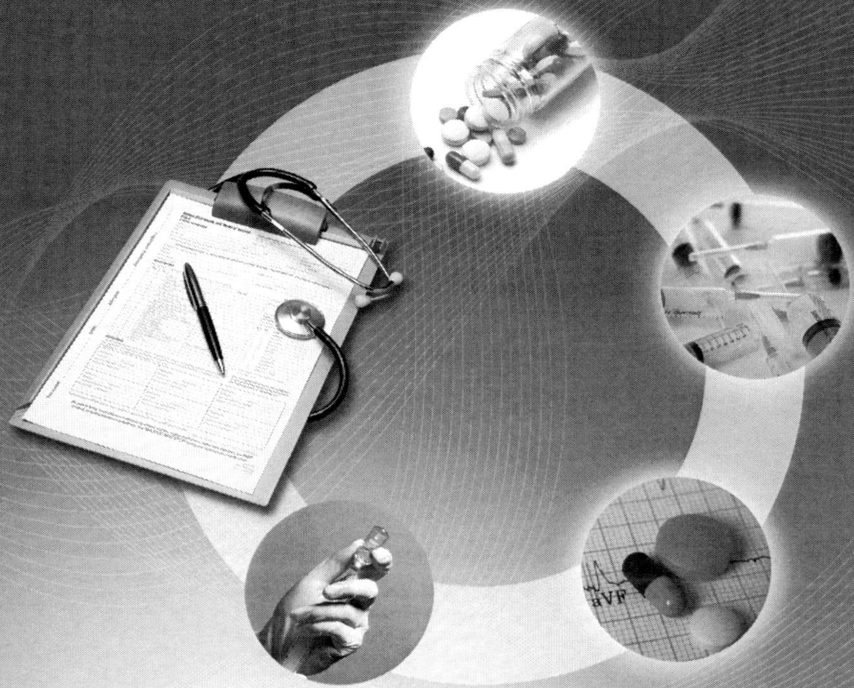

원무지원 서비스와 경영전략

제10장 원무부서의 조직관리

1. 조직관리의 의의와 중요성

1.1 조직관리의 의의

조직관리(organization management)란 조직을 구성하고 있는 조직구성원의 욕구에 의한 만족에 필요한 가치의 생각과 배분을 기초로 하여 목표의 복잡·한계·표준성을 고려하여 구성원 집단을 위하여 명령과 의사결정을 하는 과정을 말한다. 이러한 조직관리는 조직의 목표를 달성하기 위하여 인간과 다른 자원을 이용하여 계획·조직·행동·통제 등을 수행하는 과정이다.

1.2 조직관리의 중요성

조직을 관리하는 실무자들은 조직관리를 통해 조직 효율성과 구성원의 만족도를 높이려 한다. 이러한 효율적 조직관리는 다음과 같은 효과를 가져 온다.

첫째, 조직구성원에게 직무를 명확하게 분담하여 생산성 향상과 비용절감을 가져 온다.

둘째, 구성원들의 스트레스를 줄이고 상사, 동료들과 원만한 인간관계 형성으로 참여도를 높이고 이직률을 낮추게 한다.

1.3 관리자의 역할

관리자는 병원 전략과 팀 업무의 매개로서 실질적 전략실행 주체별 관리자의 역할은 다음과 같다.

표 10-1 관리자의 역할

팀원	• 우리 팀의 전략방향 이해 • 우리 팀의 목표를 이해하고 개인 업무와 연계 • 우리 팀의 성과(특히 각자의 책임하에 있는) 향상에 집중 • 부진 성과 내용에 대한 분석 및 성과향상을 위한 대안 제시
관리자	• 목표관리 성공을 위한 변화 리딩 • 성과 위주의 운영과 업무 처리 독려 • 목표 달성 정도의 점검, 분석 및 개선대안 점검 • 전략과 자원배분을 위한 경영진 커뮤니케이션
리더십	• 전략과 성과중심의 경영에 대한 확고한 의지 표명: 회의, 조회, 각종 행사 등 • 전략실행 조직 운영(Office of Strategy Management) • 전략점검 회의체 운영(Strategy Review Meeting) • 사실과 근거에 의한 결정: 성과평가 결과 활용

2. 원무관리의 전문성과 업무 분장

2.1 원무관리의 전문성

병원경영의 경제적 위협요인이 증가하고 있어 재원일수 단축 및 병상이용률의 증가를 위한 노력을 집중하고 있다. 병원에 대한 사회적 책임의 증가와 소비자의 욕구도 점차 증가되었으며, 고품질의 의료수준을 요구하고 있다. 의료수요의 증가와 소비자 욕구의 증대로 국가에서는 의료비 증가를 억제하고 소비자의 건강권을 보호하는 측면에서 의료기관에 대한 다양한 방식의 협력을 요구하고 있다. 이에 대응하기 위해서는 병원경영이 악화될수록 고 품질의 전문성이 요구된다.

원무관리자는 병원 이용자인 고객의 심리를 이해하고 친절하게 대응할 수 있는 인격을 보유하고, 언행과 태도에서 항상 병원을 대표할 수 있는 주인의식이 필요하며 병원조직의 유지 발전을 위하여 갖추어야 할 기본요건은 다음과 같다.

가. 진료나 간호 등 병원업무에 대한 지식

나. 병명이나 약품명 및 수술명 등에 대한 의학적 지식

다. 각종 의료보장제도에 대한 지식 및 처리능력

라. 의료관련법규에 대한 지식

마. 질병별 차등수가제 등 건강보험제도의 변화에 따른 정보 획득

2.2 원무부서의 업무분장

행정관리 부문의 경우 가장 직원 수가 많은 G대 병원의 원무부서 조직 및 업무분장 현황은 다음과 같다.

표 10-2 원무부서의 조직 및 업무분장 현황

외래부문	입퇴원부문	보험부문
<접 수>	<입퇴원>	<수가관리>
전화예약 및 변경	입퇴원수속 및 예약	수가관리업무
초·재진 접수	병상관리	OCS 개발 지원
지정진료 관리	제증명 및 직원관리	진료재료수가위원회
원무서무	입원진료비 계산	건강보험지침 통보
원무통계	진료실적 및 통계관리	보험심사 교육
환자 불편상담	전산개발 지원	삭감분석 및 통계
의전 및 안내센터 운영		
	<입원관리>	<보험심사>
<수 납>	재원환자관리	입원진료비 심사
진료비 수납	예우감액관리	입원진료비 청구
보험환자 자격관리	고충처리 상담	보험미수금관리
진료비 대사	진료예약	진료비 부담내역 통보
외래 일반미수금 관리	상해외인관리	외래진료비 심사
	의료분쟁 및 소송	외래진료비 청구
<응급의료>	신체 감정	진료비 구분 산정
응급실 행정업무		자격관리
응급접수 및 수납	<미수금관리>	삭감진료비 이의신청
응급 입퇴원 수속	진료	수탁 및 위탁검사관리
응급실 재원환자관리	가퇴원	보험 일반사무
129 정보센터 관리	단체	
영안실, 구급차 관계	악성	

3. 병원조직의 특성과 원무부서의 리더십

3.1 병원조직의 특성

① 자본 집약적이며 노동 집약적 조직

병원이 의료서비스를 생산함에 있어, 자본과 노동은 매우 중요하다. 자본 면에서 본다면 진단기기 중 하나인 MRI, PET의 경우 고가이다. 또한 의료 서비스가 이용자 간 대면을 통해 주로 이루어지다 보니 노동 집약적 구조가 강하다.

② 규모에 비하여 고도로 세분화된 조직

병원은 비슷한 규모의 다른 조직에 비해 고도로 분화되어 있다. 진료과와 지원과 중심으로 분화되어 있는 현대의료의 특징이 반영되어, 의학이 종합적인 응용학문인 점이어서 라이센스 보유자, 엔지니어, 간호사, 행정인력 등 여러 직종으로 구성되어 있다.

③ 부서별 고도의 전문화

병원은 부서별로 고도로 전문화되어 있어 어느 한 부서가 다른 부서의 역할을 쉽게 대체할 수 없다. 이는 현대 의료시스템의 특징인 R&D와 서비스 경쟁, 성과주의, 팀 조직화, 의료정보화, 아웃소싱 등이 존재하기 때문이다.

④ 수익성과 공공성 추구

병원은 다른 조직과 다르게 건강권이라는 국민의 기본권과 관련된 활동을 수행한다. 이에 따라 이윤 극대화를 추구하는 일반 기업의 조직 활동보다는 공익성에 중점을 두는 조직 활동을 하도록 사회적인 요구를 받는다.

⑤ 복잡한 전환과정을 거쳐 의료 서비스 생산

의료 서비스는 다양한 직종의 사람들이 참여하여 이루어지므로 복잡한 전환과정을 통해 생산된다. 예를 들면, 골절 환자가 병원에 내원하면 정형외과 의사가 진료를 하고 진단을 위해 방사선사가 MRI를 촬영하며 영상의학과 의사가 사진을 판독하고 간호사는 간호 서비스를 제공하고 리셉션에서 수납한다.

⑥ 서비스 결과에 대해 객관적 측정이 어려움

이 특성은 ②, ③, ④, ⑤의 특성이 조합되어 나타난다. 부서별로 고도로 세분화, 전문화되어 있고 공익성이 강조되며 복잡한 전환과정을 통해 서비스가 생산되므로, 병원 내부의 서비스 품질관리나 업적 평가에 한계가 있다. 이에 따라 병원 내 갈등은 품질관리나 업적 평가를 수행할 경우 갈등이 유발되기도 한다.

3.2 리더십의 정의

리더십이란 조직, 고객(환자), 구성원, 경쟁병원 특성, 사회적 특성에 따라 다르다. 리더십이란 '주어진 상황 속에서 조직목표를 달성하기 위해 개인이나 집단 활동에 영향을 미치는 과정이다.'

병원조직의 유지 발전을 위해서는 리더십은 경영자체와 같을 만큼 매우 중요하다. 병원의 경영활동은 주어진 물적 자원을 사람이 관리하므로 아무리 우수한 최신의 현대적 고가장비나 설비를 갖추어도 관리자들의 리더십이나 영향력이 부족하다면, 구성원들에 대한 동기 부여를 유발시키지 못하고 구성원들의 노력이나 활동을 조정하고 통합할 수 없어서 궁극적으로 병원조직의 성과와 구성원들의 만족을 달성하지 못하게 된다.

3.3 리더십의 방향

병원경영 환경변화에 대응하기 위해서는 리더십의 변화가 요구된다. 미래의 병원경영자에게 요구되는 리더십의 방향은 다음과 같다. 첫째, 미래의 변화를 예측하고 병원이 추구할 방향을 명확하게 제시하도록 한다. 둘째, 구성원들이 공유할 수 있는 비전을 제시하여야 한다. 셋째, 조직문화를 혁신하는데 적극성을 가져야 한다. 넷째, 미래의 리더는 지시나 통제, 감독보다는 도와주고 협력하는 환경을 조성해야 한다.

결국 병원산업 자체의 특성상 '감성'을 생활화하기 위해서는 살아있다는 느낌을 주고, 삶의 활기가 느껴지는 사람, 가족과 이웃들과 가까운 자들과의 교감을 소중히 하는 사람, 감성이 충만하고 행복지수도 높여 같이 있는 현재의 사람에게 행복감과 향기로운 바이러스를 전파하여 감성지수가 높은 개인이 많아, 서로 기분이 좋아지게 하여 자신감과 희망이 솟구치는 기업과 사회가 바로 '신바람 나고 기가 충만한 감성적 조직체'라고 본다.

이에 따라 병원경영자는 병원경영을 선도하는 리더로서 병원의 각 직종별 신뢰 네트워크 구축이 필요하다. 병원 구성원들의 신뢰 구축을 위해서 기본적인 덕목이 필요한데, 이코노미스트지에서는 CEO가 갖추어야 할 10가지를 다음과 같이 제시하였다.

가. 높은 도덕성을 갖추라
나. 싫은 결정도 과감하게 내릴 역량을 배양하라
다. 문제의 핵심을 볼 수 있는 능력을 길러라
라. 최고를 지향하는 능력을 길러라
마. 효과적인 의사소통 능력을 개발하라
바. 적재적소에 배치를 위한 사람에 대한 판단능력을 키워라
사. 부하직원의 재능을 살려주라
아. 자기 확신을 가져라
자. 변화하는 환경에 적응할 수 있는 유연성을 길러라
차. 매력적인 지도자가 되라

피터 드러커는 병원을 "현존하는 조직체 중에서 가장 복잡한 사회조직체"이라고 언급하고 있다. 따라서 병원조직체를 잘 관리하고 목표를 달성하기 위해서는 병원경영자의 부단한 자기개발의 노력이 필요하다. 특히 병원조직 구성원간, 팀간의 상호협력을 통한 조직문화가 지속가능한 병원경영의 중요한 요소가 된다.

4. 원무부서의 커뮤니케이션

4.1 커뮤니케이션의 중요성

최근 병원에서 신·구환자들을 대상으로 커뮤니티를 구성하여 병원과 자주 접촉할 수 있도록 하는 경우가 증가하고 있다. SNS 시대에 인터넷 사용인구가 증가하고 의료기관을 선택하는데 인터넷이 유용하게 활용되고 있어서 질환별로 환자들이 서로의 고충을 나누거나 친목을 도모하는 커뮤니티가 많다. 이 커뮤니티의 활동에 병원이 지원해 주기도 한다. 한 병원의 의사는 환자들과 병원 홈페이지의 커뮤니티를 통해 스노우보드 동호회를 만들어 환자들과의 친목을 도모하고 있다. 병원의 이벤트와 타 의료 관련기관과의 네트워킹 구축을 통해 마케

팅이 활용하거나 일반 기업에 대해서 병원이 지원자로서 역할을 할 수도 있다.

4.2 커뮤니케이션 적용 방법

구성원들과의 효과적인 커뮤니케이션은 매우 중요하다. 상호 의사소통을 얼마나 잘 하는가에 문제 해결의 80%가 달려 있다. 이에 커뮤니케이션 능력을 효과적으로 향상시키기 위한 다음과 같은 다양한 방법이 있다.

① 목표 설정시에는 직원들과 함께 설정하라.
② 일을 훌륭하게 끝냈을 때는 의미 있는 포상을 자주 하라.
③ 개인적인 시간을 함께 하라.
④ 직원들의 작업 공간으로 가라. 직원들의 일터에서 그들을 직접 만나라.
⑤ 오픈 마인드로 직원들의 의견을 물어보고 들어라. 그들의 논점을 이해하도록 노력하라.
⑥ 기밀이 아닌 정보는 직원들과 함께 공유하고 그 주제에 대한 반응을 물어보라.
⑦ 용기를 꺾는 사건이나 일들은 잘된 점을 지적하여 상쇄하고, 그 기회를 통하여 경험을 습득하도록 하라.
⑧ 80%의 시간을 듣고, 20% 시간을 말하라.
⑨ 직원들에게 루머에 대해 물어보고, 그것에 대해 이야기하도록 하라.
⑩ 직원들과 함께 필드로 직접 나가라. 직원들이 효율을 높일 수 있는 기회를 이해하고, 그 기회를 살펴라.
⑪ 관리자 회의가 끝난 후에는 직원들과 그 정보를 함께 나누어라.
⑫ 회사의 비전과 미션, 목표가 명확하고 이해하기 쉬운가를 직원들에게 물어보라.
⑬ 직원들을 어떻게 도울 수 있는지를 물어보라.
⑭ 우리들의 고객이 가장 만족할 만한 일과 가장 실망스러운 일이 무엇인가를 물어 보라.
⑮ 공개적으로 칭찬하고, 개인적으로 잘못을 지적하라.
⑯ 함께 일하는 직원이 무엇을 좋아하는지를 발견하라.
⑰ 매일 모든 직원들을 바라보며 활기차게 이야기 하라.

⑱ 당신이 불편을 느끼는 사람과 공감대를 가져라.
⑲ 매달 목표를 설정하라.
⑳ 직원들과 가끔 점심식사를 함께 하고 신뢰를 구축하는 기회로 이용하라.

합의 도출을 위한 커뮤니케이션 활동은 다음과 같다.

가. 명확하고 일관적이며, 쉽게 이용가능하며, 지속적으로 시행
나. 짧고 간결하게 의사소통
다. 전 직원의 책임감 고취
라. 회의 개최
마. 게시판
바. 이메일
사. 포스터
아. 시범

5. 구성원의 만족도 증진방안

내부고객 한마음과 관리자의 내부고객 만족도 향상을 위한 체크 리스트는

표 10-3 내부고객 한마음과 관리자의 내부고객 만족도 향상 체크 업

구 분	내부고객 한마음	관리자의 내부고객 만족도 향상
내 용	• 내부고객 만족을 위한 리더십은 무엇인가 • 조직이 하나가 되기 위한 방안은 무엇인가 • 동료간 우애가 넘치기 위한 방안이 무엇인가 • 관리자와 직원간 소통이 잘 되는 방안은? • 서로간 업무의 벽이 허물게 하는 방안은?	• 친구 같은 상사가 되어야 한다(편안한 대화 상대) • 먼저 다가서는 상사가 되어야 한다(먼저 인사, 먼저 손을 내민다) • 칭찬과 격려를 달고 살아야 한다(잘 하는 친구, 못하는 친구) • 지속적인 Up-Grade 사고방식(편안하게 최선, 진지하게 발전) • 솔선수범(어려운 곳에 가장 먼저 나타나는 적극적인 사고 방식) • 언행에 대한 신뢰성 • 하나가 될 수 있는 서비스 환경을 만드는 노력

병원의 특성을 고려할 때 <표 10-3>과 같이 제시할 수 있다.

구체적인 구성원의 만족도 증진방안은 다음과 같다.

첫째, 직무 자체는 의무적 사항으로 간주하지 않고 경영진은 높은 수준의 서비스 제공이라는 차원에서 구성원에 대한 지원과 배려가 필요하다. 원무부서 직원들의 고객 접점의 순간 관리가 병원이미지 제고에 미치는 영향을 인식하여 전문성을 지나치게 강조하기 보다는 명확한 업무분장과 적절한 순환배치로 직무만족도를 높이도록 한다.

둘째, 보수는 타 의료기관, 타 부서와 비교 분석하여 병원과 구성원 입장을 고려하여 기초자료 분석을 통한 공정한 대우가 되도록 설정하여야 한다.

셋째, 동료 및 상사와의 관계는 상호 호의적인 태도와 신뢰를 갖도록 다양한 직무만족 프로그램이 선행되어야 한다.

넷째, 승진 및 승급은 부서의 전문화, 직위 세분화, 양성 평등의 승진정책으로 사기앙양, 원무부서의 직원의 자질 향상에 노력하도록 한다.

다섯째, 교육정책으로 친절, 직무, 연수교육 등 프로그램이 필요하지만 적극적이고 자발적으로 참여하도록 한다.

6. 타 부서와 협력시스템 구축방안

① 팀의 개념과 특징

경영조직은 경영의 목적을 달성하기 위하여 질서 있는 인간활동의 결합이다. 기업은 스스로의 활동을 영위하기 위해서 조직체의 형식을 갖추게 된다.

새로운 패러다임에 의해 갈수록 조직 시스템은 점차 수평화 될 것이다. 즉 중앙 스탭 조직은 축소되고 다른 소그룹 및 개별 단위들에 보다 많은 결정권이 위임될 것이다. 또 고객과 지속적인 품질 개선에 중점을 두는 한편, 인적 자원 및 다양성에 비중을 두는, 높은 성과를 올리는(High-Performance) 조직이 향후의 조직 시스템에 있어 하나의 규범이 될 것이다.

② 팀 구성하기

단순히 사람이 모였다고 해서 팀이 구성되는 것은 아니다. 여러 사람 중에서 누군가를 선택했다 해도 그 사람이 리더가 될 수 있는 것은 아니며, 리더와 구성원이 각자 역할을 다 했을 때 팀이 구성되는 것이다.

팀이란 단순히 사람이 모여드는 군중과는 다르다. 팀이란 목적 집단이며 기능집단인 것이다. 팀에는 목적이 있으며, 그 목적을 달성하기 위해 멤버는 개개인의 역할을 분담하여 활동하고 있다.

그러나 멤버를 무기적·기능적인 구성요소로서 취급하는 것은 팀의 효과를 높이는 최선의 길이 아니다. 팀 활동이 멤버 개인에게 어떤 인간적 의미도 부여하지 않는다면 멤버로서 팀에 속해 있는 의미가 없어지며 팀 활동은 붕괴되어 버릴 것이다.

팀은 관리하기 쉬운 구조가 아니며, 보다 힘든 목적 추구의 집단조직인 것이다. 인간미는 존중되어져야 하지만 인정만을 추구해서도 안 된다.

팀에 있어서 리더의 역할에는 다음과 같은 것을 들 수 있다.

① 팀의 방향을 설정한다.
② 목표를 향해 멤버에게 동기부여를 한다.
③ 멤버의 능력을 증진시킨다.
④ 자발성을 최대한 이끌어낸다.

※ 리더십의 성공 사례

• 최근 몇 년 동안 전세계 여러 기업 및 단체의 리더들을 대상에 의한 500개의 능력 모델을 바탕으로 추출한 자료에 따르면, 조직 내 고위 관리자급을 보통의 능력을 가진 리더와 탁월한 능력을 가진 리더로 구분하는 능력 중 감성지능이 80~90%의 비율을 차지하였다.

• 지적 능력은 탁월한 업무 수행능력을 발휘하는데 중요한 요소이긴 하지만, 그것은 어떤 일을 처음 시작하거나 보통 수준의 일을 할 때 중요한 능력으로 그 비중은 10%를 넘지 못했다고 한다.

• 2004년 전국경제인연합회에서 윤리경영과 주가에 대해 조사한 결과, 기업윤리 전담부서를 설치하여 윤리경영을 적극적으로 실천하고 있는 기업의 주가 상승률은 2000년부터 2003년까지 평균 49.2%를 기록, 윤리헌장만 제정한 기업의 43.1%, 윤리헌장 미제정 기업의 평균치인 35.2%를 크게 상회하는 것으로 나

타났다.

① S병원의 감성경영

현재의 경영시스템이 권위와 칭찬의 시대를 넘어 인간 존중의 시대로 옮아가는 것은 너무 자연스러운 현상이라고 할 수 있다. 인간은 누구나 어떠한 환경 속에서도 행복을 추구할 권리가 있다. 경영 조직에서도 예외는 아니다. 누구나 기쁨 속에서 최선의 결과를 도출시키고 싶어 할 것이다.

어느 한 회사에서 나이가 지긋한 사장이 아침에 계속 싱글벙글하고 있더란다. 그래서 직원 하나가 왜 그러느냐고 물었더니, 회장에게서 회사운영을 잘 하고 있다고 칭찬을 들었다는 것이다. 이렇듯 칭찬의 말 한마디는 직위와 상관없이 누구나를 즐겁게 해주는 단어이다.

지금 가장 효율적인 경영은 인간을 존중하는 감성경영의 시대이다. 직원을 존중하면 생산성이 향상된다는 기업적 경영가치를 떠나서 인간성을 중시하는 사회다. 이러한 인간성 존중에 경영을 접목시키는 감성경영이야말로 지금의 시대가 원하고 있는 경영기법이다.

그 실례를 Life병원 원무팀 운영의 사례로 살펴보자.

이곳은 원무팀장을 중심으로 전 직원이 외래의 수납, 전화예약 등 외부 고객을 맞이하는 병원의 얼굴임과 동시에 첫 인상이다. 이들은 조직 내 가족운동을 펼치고 있는데, 출근하자마자 직원들의 얼굴을 살펴 기분 상태를 파악하기 위한 노력부터 시작한다. 흔히 우리가 맞선을 보는 자리나 인간관계의 성패가 첫 인상에서 좌우되는 것과 마찬가지다. 각 부서의 성공은 내부 고객의 만족에 있다고 판단한 이곳은 부서장 및 관리자가 직원들을 존중하고 섬기면서 다음과 같이 성공적인 변화의 결과를 가져왔다.

첫째, 부서의 분위기는 아침 출근하는 부서장의 인상에 있다고 판단해서 항상 즐겁게 웃으며 출근한다.

둘째, 사람은 인사와 말보다는 서로가 서로에게 피부로 부딪히는 스킨십이 무엇보다 중요하다. 남녀의 가장 부드러운 스킨십은 악수이다. 왜냐하면 악수는 모든 감정의 표현이 가능하며 관심과 당부를 동시에 전달하기 때문이다.

셋째, 아침 조회를 반드시 한다. 항상 명상시간에 기도 또는 삶에 지침이 되는 이야기를 부드럽고 자연스러운 분위기 속에서 들려주고, 매뉴얼 복창연습에 이어 어깨 등을 서로 두들어주며, 간단한 체조로 몸을 푸는 등의 시간을 거치면서 동료애를 기르고 부서의 단결을 가져온다.

아침에 이러한 과정을 매일 거쳐 외부 고객을 맞이할 수 있는 마인드를 갖추고 자리에 앉을 수 있게 함으로써 외부고객과 하나가 되어서 자연스러운 마음에서 우러나는 서비스가 가능해진다.

그 결과 조선일보 NCSI 고객만족 평가에서도 전국 서비스 기업 중 병원통합 1위를 차지하는 성과를 보였다.

병원은 이뿐 아니라 직원 상호간에 인간적인 관계 발전을 위한 각종 동호회 모임을 적극 지원하여 타 부서 직원들과도 교류의 장을 만들어 업무 효율을 극대화하고 있다. 특히 마라톤 운동을 적극적으로 지원하는데, 많은 직원들이 '마라톤 클럽동호회'에 참여하여 마라톤 정신으로 극한 상황하에서 도전의식을 일깨우며 서로 대화를 하며, 땀을 흘리며 기초체력을 보강하고, 끈기와 성실을 목표로 지속적으로 정진할 수 있도록 독려하고 있다.

② J병원의 칭찬경영

"직원들이 즐거워야 병원이 행복하다"

J병원은 칭찬제 · 부서벽 허물기 행사 등이 이어지고, 병원 내 직원들을 위한 다양하고 아기자기한 행사로 주목을 받고 있다.

병원은 칭찬 문화 활성화, 온라인 홈페이지 개편, 병원 내 부서간 벽 허물기 행사 등 다양하고 알찬 활동을 통해 병원을 활기차게 하고 있다.

"사소한 칭찬도 맘껏 하세요"

J병원은 개인별 칭찬릴레이 제도와 부서별 칭찬릴레이 제도 및 칭찬스티커 제도, 칭찬동료 포상제도 등의 다양한 '칭찬' 제도를 운영해 직원들의 업무 의욕을 고취시키고 있다. 칭찬릴레이 제도는 개인, 부서별로 1주 및 2주 단위로 릴레이식으로 칭찬 직원과 칭찬 부서를 선정하는 제도이다.

특히 칭찬 스티커 제도는 칭찬 스티커 발부가 10,000건을 돌파하였고 현재 월평균 939건으로 504%라는 수직적인 상승을 보이는 등 긍정적인 병원문화로 자리 잡아 가고 있다.

"온라인으로 모두 모여라"

병원은 최근, 병원홈페이지의 직원공간을 업그레이드해 온라인으로 직원 상호간에 메시지를 남길 수 있도록 했다.

또 부서별 게시판도 운영, 부서의 다양한 소식들을 부서원이 공유할 수 있도록 했다. 특히 직원 개개인의 사진과 소개가 들어간 마이페이지를 운영하여 개인 PR 및 직원간의 자유로운 커뮤니케이션의 통로로 이용되게 하여 직원들의 새로운 대화의 장을 마련하였다.

③ 평택 굿모닝병원 CEO의 감성경영

경기도 평택에 소재한 굿모닝병원의 경우 인간중심의 경영으로 경영성과를 거두고 있다. 굿모닝병원은 성과급을 지급하고 병원실적을 직원에게 환원하는 한편 다양한 시상제도를 마련하는 등 충분한 보상을 통해 직원들의 참여와 신뢰를 이끌어내는데 초점을 맞췄다.

시스템으로는 팀별 자율관리제, 미국식 총액연봉제, 주 40시간제 조기 도입 등 조직혁신에 과감하게 임하고, 경영지표의 투명한 공개와 수평적 노사협의체 운영, 신바람 나는 일터 만들기 등 내부고객인 직원의 만족도를 높임으로써 경영성과를 높인 사례로 꼽힌다.

굿모닝병원 이사장은 “나에게 있어 가장 중요한 고객은 바로 직원이며, 그래서 항상 직원들이 무엇을 하고 싶어 하는지, 무엇을 필요로 하는지 고민한다”며 “직원과 진정한 공감을 나누는 경영자가 되는 것이 인간중심 경영의 핵심”이라고 소개했다.

직원 제안제도나 아이디어 공모대회 등을 통해 직원에게서 창의적인 아이템을 찾아내고, 지역사회 후원이나 자매결연 등으로 직원들이 자긍심을 가질 수 있도록 사회에 환원하는 모습을 보였으며, 직장 내 자기계발 프로그램을 통해 직원들의 능력 향상에도 주력했다.

이사장의 인간중심경영의 7대 원칙은 충분히 보상하라, 제도혁신에 과감하라, 투명하게 공개하라, 신바람 나는 일터를 만들어라, 직원에게서 구하라, 사회에 환원하라, 자기계발의 유인을 제공하라 등이다.

이사장은 “2002년 대비 2007년 직원은 48% 증가했고 수익은 2002년과 비교할 때 2006년 94%나 늘었다”며 “외래환자 82%, 입원환자 51% 증가 등 경영지표상 눈에 띄는 성과를 거뒀다”고 설명했다(굿모닝병원이사장, 한국병원경영학회 종합학술대회 발표, 2007. 10. 25).

④ 병원의 내부 조직관리

B병원 사례

1) 신환 TFT 운영
  - 진료지원실장 주관/의료진 및 지원부서 8 : 2비율 구성
  - 전체 환자수는 우수하나 낮은 신환 비중으로 문제의식 제고
  - 외국인 환자 저조(비교: 국제진료소 활성화)
  - 신환환자 창출에 대한 인센티브제도 마련
2) 연도별 진료계획 수립과 관련조사를 위한 전담인력 확보
3) 원무팀 주관 진료스케줄 table관리
4) 진료시간표 관리 철저: 전담인력 4명
5) 진료 상황관리 강화 예정(프로그램 적용 임박)
  - 외래 진료 현황판 및 입원 현황판 게시: 실시간 현황 파악 → 병원장실
6) 의료진과 진료지원 부서간의 친밀도 향상 노력
  - 신임 및 연수 복귀 교원에 대한 선물 전달 및 간담회(원무팀)

외래진료 활성화 TF-Team 운영 사례

1) 구성: 위원장 – 부원장 / 운영위원 – 젊은 교수 주축
2) 주요 활동
  - 전략적 진료강화분야 발굴
  - 부서간 이견 생산적 방향 조율
  - 외래 진료분야 주도적 견인차 역할 수행
  - CS와 수익 개발
  - 외래환자 유치 및 진료 활성화를 위한 시스템 보완 등
    - 외래 진료 세션, 초/재진 진료 Block 체계적 관리
    - 진료시간표 Table 관리 강화

연습문제

1. 조직관리의 의의와 중요성
2. 원무관리의 전문성
3. 원무관리의 업무분장
4. 병원조직의 특성
5. 리더십의 정의
6. 리더십의 방향
7. 커뮤니케이션의 중요성
8. 커뮤니케이션의 적용 방법
9. 구성원의 만족도 증진 방안
10. 리더십의 성공 사례
11. 감성경영의 의의와 사례

제 11 장 원무 고객만족 경영

1. 고객만족(CS)의 정의

고객만족은 제품 또는 서비스에 대해 구매 후 고객이 인식하는 성능(또는 실적)이 구매 전 기대와 비교하여 느끼는 상태를 말한다. 즉 고객만족이란 구매한 제품이나 서비스의 성능이 기대를 충족시키는 경험을 했을 때 고객이 느끼는 상태이다.

고객만족경영(Customer Satisfaction Management)이란, 총체적 고객만족 목표를 달성하기 위하여 고객지향적 사고가 기업경영의 모든 측면에서 반영되는 경영이다. 즉 기업의 고객만족을 위하여 모든 활동이 전사적으로 조정되고 통합될 때를 의미한다.

2. 고객의 니즈

2.1 고객들의 주요 요구사항

① 전문화된 서비스

• 전문화된 병원, 센터의 필요성

• 전문병원, 센터 이용 의사

② 개별화된 의료서비스

• 맞춤 서비스에 대한 기대 증가

• 전문적인 설명, 상담

③ 안락하고 편안한 서비스

- 대기시간, 진료 절차

2.2 원무행정에서 고객의 요구

① 원무행정의 기본적 자질

- 환자중심의 업무 자세
- 친절(서비스)과 정확성, 신속성 : 정확성과 신속성은 구성원의 능력과 자질, 태도에도 많이 좌우되지만 원무 정보화의 비중이 절대적임
- 환자에 대한 관심
- 용모 단정 및 올바른 태도
- 성의와 책임감
- 병원 내규와 각종 법규 숙지

② 외래창구에서 고객 응대의 3S(Smile, Service, Speed)

그림 11-1 외래창구에서 고객응대의 3S

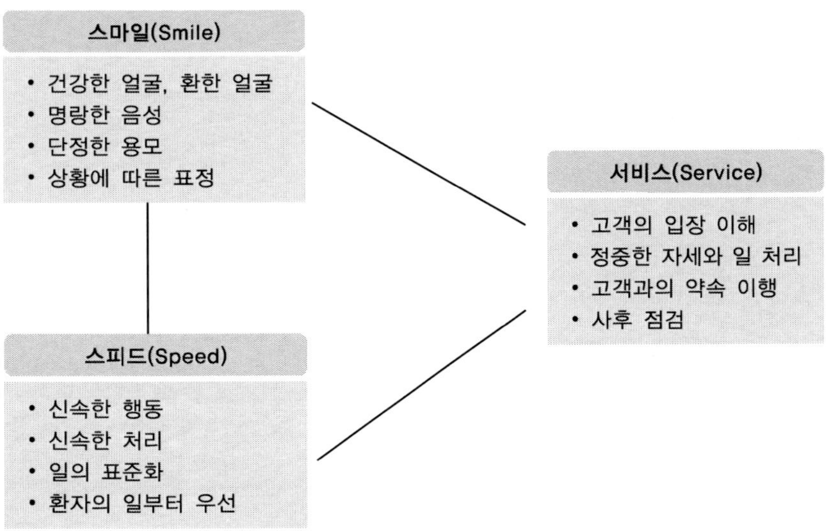

2.3 의료기관 이용시 주요 불편사항

VOC(Voice of Customer, 고객의 소리)를 통해 진정한 CS를 위한 적극적 노력이 필요하다. 고객의 쓴소리는 서비스 향상의 좋은 기회를 제공하게 되고, 구성원 전체가 VOC 사례를 공유해야 한다. 예를 들면, 포괄적 내용의 문제 검사시 설명의 부족에 따른 오해를 풀 수 있도록 해야 한다.

① 외래 · 입원별 불편사항

외 래	입 원
1. 진료 대기시간	1. 고가의 진료비
2. 직원의 불친절	2. 복잡한 절차
3. 상세한 설명 부족	3. 직원의 불친절
4. 고가의 진료비	4. 병실의 불편함
5. 복잡한 진료 절차	5. 식사에 대한 불만

② 의료기관 이용에 대한 불만 조사 결과(자료, Biz & Issue Medical)

- 진료 내용이나 진료비 등의 정보 제공이 불충분하다(55%)
- 의사 설명이 어렵고 불충분하다(36.9%)
- 의사 태도와 말씨가 고압적이다(43.9%)
- 의사와 의사소통을 할 수 없다(32.1%)
- 대기시간이 길다(25.8%)

③ 외래부문에서 선택받은 병의원의 덕목

- 의사소통이 잘 된다(81.2%)
- 통원의 편이성이 높다(78.8%)
- 의사가 치료법에 대해 알기 쉽게 설명한다(77.1%)
- 태도와 말씨가 자상하다(70.4%)
- 친지나 통원환자 사이에 평판이 좋다(65.4%)

④ 재구매(재방문)이 이루어지지 않는 이유

- 사망(1%)
- 진료가 불필요한 상황(3%)

- 친지의 영향(주위 사람의 구전)(5%)
- 경쟁 의료기관의 경쟁력과(경쟁 심화)(11%)
- 진료에 대한 불만(15%)
- 병원 직원의 무관심(65%)

3. 고객만족위한 대응전략

3.1 기본 전략

첫째, 불평고객의 불만에 귀를 기울인다.
둘째, 내외부 고객의 불편사항을 개선한다.
셋째, 단순 반복업무를 최소화한다.
넷째, 진료비 계산은 정확・신속하게 하고 착오는 신속하게 수정한다.
다섯째, 고객이 원하는 정보를 신속하게 조화시키고 개인정보를 보호한다.

3.2 내부 고객만족전략

의료인의 만족은 외부고객만족과 직결된다. 의료인의 만족이 없이는 고객만족이 있을 수 없다. 의료인은 의료기관의 가장 중요한 생산자원이며, 의료기관의 첫째시장(고객)이다. 의료인들이 자신의 직무를 사랑하고 병원에 자긍심을 가진다면 그 병원을 찾는 환자들에게는 좋은 서비스를 제공할 것이기 때문이다. 만족을 느낀 환자들은 필요시 병원을 다시 찾게 될 것이고, 의료인들은 자신의 직무 만족도가 높아져 보다 우수한 서비스를 제공하게 된다. 그 결과 병원을 재이용하는 환자 수의 증가로 병원의 수익성은 높아질 것이고, 최고경영자들을 만족시키게 된다.

구성원 만족을 창출하는 주요 요인은 다음과 같다.

첫째, 훌륭한 인력의 채용이다.

둘째, 적합한 교육 및 도구의 제공이다.

셋째, 획기적 서비스를 인도하기 위한 경영지원의 제공이다.

훌륭한 서비스는 사람과 함께 시작되며, 만약 구성원이 직장에 대하여 만족하지 못하거나 구성원이 제품・서비스에 스스로 만족하지 못한다면, 고객도 같은 생각을 갖게 된다.

또한 직무만족도를 증가시키면, 고객 만족도는 그 이상으로 증가하며, 고객관계를 방해하고 있는 것은 무엇일까? 대부분 직장에 만족하지 못한 구성원일 것이다.

조직경영의 기본은 일선직원이 고객만족, 고객충성도와 수익성 및 성장에 대한 의미를 얼마나 중요하게 인식하느냐에 달려 있다.

※ 고객관리 사례

사례 1. A병원 수납팀

① 부서 운영목표: 고객중심적 사고와 프로세스 개선 통한 one-stop 서비스 제공

② 구체적 목표: 초진환자 고객관리를 통한 경영수익에 기여, 친절운동을 통한 고객관계관리(CRM) 강화, 열린 조직문화 형성, 대기시간 단축을 위한 개선 활동

③ 특성별 문제점 분석

가. 환자: 병원 초진환자를 위한 전용창구 부재, 진료 절차에 대한 이해 부족, 전문화된 상담창구 부재, 수납창구의 혼잡 및 대기 지연, 상세한 설명 및 안내 부족

나. 직원: 수납 대기인원 증가로 상세한 설명의 어려움, 타 부서와 의사소통의 문제, 환자의 이해 부족으로 반복되는 설명

다. 병원 내적 환경: 동선의 복잡, 통합 창구 부재, 안내 도우미 부족

④ 개선방안

가. 대기시간: 무인수납 활성화, 수납 코디네이터 도입

나. 진료비에 대한 상세 설명 부족: 멘토링을 통한 직무교육, 초진전용 창구 개설

다. 응대 태도: 기본에 충실한 서비스, 열린 조직문화 형성

사례 2: B병원 CS 활동

가. VOC 사례별 유형별 교육: VOC에 접수된 사례별 응대요령 및 대안 모색
나. CS 마인드 고취 내부교육: 아카데미 운영팀과 협조 및 내부 자체교육 실시
다. MOT check list 자체 평가: 자체 접점 및 전화 모니터링 후 개인별 피드백
라. 중점과제 선정 캠페인 전개: 월별 과제 선정과 포스터 제작 후 캠페인
마. 의료기관 평가 대비 환자만족도 교육 실시

4. 고객관리와 환자정보 분석

고객(환자)과 관계관리를 위한 내부체계 구축으로서, 최근 의료기관의 경영 환경이 악화되면서 신규 고객 창출과 기존 고객 유지를 위해 고객관리에 대한 관심도가 높아지고 있다.

특히 개원 후 일정기간이 지난 이후에는 각종 홍보 매체를 이용하는 마케팅 활동에 대해 한계를 느끼고 기존 고객에 대한 관리를 통한 신규 수요 창출에 관심을 가지고 있다. 환자정보의 활용을 통한 기본적인 환자관리방안과 병원의 경영상황을 파악할 수 있는 환자관리 지표를 활용하기 위한 방법을 살펴보고자 한다.

4.1 환자정보 수집방법 및 분석방법

병원의 다양한 정보 중 환자와 관련된 정보가 매우 중요하다.

환자에 대한 정보를 통해 병원은 주요 진료과목, 내원환자의 지역적 분포, 성별·연령별 분포, 진료과목별 가격, 내원 계기(홍보채널 확인) 등을 분석할 수 있다.

이러한 환자정보를 이용하여 병원은 홍보·마케팅 활동에서 매체를 선정하고, 특정 진료과목에 대해 특화진료를 구축하기 위해 필요한 의사결정을 하게 된다.

최근 환자관리를 위한 CRM(Customer Relationship Management, 고객관계관리) 프로그램을 구축하는 의료기관이 증가하고 있지만 아직 보편화되지 않고 있다.

일반적으로 환자관리를 위해서는 환자에 대한 기초 정보를 수집하고, 이러

한 정보를 축적한 뒤 일정한 방식에 의해 정보를 가공하여 의미 있는 정보를 생산하게 된다. 환자관리를 위해 별도의 솔루션을 활용, 수작업에 의해 환자관리를 진행, 정보의 수집→축적→가공의 과정은 필수적이다.

일반적으로 환자정보는 개인의 병력관리를 중심으로 하고 있기 때문에 차트에 기록되는 것이다. 그러나 차트를 이용하는 것은 환자의 병력관리에는 많은 도움이 되겠지만 환자를 관리하기 위한 분석의 도구로는 한계가 있다. 즉, 일부 전자차트의 경우 환자 정보에 대한 통계기능과 고객관계관리를 위한 단순한 기능이 포함된 경우도 있다.

결국 내원환자 관리를 위해 다른 방식의 환자관리가 이루어져야 할 필요성이 있다.

별도의 방식에 의한 관리가 이루어지기 위해 진료관리 및 보험청구와 관련된 기본적인 환자정보와 함께 다음과 같은 요소들은 환자관리를 위해 필수적으로 확보해야 한다.

① 환자의 연령 · 성별
② 환자의 거주지: ○○시(도)/○○구(시/군)/○○동(면)
③ 내원 동기: 홍보채널(소개, 홈페이지, 신문, 방송, 광고)
④ 진료과목 및 방문일(진료 완료율)
⑤ 총 진료비 금액(미수액 포함)
⑥ 소개 권유 횟수 및 방문 환자명
⑦ 환자의 직업 및 소득 수준
⑧ 진료 및 서비스 만족도(고객 불편사항 포함)
⑨ 연락처: 집(사무실) 전화번호 · 핸드폰 · e-mail

이러한 정보를 수집하기 위해 초진환자에게 고객방문 설문지를 작성하도록 할 수 있다. 초진환자가 내원하여 접수를 하고 대기 중에 차와 함께 고객방문 설문지 작성에 대한 안내와 동의를 얻고, 가능한 상세하게 기록하도록 상담자가 권유하면서 진행할 수 있다.

대부분의 정보는 고객방문 설문지를 통해 얻을 수 있으며, 진료비의 경우 내원 일별로 진료비를 기록하고 환자당 총 진료비가 표시되도록 관리한다. 소개 권유의 경우 소개한 고객의 이름과 대조하여 정확히 소개자를 파악할 수 있도록 하는 것이 중요하다.

진료 및 서비스 만족도는 내원환자의 진료가 종료되는 시점에 고객만족도 설문조사를 실시한다.

일반적으로 고객만족도 관련 설문조사의 항목은 다음과 같다.

① 의사의 친절도 및 상담 수준

② 직원의 친절도 및 전문성 수준

③ 병원의 하드웨어 및 인테리어 등

④ 대기시간 및 예약제 운영의 적절성

⑤ 진료비 수준

설문지는 별도의 설문지 수거함을 비치하여 환자의 신상 공개가 되지 않도록 배려한다. 환자관리를 위한 정보들을 축적하기 위해 데이터베이스 활용이 요구되는데 의료기관에서 비밀유지를 하는 측면이 있다.

별도의 고객관리 솔루션을 활용하고 있는 병원의 경우에는 큰 문제가 되지 않지만 엑셀(Excel)과 엑세스(Access)라는 범용 프로그램을 이용할 수 있어야 하는데 보통의 의원급에서는 숙련된 인력이 부족하다.

결국 환자 정보의 축적을 단순히 서류(paper) 중심으로 관리하게 되어 환자 정보 분석을 위해 많은 인력과 시간이 요구되고 담당하는 직원의 업무 부담으로 작용하여 활용에 어려움이 있는 것이다.

환자관리를 위해 필요한 정보를 수집하고 축적한 뒤에는 필요한 목적에 의해 지표를 선정하여 지표별로 분석하는 작업이 필요하다.

일반적으로 환자정보를 통해 환자 개인에 대한 특성을 고려하여 맞춤형 서비스(e-mail, SMS, 상담)를 제공하는 것이 기본적인 역할이며, 병원 전체적인 상황을 분석하는데 이용할 수 있다.

첫째, 환자 개개인의 특성을 고려한 맞춤형 서비스란 환자의 질병 유형에 맞추어 계절별로 건강상식을 메일로 발송하는 것과 질병 유형별로 진료 후 유의사항을 알려주는 것, 기념일(생일, 결혼기념일)에 축하 메시지 발송, 진료 예약일 알람(alarm), 소개 권유 활동을 통해 신규 고객을 유치한 경우 감사 메시지(thanks letter) 발송 등이다.

병원은 증상별로 환자에게 제공할 수 있는 기본 컨텐츠를 확보하고, 진료 후

유의사항, 계절별 건강상식에 대한 정보를 정리하고, 진료 후 일정시점에 해당 내용이 환자에게 전달될 수 있도록 한다. 각종 기념일과 진료 예약일에 대한 알람 기능을 두어 해당자에게 문자 메시지 및 메일이 발송되도록 한다.

소개 권유의 경우 신규 고객을 소개한 고객에 대한 확인 작업을 거쳐, 해당 고객에게 감사 메시지를 발송하도록 한다.

둘째, 병원 전체적인 상황을 분석할 수 있는 지표를 산출하는 것이다.

보통 고객정보를 통해 병원에서 활용할 수 있는 지표는 다음과 같다.

① 월별 고객만족도 추이

② 월평균 고객 불평 건수

③ 지역별 · 연령별 고객분포 현황

④ 일 외래(입원)환자 수

⑤ 일 신규환자 수

⑥ 진료과목별 외래(입원) 환자 수

⑦ 구환자 재방율

⑧ VIP고객 추이(소개 권유 및 opinion leader)

⑨ 주요 홍보 · 마케팅 채널에 대한 정보

고객관리지표는 병원의 환자 추이분석 및 특화 진료영역에 대한 집중과 선택 의사결정 자료, 홍보 · 마케팅 활동에 대한 평가분석, 신규 홍보 · 마케팅 전략을 수립하기 위한 기초자료로 활용될 수 있다.

4.2 내부 실행부서(인력) 배치 및 교육

병원에서 홍보 · 마케팅 업무를 담당하는 직원의 경우 대부분 외부 마케팅을 수행하는데 중점을 두고 인력을 채용하는 경우가 많다.

하지만 마케팅은 외부 마케팅뿐만 아니라 고객과의 관계 마케팅이 중요한 역할을 하므로, 병원 구성원 모두가 참여하는 마케팅 활동이며, 환자정보의 관리는 모든 구성원들이 마케팅 활동을 하기 위해 필요한 정보를 가공하여 제공하는 것이다.

환자의 정보 수집과 분석은 데이터베이스의 활용이므로 직원 채용시 정보화 능력을 보유한 인력을 채용하는 것이 바람직하다. 또한 환자 개개인에 대한 맞춤형 서비스를 제공하는 경우 해당 고객을 찾아내고(filtering), 해당자에게 정보(contents)를 보내는 업무를 추진하는 인력을 두어야 한다.

고객과의 관계를 유지하기 위한 방법은 전화(human touch), SMS, e-mail, 편지 등을 이용할 수 있는데, SMS와 e-mail의 경우에는 전산작업을 통해 일괄처리(batch-process)가 가능하지만 전화(happy call), 편지의 경우 전담 인력이 배치되어야 한다.

마지막으로 환자정보를 이용한 분석을 통해 병원의 지표를 관리하고, 고객 불평사항 및 병원 고객관리를 위한 대안을 수립하고 추진할 수 있는 인력이 확보되어야 한다.

병원의 규모가 큰 경우에는 이 역할을 수행하기 위해 전담인력을 둘 수 있지만, 인력채용에 대한 부담이 있는 병원의 경우 모든 구성원이 참여하여 수행해야 한다. 이에 따라 원장의 의지와 참여도가 중요하다.

환자관리와 관련된 교육에서 가장 기본적인 부분은 전산 활용에 대한 교육이며, 고객만족도 향상을 위한 서비스 및 친절교육이 병행되어야 한다. 특히 환자에게 제공되는 각종 내용(contents)을 확보하기 위해 원장을 비롯한 모든 구성원이 함께 참여하는 임상교육이 이루어져야 할 것이다.

고객관리를 단순히 시스템 활용에 의한 도구로 활용하는 것 보다는 내부고객(직원)이 참여하는 임상, 서비스, 환자관리 시스템의 응용이라는 관점에서 환자관리 체계를 구축하게 된다면 더욱 높은 성과를 얻을 것이다.

※ 고객만족 경영사례

(1) 서울대병원의 사례

고객에게 보다 정확하고 친절한 원무서비스를 제공하고, 원무 CS 역량을 강화하기 위해 집중적인 교육을 강화하고, 의료기관 평가와 관련하여 환자만족도 지표를 설정하여 개선하도록 하였다.

① 추진전략

가. 원무기획팀 자체 구성

- 맞춤식 교육방향 설정

나. 고객만족 향상 월례 교육 실시

- 주요 보직자 및 원내외 강사 교육

다. 전 직원들의 자발적 참여 추진

- 접점 부문 서비스 리더 발굴 및 양성

라. 고객 체험 프로그램 운영

- 고객의 시각으로 원무서비스 관찰
- 서비스 개선활동에 반영

마. 타 병원 교류 및 벤치마킹

- 교육 수준 제고에 활용
- 각 병원 원무부서 모임 등

② 사업평가 결과

원무 접점 부문별 만족도 지표는 다음과 같다.

표 11-1 원무사업평가 결과

평가항목 및 지표 (1,000점 기준)	부문별 친절도 (전년 상반기 조사)	실제 지표 (당년 상반기 조사)	목표 지표	비고
안과, 이비인후과 수납	–	–	80	10% 향상 (평균 8점 향상)
외과계 수납	–	–	80	
내과계 수납	–	–	70	
암센터 수납	–	–	70	
본관 입원 수속실	–	–	70	
중앙현관 접수	–	–	70	
평균	–	–	73.3	

표 11-2 원무 수납 접수 불친절 민원 건수 지표〈예시〉

전년 건수	당년 목표	당년 1-10월 실제 건수	비고
79건(월 6.5건)	55건(월 4.5건)	54건(월 5.4건)	30% 감소

(2) 통합 서비스 창구 운영 사례

부서별 행정업무 역할에 따라 고객지향의 업무처리를 도모하여 효율성을 추구하였다.

- 제증명 서류 발급(진단서, 소견서, 각종 확인서, 납입증명서, 세부내역서 등)-원무팀
- 의무기록 사본 발급-의무기록팀
- 영상물 CD 복사-영상의학과
- 각종 검사예약(혈액검사, 초음파, CT, MRI 등)－외래간호팀
  －분산 창구 통합⇒환자 동선 축소⇒1곳에서 다기능 처리 ⇒ 서비스 질 향상
  －라운드형 창구, 고객과의 친밀도 제고

(3) 병원 CS 서비스 사례

차별화, 전문화된 CS 서비스 제공을 이념으로 CS를 실천하고 있는 사례를 소개한다.

"병원의 얼굴이자 거울로서 고객서비스의 시작과 끝을 담당하는 부서답게 앞으로도 보다 향상되고 보다 질 높은 CS서비스를 제공하는 데 원무팀 모두 각자의 역할에 최선을 다할 것을 약속드립니다."라고 선언한다.

외래, 입·퇴원, 계산, 미수관리 및 법무관련 조정 등 총 5개의 주요 파트를 시작으로 각각의 역할과 임무가 다르지만 각 업무를 책임지고 있는 파트장들은 물론 직원들 서로 간의 유기적이고 긴밀한 협조관계를 통해 고객들이 병원이용에 있어서 조금의 불편이나 불만 사항이 없도록 최상의 고객서비스 환경 조성에 노력하면서 화합과 단합의 화기애애한 부서 분위기를 바탕으로 고객만족, 고객감동을 앞장 서 펼쳐나간다는 자부심과 보람 속에 생활하고 있는 원무팀 요원들이다.

원무팀장은 "주위의 많은 병원들 또한 거창하고 폭 넓은 이벤트성의 다양한 서비스를 선보이고 있지만 그 무엇보다도 중요한 것은 고객서비스를 향한 흔들리지 않는 몸에 벤 습관이 핵심임을 강조하고 싶다"며 "그런 의미에서 저희들은 부서장 주관하에 매일 아침 '모닝 CS 교육'을 통한 전문화되고 특화된 우리만의 톡특한 서비스를 선보임으로써 다른 병원과 차별화된 내용에 중점을 두고 교육에 철저를 기하고 있다"며 누구나 하지 않고 누구나 할 수 없는 새롭고 획

기적인 서비스 제공을 통해 고객들에게 큰 호응은 물론 다른 병원으로부터 벤치마킹의 모델이 되고 있다.

내용을 보면, 첫째, 진료비 납부와 관련해 대기시간 단축과 절감 효과가 큰 후 통합 결제시스템인 Open Card system을 확대 실시한다. 둘째, 처음 내원하는 고객들에 대한 1:1 전담응대의 원활한 병원이용을 위해 마련된 초진 전용창구 개설이다. 셋째, 각종 검사 및 진단서 자료, 제증명 서류, 검사예약 등을 한 창구에서 원스톱 시스템으로 실시함으로써 업무의 효율성을 극대화 시킨 통합서비스 창구 운용 등과 같이 모든 시스템을 고객중심, 고객위주에 맞춤으로써 고객의 병원이용에 조금의 차질과 실수가 없도록 만전을 기하고 있음을 강조한다.

또한 팀장은 이와 같은 다양한 고객서비스가 단기간에 시작하고 끝나는 것이 아니라 고객의 애로사항을 계속 추적 관찰을 통해 문제점과 개선점을 정확히 파악해 이를 보완, 보충해나감으로써 고객들이 보다 편안하고 안락한 가운데 병원을 이용할 수 있도록 시스템 개발에 많은 시간과 노력을 아끼지 않고 있음을 강조하고 있다.

오랜 병원생활을 통해 고객이 무엇을 원하고 무엇을 필요로 하는 지를 어느 누구보다도 잘 알고 생활해 왔다는 팀장은 병원이용 고객들은 대단하거나 거창한 서비스를 요하기 보다는 직원 한 사람, 한 사람의 진실한 미소와 웃음이 담긴 따뜻한 배려와 말 한마디를 가장 절실히 생각하는 것처럼 자신보다는 남을 먼저 생각하는 역지사지의 마음이 곧 최고의 친절서비스이자 고객감동, 고객감격을 향한 가장 빠른 지름길이 아닌가 마음 속으로 다시 한번 더 되새겨본다.

20여 년 이상의 병원현장 경험을 바탕으로 병원경영과 관련한 강의, 출판하는 등의 계획과 함께 국내외 각지의 오지를 찾아 마라톤과 등산을 즐겨하며 체력단련과 마음의 의지를 다지는 등의 왕성하고 다양한 사회 활동을 펼치고 있는 최 팀장은 지금 20년 이상 사랑을 펼치고 있는 중증장애인시설(요셉의 집) 친구들과의 지속적인 관계 유지와 같이 앞으로도 주위에서 어렵고 힘들게 생활하고 있는 소외계층에 대한 봉사와 희생의 폭 넓은 사회참여를 통해 아픔과 기쁨을 함께 나누는 데에도 게을리 하지 않을 것임을 마음속으로 한번 더 다짐한다(최대종, 병원신문, 2012. 1. 9).

연습문제

1. 고객만족의 정의
2. 고객들의 주요 요구사항
3. 외래창구에서 고객응대의 3S
4. 고객만족을 위한 내부 · 외부 대응전략
5. 고객관리 사례연구
6. 환자정보 수집 방법
7. 맞춤형 서비스

제 12 장 원무관리와 ERP

1. ERP의 정의

ERP(Enterprise Resource Planning)란 '전사적 자원관리'로서 다음과 같이 정의를 할 수 있다.

- 전사적 자원관리란 생산, 자재, 영업, 인사, 회계 등 기업(대학) 전 부문에 걸쳐 있는 인력, 자금 등 각종 경영자원을 하나의 체계로 통합적으로 재구축하여 생산성을 극대화하는 대표적인 기업의 리엔지니어링 운동이다.
- 제품 수주에서 생산 및 출하까지 일관된 체계를 기반으로 한 시스템으로 인사 및 급여, 회계, 원가 등 기업의 모든 업무를 정보화할 수 있는 시스템이다.
- 고객주문에 대한 계정을 수행하기 위해 필요한 기업자원을 확인, 기획하기 위한 회계중심 정보시스템이다.
- 사업 기능이 균형을 이루기 위해 설계될 일련의 응용과 차세대의 사업시스템을 대표한다(가트너 그룹).
- 기업경영의 효율성을 개선하기 위한 경영자원이 효과적인 사용의 전체적 관점에서 사업관리를 위한 기법과 개념이다(ERP 포럼 Japan, APICS: 미국생산재고관리협회).

병원업계에서 대학병원을 중심으로 ERP(Enterprise Resource Planning) 도입이 확산되고 있다. 의료 업계에 있어 ERP 도입은 기존 OCS(처방정보전달시스템), EMR(전자의무기록) 등 의사와 환자의 진료 업무를 중심으로 구축되던 시스템이 병원 관리 자체에 비중을 두기 시작했다는 것을 의미한다. 이러한 추세는 다른 병원들과의 경쟁에 대비하고 경영환경 개선이 필요하기 때문이다.

병원정보화의 3대 핵심시스템은 다음과 같다.

① 처방전달시스템(Order Communicating System)

OCS는 의사의 처방을 인력이나 기계적인 방법에 의존하지 않고 컴퓨터를 이용해 신속, 정확하게 진료 지원부서에게 전달하는 시스템이다. OCS를 통해 수납 및 투약 대기시간을 단축하는 등 진료 프로세스를 단순화시킬 수 있으며, 인력 재배치의 효과를 가져 올 수 있다.

② 의료영상저장 및 전송시스템(Picture Archiving Communication System)

PACS는 영상획득장치를 통해 생성된 의학영상을 디지털 데이터로 변환시켜 저장·관리하고, 이를 네트워크로 연결된 단말기를 통해 조회하는 시스템으로 현재 영상정보의 매체로 사용되는 필름을 대체할 수 있다. PACS는 기존 필름 시스템의 문제점으로 지적되었던 분실 위험, 공간 점유, 인력 투입, 원본영상 재현의 어려움 등을 해결해 주고, 진료시간을 단축함으로써 의료 생산성을 높여준다. 또 체계적인 영상자료 구축으로 의학연구 및 교육 기초자료를 제공하며, 통신망을 통한 원격 영상진단 시스템(Teleradiology system) 구축도 가능해진다. 한편 과다한 초기 구축비용이 소요되지만 건강보험에서 PACS를 도입할 경우 높은 보험수가를 반영하게 됨에 따라 급격히 확산되는 추세이다.

③ 의무기록전산화(Electronic Medical Record, EMR)

EMR은 진료, 원무, 통계에 걸친 전 병원업무를 자동화함은 물론 영상 저장 및 전송시스템과의 자동연계로 병원경영의 효율성을 극대화할 것이다. EMR 도입으로 인한 기대효과는 보험청구업무 자동화 및 실시간 청구 가능, 진료 및 대기시간 단축, 진료비, 검사내역 등 자동통계 처리, 외래간호사나 간호조무사 인건비 절감, PACS와 연계 차트, 필름 없는 병원환경 마련 등이 있다. 이외에도 환자 대기시간 단축으로 신뢰도 향상, 쾌적한 병원환경 등에도 효과가 있다. 그러나 초기 구축비용에 대한 부담과 의사 및 간호사들의 컴퓨터 활용능력의 부족, 개인들의 고유한 기록방식의 차이를 고려하지 않는 등의 문제점이 있다.

2. ERP 도입 배경 및 목적

2.1 ERP 도입 배경

H대의료원이 차세대 정보화 프로젝트의 일환으로 DW(Data Warehouse), 포탈, ERP 도입을 위해 통합의료정보시스템 프로젝트를 발주하였다.

각 병원들은 새로 구축하는 ERP에 대해 기 구축된 의료정보시스템과 통합을 전제 조건으로 하여 ERP 구축은 향후 개별 의료서비스의 질과도 직결될 것으로 보인다.

병원에서 도입하는 ERP는 회계, 인사, 급여, 예산 등 4개의 기본 모듈, 또한 병원에 따라 자산관리도 포함될 수 있으며, 특히 의료기록 보존에 있어서는 SCM(Supply Chain Management) 분야에 속해 있는 물류관리에 적용할 가능성이 크다.

2.2 ERP 도입 목적

① 일관성: 시스템 표준화를 통한 데이터의 일관성 유지
② 유연성: 개방형 정보 시스템 구성으로 유연성 극대화
③ 용이성: GUI(그래픽 사용자 인터페이스, graphical user interface) 등 신기술 이용, 사용하기 쉬운 정보환경 제공
④ 효율성: 업무 프로세스의 효율화·Data에 의한 의사결정의 효율성 제고
⑤ 일원화: 모든 자료, Data 및 정보의 흐름을 일원화
⑥ 향상성: 지속적인 업그레이드를 통한 기능의 향상 및 환경 변화에 대응
⑦ 공유화: 언제, 어디서, 누구나 필요 정보의 공유화

3. ERP 주요 기능

① 검증된 전사적 통합업무 프로세스 및 시스템
• 검증된 생산, 판매, 구매, 설비, 재무 등의 선진업무 프로세스 내재
• 검증된 전사적 통합시스템: ex. 원장형 통합 데이터베이스

② 데이터 정확도 향상

• 통합된 전사적 데이터베이스 관리
• Document 기법 도입으로 데이터 정확도 향상

③ Globalization 대응

• 각국의 언어, 통화, 회계 · 세법 지원
• Global 생산, 판매 Network 관리 가능

④ 선진 IT 기술 활용과 운영비용 절감

• 새로운 IT 기술을 수용하여 지속적인 시스템 Level-Up 가능
• 선진 IT 기술을 활용한 Total Cost of Ownership의 절감

⑤ 전략적 기업 경영(Strategic Enterprise Management) 지원

• ERP 데이터를 기초로 Data Warehouse 구축 및 선진 경영기법 도입 가능
• ABM(Activity Based Management), VBM(Value Based Management) 추구

4. ERP 도입 효과

자체 개발과 ERP 도입을 비교하면 <표 12-1>과 같다.

표 12-1 자체 개발과 ERP 도입의 비교

구분	자체 개발	ERP
방향	• 현재업무 및 단위기능의 최적화 지향 • 부분 업무개선 및 자동화 중점	• 전사업무의 최적화 지향 • 전사 업무프로세스의 혁신 중점
개발 · 도입 기간	• 장시간 소요 • IT의 지속적 유지비용 발생	• 단기간 소요: 자체 개발의 30~70% 수준 • IT 유지비용 · 기간의 대폭적 감축
개발의 주체	• IT 중심	• 현업 중심

ERP 도입에 따른 효과는 다음과 같다.

• 업무 프로세스 개선(BPR)을 통한 최적 업무 프로세스 구축

- 통합전산프로그램 구축으로 실시간 경영정보 제공
- 각종 정보 및 DATA의 호환으로 부문간 신속한 업무처리가 가능하고 이중 업무 배제를 통한 사무 생산성 제고
- 업무처리 및 보고시간 단축으로 신속한 업무처리 가능
- 생산 리드타임(lead-time) 단축 및 과잉재고 감소
- 고객 수주 정보를 실시간 관련 부서에 제공함으로써 결품 및 잦은 생산계획 변경 감소
- 실시간 경영정보 제공으로 신속한 의사결정 가능
- B2B(기업과 기업) 및 B2C(기업과 소비자)에 대응하여 대응 가능

5. EDI 청구

5.1 의 의

건강진료비의 청구·심사·지급을 EDI 방식으로 처리하는 의료정보망은 보건복지부와 건강보험심사평가원의 협조와 지원으로 개발되었다. 1994년 9월부터 프로그램을 개발하여 2003년 3월에는 57,993개 병·의원의 요양기관 및 약국에서 시행하고 있으며 계속 확산되고 있다. 2002년 1월부터 병의원 및 약국의 의료보험급여의 EDI(전자문서교환) 청구를 의무화하고 있다. 복지부는 의원급 의료기관에는 청구 프로그램을 무상 지급하고, 100~200병상 중소병원에는 ASP(응용소프트웨어임대) 설치자금을 정보화촉진기금에서 지원하는 등 EDI 신청을 확산하는 정책을 추진하고 있다.

EDI는 건강보험 업무를 처리하는데 있어 요양기관과 국민건강보험공단·건강보험심사평가원 상호간에 서류 작성이나 전달방식 대신 서류내용을 전자 문서화하여 데이터통신망으로 상호교환 처리하게 함으로서 서류 없는 청구업무를 가능하게 하는 것이다.

정보화 시대를 맞이하여 서류에 의해 문서를 주고받는 대신 데이터통신망을 통한 전자문서교환방식(EDI: Electronic Data Interchange)의 개발이 활발하게 진행되어 이미 무역, 유통 등 분야에서 이용되고 있으며 활용도가 급속히 확대되고 있다.

EDI란 서류나 자료를 사람이나 우편으로 전달하지 않고 원격지간의 컴퓨터 사이에 표준화된 전자서식으로 정보를 교환하여 업무처리를 하는 정보통신 방식이다. 의료분야에서도 정부의 국민복지망 구축계획의 일환으로 현재 의료정보망이 개발되었으며, 진료비 청구업무의 EDI 방식이 완성되었다. 이는 건강보험진료비, 산재보험 및 자동차보험진료비를 청구하고 수령하는데 있어 방대한 양의 서류나 디스켓, M.T(자기테이프) 등을 보내지 않고 전자문서로 정보를 교환하며 업무를 처리하는 것이다.

5.2 청구방법별 비교

요양기관에서 기존의 진료비명세서를 이용하여 청구하는 방법과 EDI를 통한 진료비 청구 방식을 비교하면, 진료비 청구, 진료재료 내역 등 첨부자료와 건강보험심사원평가의 심사, 심사결정 통보서 등에서 차이점이 있다.

표 12-2 명세서 청구와 EDI 청구 비교

구 분	분야	현행 방식	EDI 방식
요양 기관 ↓ 심사 기관	진료비 청구	• 진료내역 등록(기록) • 진료비명세서 출력 및 분류 • 포장 및 우편발송(또는 직접 배달) • 명세서 사본 보관	• 진료내역 등록(기록) • 진료비청구명세서 전자문서 생성 및 자동분류 • 전자문서로 전송 • 기작성한 명세서는 전산매체 보관
	진료재료, 수입약, 조제, 제제약 구입 내역 신고	• 진료재료, 수입, 원료약 등 구입증빙자료(세금계산서, 거래명세서 등) 진료비 청구전 제출	• 구입신고서 작성 및 전송
	검사결과지 등 첨부자료 제출	• 진료비명세서 제출시 검사결과지 등 첨부	• 명세서 참조란에 검사수치 등 필수 기재사항을 기재하여 전송・필요시 이미지(화상)나 FAX으로 제출 가능
	접 수	• 접수실에서 접수 • 접수된 자료를 접수직원이 직접입력 전산처리 후 접수증 발급 또는 반송증 교부	• 전자적으로 접수 또는 반송 등 전산시스템에서 점검한 후 접수증 또는 반송증을 자동생성하여 전자문서로 전송

심사 기관	심사결과 통보	• 심사결과통보서를 제출 • 우편 발송	• 심사결과통보서 자동 생성 및 전송(진료비명세서 줄 단위로 심사 결과 내역을 상세하게 통보)
↓	지급내역 통보	• 진료비 지급내역서 출력 및 우편 발송	• 진료비 지급 통보 자동 생성 및 전송
요양 기관	부가 서비스	• 수가, 약가 등 일부 정보 제공	• 수가, 약가 등과 요양기관의 심사 진행 정보 제공
	청구비용	• 진료비명세서 용지비용과 우편료	• 전송료

5.3 EDI 신청 및 승인 절차

요양기관이 진료비를 EDI 청구방식으로 청구하기 위해서는 건강보험심사평가원에 관련 자료를 제출하여 승인을 받아야 한다. EDI는 건강보험심사평가원과 한국통신 정보화사업단에서 공동으로 개발하고 있으므로 각각의 협력을 받아야 하고 청구서식도 관련기관에서 제공하고 있다.

① 신청서류

- 건강보험진료비 전자문서 청구인정 신청서
- 전산망관리자 가입승인 내역서 사본
- 진료용 재료 실구입 증빙자료(요양기관의 세금계산서, 거래명세서)

② 신청기관에 대한 검증과 인정

작업이 완료된 진료비를 진료비명세서 청구와 별도로 시험용으로 1개월분의 진료비를 EDI 방식으로 건강보험심사평가원으로 전송하여 사전 검증을 받아야 한다. 이때 문제점이 있으면 수정·보완하고 양호한 요양기관에 대하여는 '건강보험진료비 전자문서 청구 인정통보서'로 통보한다.

5.4 EDI 청구의 효과

① 진료비의 조기 청구

진료비명세서는 요양기관에서 매월 단위로 청구하고 청구 후 진료비 입금이 30일 내에 지급하도록 되어 있으나, EDI 청구시에는 주간단위로 청구할 수 있고 청구 후 15일 내에 지급하게 되어 있어 빠른 기간 내에 진료비 입금이 가능하다.

② 건강보험 인정기준의 Feed-Back 가능

진료비 심사결과통보서가 의료진에게 Feed-back 될 때까지 45일 정도 단축되며, 심사 조정된 항목의 내용과 사유까지 동시에 통보되므로 의료진에게 신속하게 인정기준을 통보하여 추가적인 삭감을 예방할 수 있다.

③ 인력관리의 효율화와 비용절감

심사청구 관리부서에서는 매월 진료비를 청구하기 위해 진료비청구서를 출력과 분류, 편철, 포장과 운송 등에 따른 인건비를 절감하며 진료과 및 상병별 분석과 적정 진료를 위한 예방활동을 사전에 강화할 수 있다. 또한 EDI에 의한 청구시 서식의 인쇄비용과 수정·발송에 따른 비용 및 인력이 감소되고, 청구명세서를 보관하기 위한 공간문제도 해결할 수 있다.

④ 통계분석의 용이

EDI 청구시 심사결과 통보서가 컴퓨터를 통해 항목별로 통보되므로 전산프로그램 개발이 이루어지면 삭감 분석 작업이 없어질 수 있다. 인정기준, 유권해석 등이 동시에 통보되므로 진료행위에 신속하게 반영된다. 입원 및 외래의 삭감분석에 따르는 작업 대신 의사별, 과별, 약제품별, 진료행위별로 상세한 삭감내역의 통계가 출력되므로 정책 자료로 활용할 수 있다.

6. ERP 구축의 성공과 실패 요인

6.1 ERP 구축 성공요인

① 최고 경영층의 확고한 의지 및 지원
- 신속한 의사결정
- 지속적 관심

② ERP 도입 목적의 명확화

③ 유능한 현업위주의 Project팀 구성

④ 프로젝트팀의 충분한 사전교육 실시

⑤ ERP의 표준 기능을 최대한 활용
- No Modification, Minimum ADD-ON
- TO-BE Model 지향적 Issue 해결

⑥ 프로젝트 팀원들 간의 Communication
⑦ 유능한 컨설턴트의 확보
⑧ 지속적인 변화관리 추진

ERP 성공 10계명은 다음과 같다.
가. 현재의 업무방식을 그대로 고수하지 말라.
나. ERP에 대한 환상을 버려라.
다. 사전 준비를 철저히 하라.
라. IT 프로젝트로 추진하지 말라.
마. 업무상의 효과보다 소프트웨어의 기능성 위주로 적용대상을 판단하지 말라.
바. 프로젝트 관리자와 팀 구성원의 자질과 의지를 충분하게 키워라.
사. 단기간의 효과 위주로 구현하지 말라.
아. 기존 업무에 대한 고정관념에서 ERP를 보지 말라.
자. 프로젝트팀 멤버를 현업 중심으로 구성하라.
차. 최고 경영층을 프로젝트에서 배제하지 말라.

6.2 ERP 도입 시 실패 요인

① ERP 실행방법 및 계획의 취약
② 분야별 Implementation 순서 불확실
③ ERP 추진방법과 순서의 미정립
④ 교육훈련의 부족
⑤ 프로젝트팀의 계획 수립에 대한 실천능력 부족
⑥ 컨설팅사의 계획과 실행능력 부족, 컨설턴트의 자질 미흡, 형식적 기술자문
⑦ 목표 완료 일정의 무리한 단축 및 비현실성
⑧ Full time 프로젝트 멤버의 부족

⑨ 관리능력이 부족한 프로젝트 팀장 및 팀원, 프로젝트 특성에 부적합한 관리방식
⑩ 구축하고자 하는 업무 영역을 이해하지 못하는 리더의 선정
⑪ 책임감 부족과 인센티브 제도의 활용 미흡
⑫ 경영층의 관심과 격려 부족

※ ERP 도입 사례

(1) 국 내

① A병원

A병원의 ERP는 개원 5년만인 1994년에 2,200병상 규모의 국내 최대 병원으로 정착되면서 과거 대학병원 운영 방식의 한계를 인식하여 병원리엔지니어링(Hospital Reengineering, HRE)기법에서 시작되었다.

민간 후발병원으로서 경쟁력을 확보하기 위해서는 기업형 경영방식을 통한 효율경영 방식의 채택이 필수적이었고 ERP의 근원은 HRE가 된다.

1992년 병원 시설 증축을 하면서 HRE 도입을 모색했는데 기업에서는 자동화를 위한 비즈니스 프로세스 재구축(Business Process Reengineering, BPR)이 활발한 상황이었으며, 환자 동선 등과 연결된 병원업무를 원무, 인사, 회계, 전산, 관재, 시설, 간호, 검사 분야 업무별로 분류해 업무별로 프로세스 개선을 통한 시스템 변화를 추구하였다.

HRE를 추진했던 경험을 바탕으로 2003년 ERP 도입을 위한 시스템 구축을 완료했다. 시스템 내용은 인사관리, 회계, 물류, 관재, 식사관리, 시설관리 등에서 ERP 시스템에 포함할 중점관리 대상 업무 400대 과제를 선정하고 업무혁신 의지가 강하고 자질이 있는 핵심인재를 선발하여 ERP 구축에 착수했다.

ERP를 실제 병원업무에 적용하여 업무 혁신을 달성하기 위해서는 ERP를 BPR과 연계해 지속적으로 추진해야 됨을 인식하였고, ERP를 추진하면서 2003년 9개월 동안의 개발, 2004년 안정화, 2005년 가속화 등 3단계로 나눠 수행함으로써 시스템의 정착을 모색하였다.

분석 및 설계, 구축 단계인 초기 개발단계를 거쳐 안정화 단계인 2004년에는 ERP 프로세스 검증, 코드 시스템 보완, 사용자 요구사항 반영 등을 실현했다.

가속화단계인 2005년에는 경영정보 데이터웨어 구축, 통계분석 프로그램과 OCS 인터페이스 마련 등을 이뤄 전략정보시스템으로 정착시켰다.

ERP를 성공적으로 구축하고 운용하기까지는 병원 경영진의 시스템 구축에 대한 강력한 의지, 코드 표준화 작업이 중요하다. 약품, 치료재료 등과 고정자산의 코드 일치화를 핵심과제로 삼아 국내외 기업을 벤치마킹해 최적의 코드 표준화 작업에 6개월간 집중함으로써 성공할 수 있었다.

② B병원

국내에서 가장 먼저 처방전달시스템(OCS)을 개발했고 호스트-터미널 구조에서 클라이언트 서버 구조로 IT환경을 전환했다. 또 클라이언트 서버 환경의 플랫폼으로 채택한 윈도우를 기반으로 OCS를 개발한 것은 세계적으로 눈길을 끌기에 충분했다. 특히 2005년 11월 오픈한 유비쿼터스(Ubiquitous) 병원시스템은 OCS, 전자의무기록(EMR), 전사자원관리(ERP) 등 모든 데이터가 연계되는 통합의료정보시스템이다. 이 시스템은 국내 대형병원뿐 아니라 세계적으로도 가장 앞선 시스템으로 평가받고 있다.

구체적 정보화 내용은 다음과 같다.

가. 임상자료 축적, OCS와 EMR 필수

1981년부터 애플II의 워드프로세스를 사용하였고 환자의 임상자료들을 데이터베이스(DB)화 하는 과정에서 IT에 관심을 갖게 되었다. 특히 1991년 심장혈관병원을 설립하면서 진료환자들의 DB화 방안으로 OCS를 개발한 것이 현재 의료정보팀을 운영하게 된 동기가 되었다. 당시 전산부서는 IT인력 중심으로 구성되어 있었는데 일부 교수와 테스크포스팀을 조직해 전산화 계획을 수립하고 추진했다.

OCS를 구축한 이유는 내원 환자들의 임상 자료를 이용해 임상연구를 수행하기 위해서였으며, 환자들의 임상자료를 축적하려면 OCS만으로는 한계가 있으므로 EMR이 필수적이기 때문이다.

나. C/S 환경의 OCS는 세계적인 사례

1989년 YPCS 프로젝트로 IBM 호스트 터미널 구조로 처방전달시스템을 개발했으나 진료실에서 처방을 쉽게 입력하기 어려웠다. 이에 따라 1991년 전산

테스크포스팀을 구성해 국내 병원 최초로 PC DOS 환경 하에 '클리퍼'라는 개발언어를 이용해 OCS란 용어를 사용하면서 1992년 심장혈관병원에서 처음 도입했다. 그러나 PC OS가 윈도우 환경으로 변화되면서 윈도우 NT와 SQL DB 환경에서 동작하는 클라이언트 서버 방식의 OCS를 개발, 1993년 외래에 적용했다. 1997년 입원환자들에 대해서도 OCS를 가동시키면서 1999년 1단계 Medical-Information System을 완료했다. 국내 최초의 클라이언트 서버 환경의 이 OCS는 2005년 오픈한 유비쿼터스 환경의 통합의료정보시스템 구축하기 이전까지 약 12년간 사용되었다.

OCS 개발 기반은 윈도우다. 기존 IBM 호스트 터미널 구조에서 클라이언트 서버 구조로 가장 먼저 전환하고 그 핵심 플랫폼으로 윈도우를 채택하여 이 환경에서 OCS를 개발한 것은 획기적인 시도였다. 특히 윈도우 환경에서 OCS를 개발 운영한 것은 당시만 해도 세계적인 사례였다. 마이크로소프트가 24시간 온라인으로 동작하는 베스트 사례로 적극적인 홍보도 하였다.

다. ERP시스템에서도 경쟁력 확보

일부 종합병원에서 ERP를 도입하여 사용하고 있으나 일부 모듈만을 제한적으로 사용하고 있으며, 의료기관 중에서 가장 먼저 전체적인 ERP시스템을 구축하였다. 그 동안 병원의 각 분야별로 분리, 구축되어 있는 경영정보시스템을 SAP ERP를 기반으로 모든 부서에 통합했을 뿐만 아니라 이를 의료 부문의 OCS, EMR과 연계 구축했다. 2005년 유비쿼터스 통합의료정보시스템을 개발하여 의료정보화로서 출발하였다. 이는 OCS, EMR과 함께 동영상을 포함한 PACS와 ERP가 연계된 통합시스템으로 각 부문의 유기적인 연결로 병원 내부 업무 프로세스를 간소화하고 궁극적으로 고객만족도를 극대화는 점에서 세계적인 시스템이라고 할 수 있다.

모든 환자 진료의 데이터는 중앙에서 집중 관리되며, 특히 경영관련 자료는 ERP와 연계되어 관리된다. 약 5,000대의 PC가 설치되어 교직원들이 엔드유저 컴퓨팅을 구현할 수 있는 환경을 갖추고 있다. 이에 따라 부서별 균형성과지표 관리(BSC)뿐만 아니라 목표관리(MBO) 등을 실현할 수 있게 되었다.

③ C병원

국내 병원 첫 SAP사 솔루션 도입으로 2003년 SAP R/3 ERP 패키지의 구매

재고(MM), 인사관리(HR), 재무회계, 관리회계 모듈을 적용하고 병원업무에 적합하도록 customizing 작업을 진행하였다. ERP의 구매재고와 OCS간의 청구 및 불출을 연계하고, ERP의 회계와 OCS간 진료수익・미수금・비용을 연계하여 통합 정보시스템을 구축하였고, ERP와 병원업무의 처방시스템인 OCS와의 인터페이스를 통하여 병원정보 및 자료를 통합 운영할 수 있도록 구현하였다.

(2) 외 국

SAP ERP 시스템은 독일 등 유럽, 북미 지역의 병원에서 많이 도입하고 Oracle ERP는 미국, 캐나다의 병원에서 주로 도입하고 있다. 2006년 기준으로 미국의 190개 의료기관에서 ERP 시스템을 도입했고, 유럽, 중동과 아프리카는 1,030개, 아시아와 호주는 90개 의료기관에서 ERP(SAP package) 시스템을 도입했다.

① 존즈 홉킨즈 대학

이 대학은 1876년에 설립되었고 순이익은 $1.661 billion, 종업원수(대학 + 병원과 Health System)는 27,900명 정도이다. 병원은 의대와 병원운영을 통합적으로 관리하는 ERP Solution을 구현하고 분산 시스템, 중복 Data를 통합하고, IT TCO 구현을 위한 통합 Solution을 위해 ERP 시스템을 도입하게 되었다. 도입 모듈은 재무회계, 관리회계, 인사관리, 물류관리, Data 관리, 포털시스템이다. ERP 시스템을 도입함으로써 교직원, 환자, 의료진, 연구원 등 사용자 서비스 증가, 불완전한 데이터는 잘못된 의사결정 프로세스나 비용 손실까지 초래하므로 Data 정합성 확보, 관리 및 외부 요건을 반영한 신속한 자료 제공, 구매와 회계의 통합관리에 의한 효율성 및 투명성 확보, 규모의 효과 달성 및 비용절감, 세분화된 원가 배분 및 수익성 분석, 사용자 중심의 Reporting 환경을 구현하게 되었다.

② 듀크대 의료센터

듀크 병원의 규모는 매출액 $1.5 billion(2005년), 종업원 수는 10,391명, 병상 수는 1,700개이다. 병원은 운영 투명성 확보 및 민첩한 운영 지원, 의과대학과 병원의 통합적 지원 요구, 기존 분산된 기능의 수작업 처리 및 Legacy System의 한계, IT TCO(소유 총비용: total cost of ownership) 구현을 위한 통합 Solution

필요에 의해 ERP 시스템을 도입하게 되었다.

도입 모듈은 재무회계, 관리회계, 자산관리, 공사관리, 구매 및 재고관리, 인사관리, Data 관리이다. 간호사, 환자 지원부서 포함 3,000명의 구성원이 15개의 내부조직에서 현재 사용하고 있으며 온라인 사용자 교육환경 지원 및 커뮤니티를 운영하고 있다. ERP 시스템을 도입함으로써 구매와 회계의 통합관리에 의한 효율성 및 투명성을 확보하고 구매 프로세스 및 재고관리를 효율적으로 할 수 있게 되었다. 그리고 실시간 데이터를 활용해서 전략적 의사결정을 할 수 있게 되었고, 사용자 중심의 Reporting 환경을 구현하게 되었다. 대학과 병원 기구를 통합하는 단일의 통합 솔루션을 구축하였다.

참고 의료 스마트카드 추진계획(B병원)

1. 배 경

u-Hospital 일환으로 추진 중인 의료스마트카드 중 교직원용 스마트카드 운용에 대한 세부 내용을 확정하고자 함.

2. 추진계획

① 환자용 스마트카드(RF 카드)

- 외래환자 등원 체크(진료과 접수)
- 처방전 발급
- 교통카드(T-Money) 기능

② 신 스마트카드 추진계획(은행과 제휴)

구분	대 상	개발 일정
1단계	교직원용 스마트카드	새로운 OCS 시스템 open 시점
2단계	환자용 스마트카드	1차 안정화 후 추진
3단계	대학 동문용 스마트카드	2차 안정화 후 추진

③ 스마트카드 기능

가. 일반적 기능

- 실적 보고 신용·현금카드 기능
- 은행 측과 제휴한 업체에서 제공하는 부가 서비스(국내외 여행 지원, 문화생활 및 기타 할인 서비스 등)

나. 의료원 사용 가능 서비스

- 부대시설 이용 편의(직원 식당, 어린이집 등)
- 주차비용 정산
- 출입 통제 가능

다. 의료 서비스 기능

- 은행에서 발행하는 스마트카드(신용카드)의 사용 실적으로 발생하는 적립 포인트에 따른 의료서비스 제공

사용자 포인트 적립 → 본원에서 의료서비스 제공 → 해당 진료비를 은행 측이 후불 정산

- 의료서비스의 종류 및 대상

구분	서비스 종류	서비스 대상	포인트 등급별 검사항목 예시
제1안	적립 포인트 등급에 따른 무료 검사 서비스	환자	50,000점: 위·대장 내시경 100,000: 치과 스케일링 150,000: 초음파 200,000: CT 300,000: MRI 500,000 이상: PET * 1점(포인트)당 1원 기준
제2안	적립 포인트에 의한 진료비 감액	교직원 + 환자	

연습문제

1. ERP의 정의
2. 병원정보화의 3대 핵심 시스템
3. ERP 도입 배경과 목적
4. ERP의 주요 기능
5. ERP 도입 효과
6. EDI 청구의 의의
7. 명세서 청구와 EDI 청구 비교
8. EDI 신청 및 승인 절차
9. EDI 청구의 효과
10. ERP 구축의 성공 요인
11. ERP 구축의 실패 요인
12. ERP 도입 사례

제13장 의료정보와 u-Hospital

유비쿼터스는 환자들의 의료 이용에 대한 편리성 도모, 응급대처 능력 확보, 질병 및 합병증 예방 등 의료서비스의 고도화를 위해 중요한 요소이다. 유비쿼터스를 통한 원격의료정보시스템의 구축으로 언제 어디서나 진료나 업무지원이 가능한 고객중심의 첨단의료서비스 인프라 구축이 필요하게 되었다.

1. 보건의료정보 환경과 정책

① 보건복지부의 정책 발표

가. 의료기관 개인정보보호 가이드라인 제시(2010. 1. 26)

나. 사이버 공격에 대한 의료기관의 보안 강화

다. 개인정보 보호를 위해 500병상 이상의 의료기관 정보보호 의무화 추진

② 의료정보보호 관련법 · 제도

가. 의료정보보호 분야를 U헬스케어로 확대

나. 내부 관계자의 악의적 유출에 대한 처벌

다. 원격진료시 의료정보관리 데이터 전송 보안, 내부자 정보 유출 방지 의무화

③ 개인정보보호법

가. 공공기관 컴퓨터에 의하여 관리되는 개인정보 보호 의무화

나. 엄격한 관리지침에 의하여 개인정보 보호 규정 마련

2. 의료정보의 의의

① 보건의료정보

보건의료 기관에서 질병예방, 진단, 분석, 치료과정에서 생산, 활용되는 정보, 의과학 자료의 디지털화에 따라 병원행정, 의료서비스, 시스템 운영, 병원경영 업무가 정보기술을 기반으로 전환되었고, U헬스케어 시대의 도래로 의료정보의 중요성과 기능이 크게 부각되고 있다.

② 의료정보학

의학의 정보이론적 기반을 연구하는 학문으로 기초의료정보학, 임상의료정보학, 생명의료정보학으로 구성된다. 기초의료정보학은 의학의 지식공학적 처리, 컴퓨터 기반의 의학교육, 전문가시스템, 정보시스템 평가 등 의료정보시스템 엔지니어링에 활용된다.

③ 의료정보시스템

가. 사용 용도

환자진료, 치료 서비스, 의학연구, 의학교육, 의료경영, 정보관리

A. 병원정보시스템: 병원관리 업무

B. 의료정보시스템: 의료서비스 정보 생산

C. 외부연계시스템: 외부시스템과 정보 교류, 연계

나. 특 징

A. EMR, OCS, PACS 기술 진화와 시스템 다양화

B. 영상정보 활용도 급증

C. 3D, 4D 기술의 실용화

D. 무선통신 기반의 정보 이동량 증가

E. U헬스 실용화, 홈케어헬스 진화

F. 단말장비의 첨단 기술화, 다종화

다. 의료정보시스템의 유형

A. EMR(Electronic Medical Record): 전자의무기록시스템

B. OCS(Order Communication System): 처방전달시스템

C. PACS(Picture Archiving Communication System): 의료영상저장전송시스템

D. TMS(Telemedicine System): 원격진료체계시스템
E. EMS(Emergency Medical System): 응급의료정보시스템
F. DSS(Decision Support System): 의사결정지원시스템
G. KMS(Knowledge Management System): 지식관리시스템
H. PM/PA(Payment Management): 원무관리시스템
I. MIS(Management Information System): 경영정보시스템

④ 의료정보 서비스 실행단계

의료정보 서비스 실행단계는 다음과 같이 8단계를 거치게 된다.

표 13-1 의료정보 서비스 실행단계

단계	내용
상담·신청서 작성 사전보고 ⇩	* 상담: 고객과 충분한 상담을 통한 맞춤정보의 생성 의뢰고객 정보 파악·주제 파악, 출장상담 접수 실행
담당자 선정 ⇩	* 담당자 선정: 처리시간 측정 및 지원시간 파악 Speed-고객이 필요한 시간(시간성이 중요한 변수) 정보서비스는 시간이 생명!
File 선택·가공 ⇩	* Data 결합: 하나의 파일만으로 맞춤정보 생성하기 어려우므로 여러 개 해당 파일간의 결합이 필요
검증 ⇩	* 검증 Coding error, typing error, data 생성자의 의견 차이 등으로 DB를 100% 신뢰하기 어렵기 때문에 data 질관리 측면에서 철저한 검증이 필수. 질 좋은 정보서비스만이 경쟁력!
Design ⇩	* Design 정보의 충분한 전달을 위한 Design 선택 Design은 변화!
전달 ⇩	* 전달 고객이 원하는 형식으로 전달 (e-mail로 file 전송, paper 택배 서비스) 추후 2~3차례 f/u(자료 추가 및 새로운 서비스 신청)
사후보고 실적 보고(결재) ⇩ 평가 및 저장	* 서비스 강화 처음 이용 고객에게 따뜻한 인사말과 함께 '첫 거래 감사합니다.'라는 mail 발송 한번 고객은 영원한 고객! * 실적 보고

3. EMR

3.1 EMR 정의

전자의무기록(EMR: Electronic Medical Record)이란 환자의 진료 내용 및 수술 등 개인의 진료 내역 및 건강 기록을 전자 문서화하는 것을 말한다. 접수에서 수납에 이르기까지 원무, 진료, 일반 행정과 같은 병원 전체 업무를 간편하게 수행할 수 있도록 시스템화한 처방전달시스템(OCS: Order Communication System), 각종 의료 장비에서 촬영 후 필름을 통해 진단하던 것을 디지털 영상을 통해 영상을 전송하고 컴퓨터 화면을 통해 판독, 저장할 수 있도록 하는 시스템인 의료영상전송시스템(PACS: Picture Archiving and Communication System)도 포함되는 광범위한 개념이다.

현재까지 널리 사용되고 있는 종이의무기록은 계속 모아지면 관리 및 보관에 한계가 있다. 그 이유로 의무기록을 보존하는 대부분의 병원에서는 일정기간이 경과한 비활용 의무기록을 과거에는 마이크로필름을 활용했지만 최근에는 광디스크(Optical Disk), 콤팩트 디스크(CD) 등에 수록·관리해 전산에 직접 기록한다.

그러나 이들을 전산과 연계시킴으로써 OCS, PACS 등은 같은 네트워크에 연결하면 언제라도 병동, 응급실, 외래진료실 등에서 의무기록을 조회해 환자에 대한 통합진료가 가능하게 했다.

이와 같이 EMR은 진료 중에 발생한 환자의 모든 정보를 전산화하여 의료기관의 수기작업을 최소화하고 의학적, 임상적 정보의 상호교환이 가능할 뿐 아니라 환자의 대기시간 감소 및 정보저장의 편의성, 환자기록에 대한 의료인의 접근 용이, 정보의 다양한 활용 등이 가능하게 되었다.

3.2 EMR을 통한 업무개선 사례

C병원에서 EMR 시행에 따른 원무부서 초진기록지 출력, 선택진료신청서 작성 및 요양급여의뢰서의 처리방안에 대해 다음과 같이 검토, 개선하였다.

- EMR이 시행됨에 따라 외래초진기록지는 발행하지 않기로 하며, 외래초진기록지 대신 전과초진용 선택진료신청서로 대체 사용하기로 한다.

• 선택진료신청서는 진료비 수납과 관련된 사항으로 반드시 작성해야 하므로 환자 작성 후 원무부서에서 일자별로 보관하기로 한다.

• 진료의뢰서는 당초 원무팀에서 스캔하기로 하였으나 사용 중인 스캐너의 성능이 매우 낮아 스캔에 장시간 소요되어 수납 지연이 불가피하므로 최대한 의무기록팀에서 일괄 관리 및 스캔함이 바람직하다.

• 진료의뢰서를 수납창구에서 바로 스캔하여 EMR에 올리는 것은 어려우므로 진료의뢰서와 의무기록사본은 진료실에서 진료를 본 후 일괄 취합하여 의무기록팀으로 이관, 스캔 등 사후관리를 진행하는 것이 최적의 방안이라는데 합의를 도출한다.

3.3 u-Clinic

가. u-Clinic의 정의

u-Healthcare의 각종 구성요소를 EMR과 연동하는 Middle Ware이다.

나. u-Healthcare

u-Healthcare란 언제 어디서나 컴퓨터 및 무선통신망을 통해 원격 의료서비스를 수혜 받으며 질환 및 건강을 관리할 수 있는 보건의료시스템이다.

그림 13-1 u-Healthcare diagram

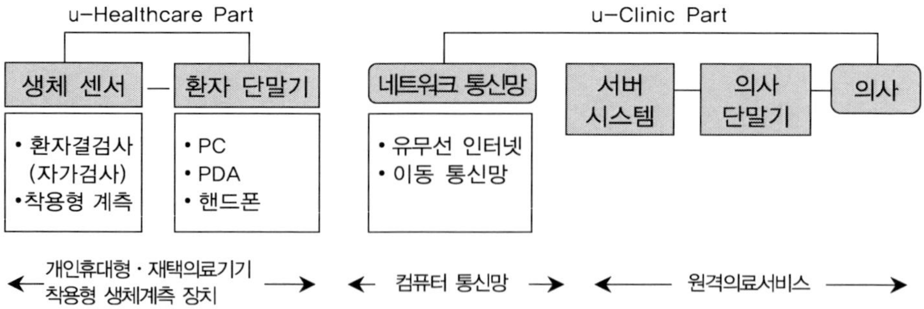

자료: 김진태, u-Healthcare 현황 및 전망, 이수유비케어, Korea Healthcare Conference, 서울 밀레니엄 힐튼호텔, 2007. 11. 14

다. Total Healthcare System

[그림 13-2]와 같이 Total Electronic Healthcare System은 EMR을 통해 외래, 입원환자 Clinic을 대상으로 Data 저장과 mining에 의해 CDSS(임상의사결정시스템)와 가정에서 모니터링이 되는 시스템이다.

그림 13-2 Total Electronic Healthcare System

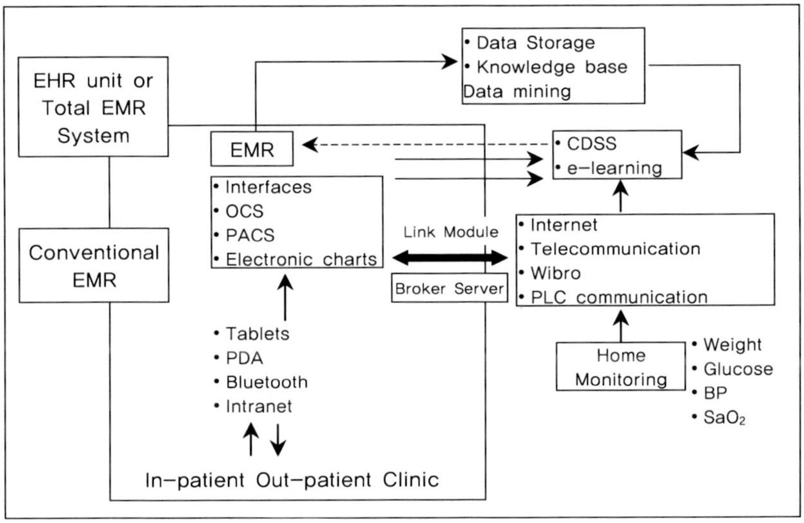

자료: 김진태, u-Healthcare 현황 및 전망, 이수유비케어, Korea Healthcare Conference, 서울 밀레니엄 힐튼호텔, 2007. 11. 14

4. 의료정보보호와 보안

4.1 정보보호와 보안

① Security(정보보호)

의료정보의 이동성이 증가하고 이동량도 많아지면서 의료정보에 대한 외부로부터 공격 가능성이 증가하고 있다.

가. 해킹, 컴퓨터바이러스 사고: 위조, 변조, 스푸핑, 하이재킹, 스니핑, 트래픽 분석, 서비스 거부, 악성코드, 피싱

나. 의료정보시스템 자체의 안전성 위협

② Privacy(정보보안)

센싱과 모니터링으로 대표되는 u-health의 경우, 센싱기능의 부정확성 진단 오류, RFID 등을 이용한 과도한 개인정보 수집으로 프라이버시 침해의 가능성이 증가하고 있다.

가. 개인정보 침해사고

나. 개인정보의 상업적 이용

4.2 국내 의료정보보안 진행 과정

- 1988년: '국가보건전산망계획' 수립
- 1994년: '국민복지망기본계획' 등 의료정보화 본격 추진, 원무전산화 시작으로 점차 진료정보 디지털화 추진
- 1990년대 일부종합병원에 공중 전화망을 이용한 원격의료 영상진단과 원격진단시범 실시. 90년대 이후 원격시술도입 시작, 의료서비스 U-health로 진화하여 개인 의료정보보호, 원격의료시설, 전자의무기록 등과 관련, 현행 의료법의 규정조항 수립
- 의료정보보호를 위한 제도: '건강정보보호자문위원회' 운영
- 전자의무기록표준: HL7, ISO/TC 215, CEN/TC 251
- 2010년 보건복지부 개인정보보호가이드라인 제정

4.3 의료정보 보안의 취약성

① 시스템, 네트워크 생존성 위협(Public Domain)

공간 컴퓨팅 서버는 모든 시스템단위 네트워크 연결, 네트워크 자체 기능 정지, 과부하 Worm, DoS, DDoS, DRDoS, Virus 등 네트워크를 의도적으로 장악하여 공격한다.

② 개인 프라이버시 정보 침해(Private Domain)

의료시스템에 의해 채집된 환자 정보, 생체/ID 정보, 생체상태 정보, 생체분석결과 정보, 시스템 관리정보, 관리기능상 생성된 인식/상태 정보, Context-aware

정보 Location, ID 등이다.

5. u-Health와 u-Hospital의 정의

5.1 유비쿼터스의 기본 개념

유비쿼터스란 '언제 어디서나 보편적으로 존재하다'라는 의미이다. 모든 곳에 존재하는 네트워크란 PC의 네트워크화뿐만 아니라 휴대전화, TV, 게임기, 휴대용단말기, 카 네비게이터, 센서 등 PC가 아닌 모든 비 PC기기가 네트워크화 되어 언제, 어디서, 누구나 대용량의 통신망을 사용할 수 있고, 저렴한 요금으로 커뮤니케이션 활동을 할 수 있는 것을 말한다.

유비쿼터스란 용어는 1988년 미국 제록스 팰로앨토연구소의 마크 와이저(MarkWeiser) 소장이 처음으로 사용한 것으로 언제 어디서나 인터넷을 할 수 있고, 의사소통을 하며 다른 곳의 일을 제어하거나 수행할 수 있는 '제3의 정보혁명'을 의미한다.

5.2 유비쿼터스의 기능

산이나 바닷가에 여가활동 중 집안의 전자기기들을 전화 하나로 지시하고 보고 받고 실행시킬 수 있는 첨단의 기술환경이 완성되어 전자밥솥으로 미리 밥을 해놓고, 빨래를 세탁기로 돌리고, 문 단속을 하고, 미리 에어컨을 작동시키는 일이 실현된다. TV를 보면서 리모컨으로 사고 싶은 상품을 구매할 수도 있다.

유비쿼터스의 기능은 다음과 같다.

① 가정관리서비스

산, 바다, 음식점을 검색하고 이용을 위해 예약이나 주문할 수 있으며 결제까지 가능하다.

② 유비쿼터스 건강체크(healthcare) 서비스

지금의 휴대전화를 통해서 병원에 직접 방문하지 않고 화장실을 이용하면서 혈압, 당뇨, 심전도에 대한 정보를 제공받을 수 있다.

③ 유비쿼터스 도시 구축

우리나라에서도 본격적인 '유비쿼터스 코리아(u-korea)'를 추진하기에 이르렀다. 유비쿼터스 개념을 사회 · 경제 · 정치 · 문화 등 전 분야로 확산시켜 물리국토와 전자국토를 연계하는 'u코리아' 사업을 범국가적으로 추진하려는 구상이다.

이와 함께 유비쿼터스 도시 구축을 위해 부산, 원주, 전주 등 도시설계 단계부터 첨단 정보통신 인프라를 구축, 종합 정보기술 서비스를 제공하는 미래형 신도시를 구축하였다. 유비쿼터스 아파트는 가전기기, 전력 에너지, 방범, 조명, 무선인터넷, 사이버 공동체, 웰빙 건강체크 서비스 등이 가능하다.

④ 위치기반서비스(LBS, Location Based Service)

휴대폰 속의 칩을 이용해 가입자들의 위치를 반경 수십 미터 내에서 언제든지 확인할 수 있도록 해준다. 예를 들면, 에버랜드에서 어린아이의 위치를 추적할 수 있어 미아가 발생하지 않으며, 치매 노인이 길거리를 헤매고 있는지 걱정하지 않아도 된다. 버스의 운행 위치 및 상태와 배차 간격, 도착 예정시간이 실시간으로 제공되며, 원하는 목적지까지의 소요시간과 노선정보 등의 각종 정보를 스스로 수 · 발신하여 버스이용이 편리하고 용이해져 교통난 해소에 도움이 된다.

⑤ 생활정보 서비스

상하수도나 도시가스, 전화선 등에 부착될 전자식별자를 통해 각종 속성정보를 검색하고 출력할 수 있어 통합적 관리가 이루어져 수시로 도로를 파헤치는 일이 줄어든다. TV나 라디오 방송으로만 접할 수 있는 뉴스, 날씨, 교통, 주식 및 기타개인 정보 등의 일상생활정보를 문자 및 동영상 메시지를 실시간으로 받아 볼 수있다.

5.3 유비쿼터스와 환경 변화

유비쿼터스 시대에서 살고 있는 우리는 언제 어디에서나 문명의 혜택을 누리며 우리가 하고 싶은 일들을 자유롭게 하면서 생활할 수 있다.

유비쿼터스 시대로의 패러다임의 변화는 의료환경의 변화도 유발하여, 모든 의료장비는 필요한 정보를 독립적으로 실시간에 제공, 모든 의료진은 온라인 환경에서 의료정보를 제공 받고, 모든 환자는 온라인 환경에서 필요한 정보를 제공받고, 환자의 진료를 위한 모든 의료정보를 의료기관 간에 공유할 수 있는 환경으로 변화시킬 것이다. 또한 u-Health는 삶의 질을 가장 크게 향상시킬 분야로서, u-Health를 통하여 보건의료는 병원 중심의 진료라는 공간적 제약을 넘어, 생활과 진료 공간을 자연스럽게 결합시키면서 일상 속에서 보편적으로 자리를 잡을 것이다.

5.4 u-Hospital 산업 그룹 양상

의료기관의 모바일화 및 네트워킹이 확대되고 있다.

① 무선통신 등을 이용해 유비쿼터스 병원 출현의 확산

- 비접촉식 인식시스템인 RFID가 환자, 시약, 수술실 등에 부착되어 의료서비스의 오류를 방지하고 업무속도를 개선시킨다.
- 인텔은 필립스와 함께 'Clinical Mobile Assistant'라는 RFID 인식기가 내장된 병원용 모바일기기를 공급한다.

② 대형병원과 의원 간 네트워킹을 통한 원격진료도 확대될 전망

- 현재는 대형병원이 의료정보화 시장을 주도하지만 2010년 이후에는 의원 · 재택의료 · 요양시설 · 호스피스부문의 정보화 시장이 더욱 커질 전망이다.

표 13-2 미국 의료정보화 시장 현황 및 전망 (단위: 십억달러)

구분	2005년	2006년	2011년
병원	8.6	9.5	16.8
의원 · 재택진료 · 요양원 · 호스피스	7.7	8.9	17.8

자료: BCC Research, "Healthcare Information System", 2006. 9

③ 미국 u-Health 서비스 현황

- Elite care의 Oatfield Estates: 은퇴한 고령자들을 대상으로 포틀랜드 오레곤에서 양로원 운영, 건강체크 변기센서, 침대센서, 약 복용 알림 시스템을 채택한다.
- Veterans Health Administration: 플로리다에서 Health Buddy 시범 실시, 가정 내 전화선에 연결된 메시지 디바이스가 매일 아침 자동으로 켜지면

서 환자에게 필요한 질문을 하고, 대답에 문제 인지되거나 대답 없으면 방문 간호사를 지원한다.

④ u-Hospital 산업 그룹 양상(이동형 병원)

의료기기의 소형화로 CT, MRI 등 고성능 의료기기가 이동 차량에 탑재되어 병원 이외 지역에서도 정밀진단 서비스 제공이 가능하다. 즉, 소노사이트(Sonosite)는 일반 소비자를 대상으로 한 휴대용(중량 3파운드) 초음파진단기를 개발한다.

5.5 u-Health의 개념과 기대효과

① u-Health의 개념과 특징

가. u-Health의 개념

u-Health는 유비쿼터스 헬스(Ubiquitous Health)의 약자로서, 정보통신과 보건 의료를 연결하여 언제 어디서나 예방, 진단, 치료, 사후관리의 보건의료 서비스를 제공하는 것을 의미한다. 유무선네트워크를 바탕으로 환자, 의료기관, 정부기관, 솔루션업체 등을 유기적으로 연결하여 인간의 건강한 삶을 보장해 주기 위한 이상적 시스템으로 환자가 병원 내외에서 실시간으로 원격 자가 진단, 치료, 상담, 예약 등을 받을 수 있다.

u-Health는 산업의 IT화가 진전되면서 등장한 e-Health를 보건의료 소비자를 중심으로 보다 발전시킨 패러다임이 된다. e-Health가 환자, 보건의료 제공기관, IT 제공기관, 솔루션 업체 사이에서 전자적으로 보건의료 정보를 교환하는 것을 의미한다면, u-Health는 보건의료 정보의 교환으로 국한하지 않으며 보건 의료 대상자와 제공기관을 포괄하는 물리적 공간과 네트워크로 연결된 첨단 보건의료기술의 전자적 공간을 연결한 개념이다.

즉, e-Health가 보건의료 제공기관 중심 교환지향적인 개념이라면, u-Health는 연결과 적용의 패러다임으로 확대되어 보건의료 대상자의 삶과 진료에 내재되는 것을 의미한다. EMR, OCS, PACS 등 디지털 정보화 중심의 e-Health에서 센서를 통해 습득된 정보를 바탕으로 의료 및 건강관리를 제공하는 u-Health로 진화하였고 각국의 보건의료 당국은 국민들의 의료서비스 제공에 소요되는 비용을 절감하고 보건의료의 선진화를 위해 보건의료 정보화에 노력중이다.

u-Health를 통하여 일반인이나 환자, 장애인, 노약자는 가정이나 의료보호

기관에서 유·무선의 다양한 통신망으로 건강 상태에 대한 주기적인 점검이 가능하며 사전 예방을 통해 높은 수준의 건강을 유지하게 된다.

또한 보건의료 제공기관의 의료기기가 네트워크로 연결되어 의료진은 보다 편리하게 정밀한 진단과 치료, 사후 관리가 가능해지게 된다. 이는 앞으로 전개될 u-Health의 단편적인 모습에 지나지 않으며 기술의 진화와 제도의 정비, 보건의료 이용문화의 변화에 따라서 크게 발전될 것이다.

나. u-Health의 특징

u-Health의 가장 큰 특징은 보건의료가 추구하는 목표인 "삶의 질 향상 추구"를 정보통신 기술의 발전 및 네트워크 구축 등 IT 인프라의 보편화를 바탕으로 상당부분 현실적으로 가능하게 한다는 점이다. 최근 보건의료는 안전성, 효율성, 이용자 중심성, 적시성, 효과성, 균형성을 강조하며 발전하고 있으며, u-Health를 통하여 보건의료는 언제 어디서나 적절한 서비스를 적시에 안전하게 제공할 수 있게 해준다.

그리고 보건의료 제공자와 이용자 모두에게 시간과 비용을 절감하게 만들며 병원 중심에서 건강한 소비자 중심으로 의료환경 변화를 촉진시키고 예방에서 진단, 치료, 사후 관리의 전 보건의료 과정을 균형적으로 발전시킬 것으로 전망된다.

표 13-3 의료서비스의 유비쿼터스화 발전 추세

off-line 진료	Telemedicine	m-Healthcare	u-Healthcare
병원 방문	원격지·오지대상 보건소 등 방문	병원 방문 없이 휴대폰 활용	지능형 수술로봇, 자동인식 처방 등
네트워크화 이전	유선네트워크	이동통신(모바일)	유비쿼터스 IT

자료: 한국정보사회진흥원, 유비쿼터스사회 새로운 희망과 도전, 2005.

기존 오프라인 진료 상태에서 휴대폰 등을 통해 상시적으로 환자의 건강 및 의료정보를 측정하고 점검하는 모바일 의료서비스가 진전되고, 향후 의료서비스는 다양한 IT는 물론 정보가전 등 모든 사물을 통해 지능적으로 의료정보가 인식되는 환경으로 변화될 전망이다.

u-Health는 센싱(sensing), 모니터링(monitoring), 분석(analyzing), 피드백(feedback)으로 구성되어 있다. 센싱은 인체에서 발생하는 물리적, 화학적인 현상의 변화

를 감지하며, 모니터링은 측정된 생체정보를 1차적으로 가공한다. 분석 단계에서는 장시간에 걸쳐 측정된 데이터로부터 건강상태, 생활패턴 등을 나타내는 새로운 건강지표를 발굴하고 피드백을 통해 건강상태의 변화를 사용자에게 경고해 준다.

IT산업 현장인 KT, SK텔레콤 등 통신서비스 분야와 SI(시스템통합)분야 등 업계에서도 의료시장 개방과 함께 공공부문과 대학병원 등 종합병원의 의료정보화 투자가 활발해질 것으로 전망하고, 네트워크 의료기기 솔루션 등 파급효과가 큰 u-Health 시장의 성장에 대비하고 있다.

② u-Health의 등장 배경

u-Health의 등장 배경은 정보통신기술과 보건의료기술의 발전, 보건의료제공기관의 욕구, 보건의료에 대한 소비자의 욕구 증가, 통신사업자 및 솔루션 제공업체의 비즈니스 영역 확대, 보건의료 당국의 촉진 정책을 들 수 있다.

우선 정보의 디지털화, 통신의 광대역화, 보건의료 기술의 급격한 발전을 들 수 있다. 광대역 기반의 네트워크 기술이 진화함에 따라 대용량의 정보를 유무선 통신망에서 빠른 속도로 전송하는 것이 가능하게 되었으며, 멀티미디어 처리 및 저장 기술의 발전, 통신 기능이 장착된 RFID 칩의 등장은 새로운 보건의료 정보영역의 개척을 촉진하는 매체가 되고 있다.

또한 보건의료 제공기관에서는 다양한 보건의료 정보의 통합과 신속한 진료시스템의 구축이 필요하게 되었으며, 이러한 보건의료 제공기관의 발전적 욕구가 u-Health의 등장을 가속화시키고 있다.

보건의료 이용자의 편리하고 안전하며 높은 수준의 서비스에 대한 수요도 u-Health의 등장을 가속화시키고 있다. 국민소득 수준이 증가하고 사회 전반의 고령화가 진전되면서 건강한 삶(well-being)에 대한 관심이 증가하고 건강 증진과 질병 예방에 대한 지출이 증가하게 되었으며, 통신 네트워크를 통한 의료기관과의 연결을 통한 검진과 진료의 수요가 증가하고 있다. 이러한 수요의 증가와 질적인 변화는 u-Health와 관련 산업 발전의 직접적 원인이 되고 있다.

통신사업자와 솔루션 제공업체는 신규 비즈니스 영역의 확대를 위하여 보건의료사업에 진출하게 되어 u-Health를 가속화시키고 있다. 기존 사업영역이 포화상태의 성숙기로 접어들게 되자 새로운 성장동력이 필요하게 되었으며, 산업의 발전이 통신과 다른 분야의 솔루션을 결합하는 컨버전스로 전개됨에 따라 u-Health를 차세대 육성산업으로 설정하여 사업진출 역량을 결집하고 수익 창출과 제휴의 비즈니스 모델을 개발하고 있다.

보건의료당국은 국가적 차원에서 국민들이 의료에 소요되는 비용을 절감하고 의료기관에 대한 정보화를 통하여 보건의료 선진화를 강화하며 일반인을 비롯하여 장애인, 노약자, 사회적 소외자에게 보건의료 서비스의 제공을 확대하기 위하여 u-Health를 정책적으로 지원하고 있다.

③ u-Health의 기대효과

u-Health의 중요성은 가장 효율적인 국민 보건복지 증진 방안이라는 점이다. IT 인프라를 통해 보건의료 제공의 효율성과 편리성을 증진시킬 수 있고 첨단 IT를 이용하여 대용량, 초고속 정보 서비스를 제공할 수 있으며, IT기술의 발전과 함께 이상적 보건의료 서비스를 현실화할 것이다. 또한 u-Health는 유망한 신성장동력원이라는 점에서 중요하다. u-Health에 대한 최근 정부의 적극적 정책 추진과 국민적 관심의 고조는 국민 소득수준 향상을 견인할 신성장동력원이다.

첫째, 이용자 측면에서는 다양한 의료정보 접근이 용이하고 웰빙에 대한 욕구 충족, Customized(맞춤형) · Personalized(개인화)된 서비스 이용 가능, 제약 · 제조기업 측면 업무 프로세스 단축, 거래 투명성 제고, 부대비용 절감에 따른 신제품 연구, 개발 투자여력 확보이다.

표 13-4 u-Health의 이해관계자별 기대효과

이용자	제약/제조사	의료기관	통신사업자	정부
• 다양한 의료 정보 접근 용이 • 웰빙(wellbeing)에 대한 욕구 충족 • Customized/Personalized된 서비스 이용 가능	• 업무 프로세스 단축 • 거래 투명성 제고 • 부대비용 절감에 따른 신제품 연구, 개발 투자 여력 확보	• 신속한 진료 서비스 체계 구축 • 소비자 중심의 의료서비스 제공 • 진료수입 증대	• 의료 EDI 서비스와 연계 가능 • 신규 사업 중 Cash-Cow 발굴 가능 • 의료시장 진출 초석 마련	• 국가적 차원에서 의료 IT화에 소요되는 총비용 절감 • 의료기관에 대한 IT 확산으로 의료선진화 실현 • 의료서비스의 제공 확대

자료: 지경용 외, "국내 u-city에서 u-Health 사업환경분석, ETRI, 2005.

둘째, 의료기관 측면에서는 신속한 진료서비스 체계 구축, 소비자 중심의 의료 서비스 제공, 진료서비스 수준 향상, 진료수입 증대이다. 셋째, 통신사업자 측면에서는 의료 EDI 서비스와 연계 가능 신규 사업 중 수익사업 발굴 가능, 의료시장 진출을 위한 초석 마련이다. 넷째, 정부측면에서는 국가적 차원에서 의료 IT화에 소요되는 총비용 절감 의료기관에 IT 확산으로 의료서비스 국제경쟁력 제고, 의료서비스 생산성이 향상되고 있다.

5.6 u-Hospital의 기본 개념

Ubiquitous는 사용자가 네트워크나 컴퓨터를 의식하지 않고 장소에 상관없이 자유롭게 네트워크에 접속할 수 있는 정보통신 환경을 의미한다.
Ubiquitous Hospital System 이란, 최신 기술로 대두되고 있는 유비쿼터스 솔루션(스마트카드, 무선통신, PDA, RFID 등을 활용하여 Anytime, Anywhere Computing 환경을 제공)을 병원정보 시스템에 접목하여 의료진 및 환자의 편의를 극대화시킨 시스템이다.

유비쿼터스 병원은 PDA폰이나 노트북 PC를 비롯한 무선이동통신기기를 통해 365일 24시간 내내 어디서나 의료 서비스를 받을 수 있는 병원을 말한다. 최신기술로 대두되고 있는 유비쿼터스 솔루션인 스마트카드, 무선통신 PDA, RFID 등 을 활용하여 Anytime, Anywhere Computing 환경을 제공하여 병원정보 시스템에 접목하여 의료진 및 환자의 편의를 극대화시킨 시스템이다.

예약·접수, 수납, 진료 및 입·퇴원 수속 등 각종 의료 서비스가 개인정보를 담은 스마트카드 등을 통해 실시간(real time)으로 처리되며, 전반적인 병원행정 업무 및 절차가 병원 내외 어느 곳에서나 언제든지 온라인으로 통합, 처리되는 병원이다. 예를 들면, 병원에 입·퇴원하는 환자는 원무과를 거치지 않고 입원실 침대 위에서 입·퇴원 수속을 체크하고 쉽게 절차를 밟을 수 있다. 혈압, 맥박, 심박동 수 등 병원에서 매일 검사하는 환자의 무수한 데이터 가운데 의사의 신속한 판단이 필요한 긴급 정보가 발생하면 무선네트워크로 연결된 이동통신기기를 통해 담당 의사에게 실시간으로 내용이 전달된다. 의사들에게는 모바일 폰으로 화상을 통해 응급환자에 대한 상담과 상태를 실시간으로 파악할 수 있고, 병원 외부에 있더라도 24시간 환자를 돌 볼 수 있다.

스마트카드는 환자의 개인 의료정보와 건강 기본 정보가 저장되어 있고, 지속적으로 갱신되어 사용됨으로써 One Stop 종합서비스를 받을 수 있다. 또한 주차요금도 자동 계산이 되고, 교통프로그램과 제휴되어 대용할 수도 있으며, 진료비 결제에 있어서도 현금카드를 대신하여 수납기능이 가능하다.

환자가 외래진료 시에는 병원에 도착해 발급받은 스마트카드를 안내 시스템에 접속만 하면 진료 예약 내용과 시간, 진료대기 시간 및 진료상황을 알 수 있다. 따라서 무인진료접수, 처방전 발행에 따른 투약, 수납, 입·퇴원 등이 one stop으로 이루어져 진료대기시간이 줄어들어 진료를 쉽게 받을 수 있다. 또 환자와 의료진은 인터넷을 통해 쌍방향 커뮤니케이션이 가능하다. 환자는 인터넷을 통해 진료를 예약하거나 문자 메시지 등을 통해 예약내용을 확인할 수 있으며 예약 변경이나 취소 등도 할 수 있다.

또 병원에 개인의 건강·진료 정보는 물론 먹는 약, 주사 접종 기록 등이 통합적·체계적으로 데이터베이스화 되어 저장되기 때문에 인터넷에 접속해 스마트카드로 본인확인 절차를 거치면, 건강 기록을 조회할 수 있다. 환자들의 상태, 처방이 언제 이루어졌는지 알 수 있고, 음식 섭취량, 배설량, 운동량 등 환자와 관련된 모든 활동들이 입력되어 환자 DB에 저장되기 때문에 담당 의사들은 쉽게 검색하여 이용할 수 있고, 환자들은 이를 집에서 인터넷을 이용하여 확인할 수도 있다. 나아가 본인의 의료정보를 집에서도 검색할 수 있고, 이동하면서도 조회를 할 수 있기 때문에 다른 병원에 가거나 외국의 다른 병원에 가서도 혈액이나 병력 등 기본 정보를 반복해 검사 받을 필요가 없다.

의사와 간호사도 디지털 진료차트를 사용, 각종 종이서류와 X선·CT·MRI 필름 등도 사라지고 있다. 간호사들의 업무가 환자 옆에서 진행될 수 있다. 의사들의 회진 시간 중에도 주치의와 함께 환자의 검사 내용과 수술 내용 및 현재 상태를 같이 관찰하면서 실시간 상담이 가능하다.

목걸이형 RFID(전자태그) 단말기를 통해 환자의 이동상황을 체크하고 디스플레이 화면이나 환자 단말기에 '다음 검사실로 가십시요' 라는 메시지를 전송할 수 있다.

검진대상자를 찾는 간호사의 분주한 발걸음과 목소리, 언제 자신의 이름이 불릴지 몰라 대기실에서 기다리는 환자의 모습은 찾기 어렵다. PDA폰과 노트북 PC를 통해 환자 상태를 언제든 체크할 수 있으며, 회진 때는 환자를 손목에 차고 있는 바코드로 확인할 수 있다.

RFID 단말기를 이용한 시스템은 어느 검진실의 대기시간이 가장 짧은지를 자동 분석, 환자에게 알려주는 기능을 통해 환자의 대기시간을 현격히 줄일 수 있어 그만큼 하루에 진료할 수 있는 환자 수가 많아짐을 의미한다.

유비쿼터스 병원의 가장 큰 장점은 모든 환자정보 및 의료정보를 하나로 통합해 활용할 수 있는 통합정보시스템이 구축되어 무선통신 네트워크 시스템과 결합되어 사용된다는 점이다. 따라서 병원경영 업무가 효율화 될 수 있고, 병원 진료와 관련된 이해관계자 집단이 여기에 직간접으로 네트워크화 되어 실시간으로 이용할 수 있다는 점이다.

5.7 u-Health 산업 현황

네트워크 기술과 RFID기술이 결합하여 발전됨에 따라 IT를 넘어 UT라는 유비쿼터스 시대에 진입하였다. 유비쿼터스 네트워크에서는 다양하고 복합적이며 동시에 개인화된 정보와 서비스를 제공받아 생활과 사회 전반에 급격한 변화를 초래할 것이다. 수요 측면에서도 국민소득 수준이 증가하고 사회 전반이 고령화가 진전되면서 건강한 삶에 대한 관심이 늘어나 건강증진과 질병예방에 대한 지출이 증가하게 되었으며, 통신 네트워크를 통한 의료기관과의 연결로 수요는 증가하고 있다.

또한 한국은 현재 세계에서 가장 빠른 노인인구 증가율을 보이고 있다. 2019년에는 65세 이상 노인의 인구가 전체 인구 중 14% 이상을 차지할 것으로 전망되고 있다.

이에 따라 정부 차원에서도 다양한 의료정책을 수립하고 있으며, IT 분야에서도 사회적 트렌드를 반영하여 헬스케어 영역에서도 새로운 비즈니스 기회를 찾기 위해 유비쿼터스 헬스케어라는 영역에 대해 관심이 많다.

u-health 산업의 시장 현황 분석을 하면 다음과 같다.

한국전자통신연구원(ETRI)은 u-Health 서비스 이용자 실태를 파악하고 국내 시장규모를 전망하는 조사 분석 연구[1])를 통해 2010년 u-Health 이용자 약

1) 한국전자통신연구원, "신규 u-Health 비즈니스 모델 개발을 위한 시장수요 분석 보고서", 2005. 11.

700만명, 이에 따른 시장규모가 1조 800억원으로 추정했다.

21세기 산업의 중심으로 부각되고 있는 u-Health에 대하여 ETRI는 2005년 u-Health 서비스 이용자 실태를 파악하고 시장규모를 전망하는 「신규 u-Health 비즈니스 모델 개발을 위한 시장수요 분석 보고서」를 발표했다.

u-Health 서비스 이용의향자 실태조사에 따르면, 전반적인 u-Health 서비스 이용의향자의 경우 남녀, 연령에 큰 차이를 보이고 있지 않으며, 평상시 건강에 관심이 적은 건강관리 무관심형의 u-Health 서비스 선호비율은 다소 높은 것으로 나타났다. 즉 평소 생업이나 다양한 이유로 건강관리에 관심을 둘 여력이 없는 집단이 u-Health 서비스를 통해 건강관리에 대한 욕구가 커지고 있음을 반영하는 것이다. 이와 같이 u-Health는 기존 의료산업에 대해 시장창출 효과가 매우 크다는 의미가 있다.

5.8 u-Hospital 원무시스템의 비전

① 기본 방향

가. 업무(Job) 측면

- 신속하고 정확한 업무처리
- 법 · 제도 · 고객의 요구에 신속한 대응
- 업무 효율화

나. 사용자(User) 측면

- 통합업무
- 단순 반복업무의 최소화
- 사용하기 쉬운 화면과 기능, 쉬운 학습

다. 환자(Customer) 측면

- 신속한 접수 · 수납
- 문의사항에 대한 신속한 응대와 해결
- 정확한 계산 · 업무 처리

② 원무시스템의 방향과 비전

가. 통합(Integration)

A. 외래 · 입원 · 응급실 프로그램 일원화(통합)

B. 진찰권번호 통합

본원과 분원 환자정보 공유 및 진찰등록번호 통합

C. ERP · OCS · EMR 통합연계

환자 및 보험정보, 감액정보 관리 일원화 및 통합관리

D. 외래 · 입원진료비 통합 계산

나. 표준화(Standardization)

A. 사용하기 편리한 화면 구조

B. 진료비 계산의 표준화

- 공통 통합영수증 사용(외래 · 입원 · 응급실)
- 동일한 진료비 계산 방식
- 자동 가산과 산정규칙

C. 각종 증명서의 표준화

- 입퇴원확인서
- 납입증명서 · 통원확인서
- 공통 증명서 양식 사용
- 상세 진료비 내역서 출력

D. 환자관리 및 메시지 등록 표준화

다. 편의성 · 유연성: 사용자 편의성과 작업효율, 유연성 증대

A. Less paper(무전표) 환경 구현

- 신용카드 결제방식의 개선, 사인패드 시스템 도입

B. 진료비 반환정산의 용이

C. 수진자격 조회 및 수정의 편리성

D. 다중감액, 다중카드 사용, 다중계정처리 용이

E. 일괄처리 기능: 일괄 예약 계산, 퇴원 계산

F. 수작업 처리업무의 전산화

- 급여제한여부서, 상담기록, 상급병실확인서, 고객관리 등록

G. 개별 SMS 발송기능 지원: 미수 확인, 고객안내, 비상연락

H. 다양한 정보 조회의 편의성

I. 오류가능성 사전 차단: warning · inform · pop-up

6. CTI 시스템

6.1 CTI 시스템 운영

① CTI 시스템 정의

U-Hospital OCS와 연계한 CTI(Computer-Telephony Integration) 시스템 운영으로서, 전화와 컴퓨터의 연동에 의해 음성 서비스와 Data Service를 동시에 제공해주는 시스템을 말한다.

② CTI 시스템의 역할과 효과

- 전화예약서비스의 효율성 증대와 고객편의 도모, 즉, 통화 자동분배기능, 대기 중 안내 멘트, 고객정보 추출 기능
- 다양한 부가서비스 기능으로 자동응답 안내, 음성 및 문자메시지 전달 등
- 부도율 최소화 및 고객 증대 역할
- 각 전문센터 및 부서의 특성을 고려한 부가서비스 제공

6.2 CTI 시스템 운영 진행상태(K병원)

- CTI TFT(Task Force Team) 및 시무팀 구성 각 실무부서 요구사항 접수 완료 및 개발가능여부 평가
- CTI 기본기능 개발 완료
- CTI 부가기능 추가 개발 및 실무 Test
- u-Hospital OCS 개발 지연으로 CTI 시스템 개통하지 못하고 개발 보류
- 단, CTI의 기본기능인 통화자동분배(ACD), 자동응답서비스(IVR), 통화내용 녹취는 서비스를 제공하고 있음

※ u-hospital 구현 사례

① K의료원

최첨단 '유비쿼터스' 병원으로 변신하여 본격적인 진료를 시작하고 있다. 새 병원의 가장 큰 특징은 의료진과 시설, 환자 정보 등이 무선 네트워크로

연결된 국내 최초의 유비쿼터스 병원이라는 점이다. 병원은 전자의무기록시스템(EMR), 처방전달시스템(OCS), 의학영상전달시스템(PACS) 등 최첨단 디지털 진료시스템을 갖추고 있다. 이에 따라 종이 차트는 완전히 사라지며, 의사들은 PDA폰을 이용해 언제 어디서나 환자의 상태를 확인하고 즉시에서 처방을 할 수 있게 되었다.

환자 입장에선 진찰권 대신 발급되는 '스마트카드' 하나로 진료 예약 및 접수에서부터 진료·입원비 수납, 주차비 정산에 이르기까지 모든 행정 서비스를 제공받을 수 있게 된 점이 가장 큰 변화다.

병원을 방문한 환자는 병원 입구 등 14곳에 설치된 'U-병원 도우미(컴퓨터 단말기)'에 카드를 접속하여 예약된 시간을 확인하고 즉석에서 접수를 할 수 있다. 접수창구에서 순서를 기다려 수납하고 접수시킬 필요가 없어진 것이다.

스마트카드로 접수를 하면 진료실로 가는 길이 단말기에 표시되며, 진료를 마친 후에도 수납 창구까지 갈 필요 없이 신용카드 기능이 갖춰진 스마트카드를 통해 진료·검사·입원비를 지급할 수 있다. 다음차례 진료 예약 접수도 그 자리에서 가능하며, 주차 확인이나 주차비 정산도 스마트카드 하나로 가능하다.

스마트카드에는 또 환자에 대한 모든 의무기록도 저장된다. 이에 따라 환자는 인터넷에 접속함으로써 스마트카드에 저장된 자신의 질환 명, 복용 약, 검사결과, 수술결과 등 모든 병력을 확인할 수 있다.

또한 진료카드를 소지한 고객이 주차장 입구를 통과시 고객의 정보를 감지하여 주차 시간을 입력함과 동시에 OCS에 등원 체크를 함으로서 고객의 진료 대기시간을 줄일 수 있다.

무선랜 환경에서 EMR 등을 통해 진료정보를 관리하며, 환자는 병원 스마트카드와 무인안내 시스템을 통해 진료, 접수, 예약, 처방전 발급, 수납 등을 해결할 수 있다.

K의료원의 고객지향적 원무시스템 사례는 다음과 같다.

- 진찰권 통합: 산하 병원, 치과병원
- 진료비 계산의 다양화·수납환경의 개선
- 정확한 진료비 계산 지원: 중증질환 환자의 정확한 접수(급여진료비의 10%), 현금영수증 일괄 발행(5,000원 이상 현금 영수증 발행을 원하는 고객에게 신속한 발행)

- 진찰료 반환 메시지 등 문자메시지의 다양화
- 무인 원무시스템 구축: 무인 수납, 증명서 발급, 진료비 조회, 인터넷 발급 및 조회

② 대구의료원 건강검진센터

대구의료원에서는 건강검진 효율화시스템(RFID)을 구축하였다.

2007년 어느 날 대구의료원 건강검진센터로 들어선 K씨는 접수를 마치고, 간호사로부터 목걸이형 RFID(전자태그) 단말기 하나를 받았다. 잠시 기다리자 목걸이에서 신호가 울리고 디스플레이 화면에 "위내시경 검사실로 오세요"라는 글씨가 나타났다. 검진대상자를 찾는 간호사의 분주한 발걸음과 목소리, 언제 자신의 이름이 불릴지 몰라 애타게 기다리는 환자의 모습은 찾기 어렵다.

다른 병원 건강검진센터처럼 대기실이 분주하지도 않았다. 반경 100m까지 신호가 전달되기 때문에 검진 대상자들은 화장실이나 매점, 휴게실 등 센터 주위를 마음대로 다녀도 진료시간을 놓치지 않기 때문이다. K씨가 검사실로 들어서자 입구에 설치된 RFID 단말기는 "입실"을 확인하고, 검사실을 나서면 "검사완료"를 자동으로 기록한다. 이에 따라 컴퓨터 프로그램은 다음 환자에게 진료를 받을 시간이 되었다는 사실을 알리게 된다. 환자용 RFID 단말기에는 또 라디오 기능도 있다. "RFID 건강검진 효율화 시스템" 프로그램에는 어느 검진실의 대기시간이 가장 짧은지를 자동 분석, 환자에게 알려주는 기능을 갖추고 있다면서 이 때문에 환자의 대기시간이 20% 이상 감소되는 것으로 확인되었다. 그만큼 하루에 진료할 수 있는 환자 수도 많아진다. RFID 건강검진 효율화 시스템의 또 다른 수혜자는 간호사, 환자들에게 자동으로 해당 검진실이 통보되기 때문에 환자를 일일이 찾아다닐 필요가 없을 뿐만 아니라 진료차트 역시 컴퓨터 프로그램으로 검진실에서 검진실로 자동 전달되어서 업무량이 크게 감소한다. 따라서 건강검진 담당 간호사의 생산성이 최고 50%까지 높아질 수 있다.

③ 인천 길병원

가천의대 길병원은 병원 외관뿐 아니라 내부 시스템과 의료 서비스 전체를 혁신함으로써 유비쿼터스 병원(U-병원)으로 출범하였다. 즉 의료・행정・경영 종합 시스템 개선하였다.

길병원은 1년간의 자체 TFT 운영 결과, Oracle을 시스템 구축업체로 최종

선정하고 병원에 필요한 방대한 시스템을 구축하기 위한 마스터플랜 수립과 전사적 자원관리시스템(ERP), 구매물류시스템(SCM), 데이터웨어하우스(DW), 고객관계관리시스템(CRM)을 1단계로 구축했다. PACS, 병원정보화(HIS) 등 기존 시스템을 수정해 새 시스템과의 인터페이스를 다시 설계하는 작업도 동시에 진행되었다.

소아과 병동을 찾는 어린이 고객의 보호자들에게 정기적으로 예방접종시기를 미리 고지하는 문자메시지(SMS)를 발송한다든지 협력병원과 데이터를 공유함으로써 1차나 2차 의료기관에서 진료를 받다가 내원한 환자들이 병원을 옮기면서 다시 복잡한 절차를 밟지 않도록 편의를 제공하는 것도 가능하다. CRM을 기반으로 고객들의 병명이나 연령, 성별, 거주 지역 등 기본 정보들을 관리하면 시의적절한 마케팅 정책을 수립해 고객 위주의 서비스를 제공하게 되었다. 섬이나 산간벽지 거주민, 거동이 불편한 노인환자들이 병원을 오지 않고도 진료를 받을 수 있는 서비스도 실시된다.

길병원은 IMT2000서비스를 이용한 원격진료(Telemedicine) 시스템을 구축하고 웹기반 PACS나 웹기반 EMR 시스템 구축으로 협력병원과 공유시스템을 이용해 공동으로 진료를 할 수도 있다.

길병원은 의료진들이 최신 의료기술을 습득하고 연구 성과를 발표할 때마다 지식관리시스템(KMS)을 통해 데이터를 체계적으로 수집, 활용함으로써 궁극적으로 병원 전체의 의료 수준을 향상시키는 효과를 기대하고 있다. 진료와 연구 데이터를 통합시스템으로 관리해 현장에서 얻은 새로운 의학적 결과가 연구에 적용되고 연구 결과가 진료에 즉각 반영되는 데이터통합시스템도 길병원이 의욕적으로 추진 중인 시스템이다. 진료표준화시스템은 환자들이 어느 의사에게 진료를 받아도 병원이 정한 기준에 따른 표준화된 서비스를 이용할 수 있도록 한 시스템이다. 의사가 해외 출장이나 파견 등으로 자리를 비워도 다른 의사들이 시행착오 없이 환자의 진료기록과 표준화된 시스템을 기반으로 진료를 지속할 수 있는 효과를 얻게 된다. 이러한 시스템을 통해 궁극적으로는 길병원에 대한 이미지를 관리함으로써 환자나 병원 고객들이 느끼는 호감도를 높여 나간다는 것이 길병원의 목표이다.

④ B병원

이 병원은 Mobile Hospital 시스템을 구축하였다.

최신 스마트폰을 활용하여 환자정보를 강화하고 영상이미지 조회를 가능하게 해 의료 유비쿼터스에 접근하였다. 의료진이 '언제 어디서나' 환자정보를 조회하고 상황에 맞게 조치할 수 있는 시스템이 국내에 선을 보였다.

B병원은 2003년 8월 도입한 'Mobile Hospital' 시스템을 확대, 전국 어디에서든 환자 정보를 조회하여 신속하게 처치할 수 있도록 할 계획이라고 밝혔다.

이를 위해 병원은 스마트폰 1000여대를 최신형인 SPH-M4300으로 교체했으며 원외접속시스템 구축을 위한 별도의 웹서버도 구축했다.

또 'Mobile Hospital' 운영을 바탕으로 약물정보와 외래환자, 응급실환자 등을 추가로 조회할 수 있도록 보완했으며 수술 진행상황 표시, 이상 수치 컬러 경고 표시, 입원환자 및 협진의뢰 환자 발생시 문자메시지 전송 등이 추가되어 보다 풍부한 정보를 볼 수 있도록 했다.

특히 병원은 스마트폰을 통해 PACS 영상 이미지까지 조회할 수 있도록 추진하고 있다.

병원 측은 "이번 시스템 업그레이드는 병원 내에서 뿐만 아니라 전국 어디에서든지 환자 정보를 간단히 조회, 조치를 취할 수 있게 함으로써 의료계의 실질적인 유비쿼터스를 위한 첫발을 내디딘 것"이라고 자평했다.

병원 정보전략팀장은 "원내 뿐 아니라 전국 어디에서든 환자정보를 조회할 수 있고, 기존의 텍스트 중심에서 PACS와 같이 의학영상까지 조회할 수 있도록 보완함으로써 앞으로 스마트폰 이용 의료진이 크게 늘어나 환자들을 전국 어디에서든 조회하여 더욱 신속하게 치료할 수 있는 기반을 마련하게 됐다"고 이번 시스템 오픈의 의미를 설명했다.

⑤ 건국대학교 병원

건국대학교 병원은 종합의료정보시스템을 구축하였다.

건국대학교병원이 언제 어디서나 다양한 접속경로를 통해 병원의 모든 업무를 처리할 수 있는 첨단 디지털 병원으로 성장하였다. 100억원 규모의 이번 사업은 건국대학교병원이 유비쿼터스 병원 구현을 목표로 추진, 의료업계에서 이례적으로 소프트웨어는 물론 하드웨어, 네트워크, 교육 시스템 등 핵심 IT인프라를 일괄 구축한 것으로, 개발업체에서 2년에 걸쳐 시스템을 구축하였다. 이번 프로젝트에서는 처방전달 시스템(OCS), 전자의무기록(EMR) 시스템, 전사적 자원 관리(ERP)시스템 등을 컴포넌트 기반개발(CBD) 방법론을 적용하여 웹 기반으로 개발, 의료진은 언제 어디서나 다양한 접속 경로를 통해 병원의 모든 업무를 처리할 수 있게 되었다. 또한 의료영상 전송 시스템(PACS), 진단검사의학 정보화 시스템(LIS), 데이터웨어하우스(DW), 의무기록 광파일 시스템, 원가계산 시스템(ABC), 그룹웨어, 홈페이지 등 종합의료정보 시스템을 갖추게 되었다.

참고 K의료원 의료 Smart Card/RFID 시스템 개요

① Medical Smart card

환자에게 최적화된 진료 프로세스를 제공하고, 교직원 ID카드로 사용자 인증과 다양한 교직원 서비스를 제공하며, 전자화폐와 교통카드 기능의 통합으로 원내 편의시설 및 대중교통까지 이용할 수 있는 다기능 시스템

② Medical RFID

단순 의료사고를 미연에 방지하여 환자에게 더욱 안전하고 편리한 의료서비스를 제공하고, 병원 선진화에 기여하는 시스템

③ Interface Service

K의료원의 유비쿼터스 환경의 시스템들과 연계하여 상호 운영성 및 더욱 높은 수준의 의료서비스가 가능하도록 시스템을 구현함

7. Mobile Health

① 모바일헬스 정의

모바일헬스란 모바일 디바이스로 지원받는 의학 및 공중 건강업무행위(WHO, 2011), 모바일 기기(일반적으로 스마트폰 뿐만 아니라 전문 의료 모바일 기기 포함) 이용을 통해 건강관리나 건강관련 정보들을 제공 받는 것(GSMA, 2012)으로 정의하였다. 또한 모바일 헬스케어는 모바일 기기(의학용 기기나 센서) 뿐만 아니라 건강관리를 비롯하여 SMS와 원격진료로 제공되는 개인 건강지침 시스템(personal guidance system), 건강 정보 및 약 복용 알람(medication reminders) 등 기기와 연결된 애플리케이션을 포함한다.

② 모바일헬스가 주목 받는 이유

첫째, 모바일의 기술진화와 사용자의 폭발적 증가로 인한 환경의 조성이다.

- 소형화, 고성능화, 센서기술, 네트워크 성능 진화
- 스마트기기 및 웨어러블의 발달로 초연결 사회실현(24h Connected)
- 개인의 기본 채널

둘째, 인구 고령화와 만성질환자의 증가로 인한 의료비의 급증에 따른 대안이다.

- 예방중심의 웰니스 관심도 증가
- 맞춤형 의료중심의 개인화된 생활개선 유도
- 저비용 고품질의 일상건강관리 실현 가능

셋째, 병원 인프라가 부족한 개발도상국, 오지의 의료·진료환경의 개선이다.

- 질병률 낮추고 환경 개선 도움
- 보편적 의료 실현, 소외 계층 의료 지원

③ 모바일헬스의 서비스 유형

표 13-5 모바일헬스의 서비스 유형

서비스 유형	서비스 영역	영역별 핵심 강화활동
환자관리 강화	Wellness	피트니스 모니터링 등의 웰니스 영역
	Prevention	의료정보를 사전 제공, 예방지원 영역
	Diagnosis	상호협력을 통한 진단정보 교류 영역
	Treatment	Remind, 알림을 통한 처치행위 지원
	Monitoring	활동영역을 모니터링 하는 서비스 일체
의료산업 강화	Emergency Response	응급상황 지원을 통한 서비스 개선
	Healthcare Practitoner Support	의료관련 종사자의 의학정보 지원영역
	Healthcare Surveillance	의료 질관리 개선 위한, 평가, 확인응용
	Healthcare Administration	헬스케어의 관리영역에 서비스 응용

- 라이프 로그용 Activity Tracker 중심의 Wellness 영역이 대부분
- 사업자마다 다양한 방식의 의료정보 연계사업 추진으로 파편화 발생
- 의료기관 내부 Medical Support 관점에서 연계된 환자관리 서비스는 부진

자료: 이제관, 건국대학교병원 의료정보팀, 미래의료정보기술발전전략, 한국병원경영학회 추계 학술대회, 2014.

④ 모바일 헬스에 의한 서비스 모델 변화

과거의 서비스 종속적 모델인 헬스 APP에 의해 의료기관의 원내 통합저장 시스템에서 측정, 전송 또는 원격상담에서 서비스 독립적 모델로 변화되었다.

• 플랫폼 기반의 모바일 헬스(서비스 독립적 모델)

그림 13-3 모바일 헬스 서비스 모델

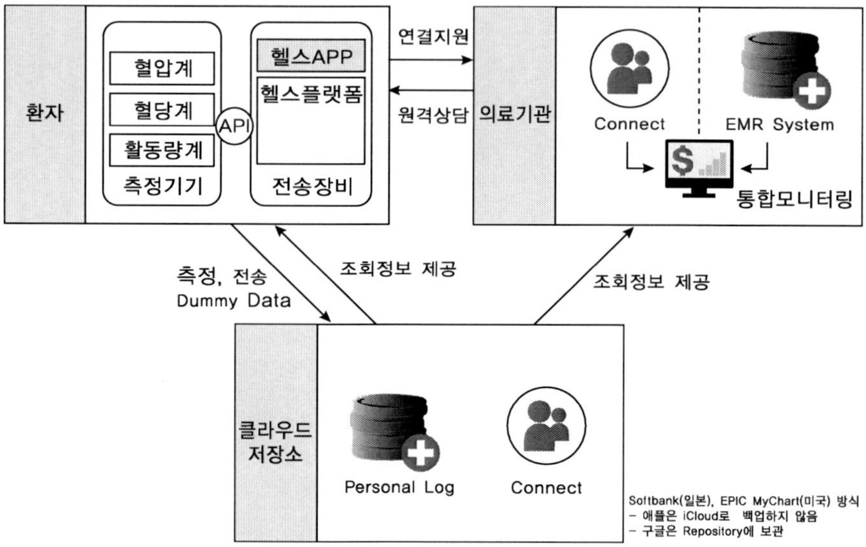

⑤ 모바일 헬스의 미래 발전방향

가. 현재 성숙분야(센싱, 송수신, 보안 등)

• 모바일 환경을 이용한 원격 모니터링 영역, 데이터 송수신 및 저장기술

• 만성생활습관 질환을 센싱 하는 기술(비만, 고지혈증, 고혈압 진단영역 등)

• 의료전용 정보보호 및 추적기술

나. 현재 미성숙분야(통합, 평가, 연계 등)

• 단일화된 채널을 통합하거나 플랫폼 중계하는 기술의 등장

• 웨어러블 장비 코디네이션을 통한 모바일 헬스앱의 데이터 통합관리

• 모바일 헬스 평가인증 Framework 영역

다. Ecosystem 구축

• PHR/EHR을 염두하여 전략적 통합을 고려

• EHR/EMR를 연계, 모바일 헬스 단말기 및 솔루션의 부가가치 창출 확산

• 이용자의 건강 및 의료 데이터 보안을 담보하는 문제가 가장 중요

연습문제

1. 보건의료정보의 의의
2. 의료정보시스템의 유형
3. 의료정보 서비스의 실행 단계
4. EMR의 정의
5. 의료정보보호와 보안
6. 의료정보보안의 취약성
7. 유비쿼터스의 기본 개념
8. 유비쿼터스의 기능
9. u-Health의 개념
10. u-Health 특징
11. u-Health의 기대효과
12. u-Hospital의 기본 개념
13. u-Hospital 원무시스템의 기본 방향
14. CTI 시스템의 의의와 역할
15. Mobile Health 정의와 유형

제 14 장

원무통계 분석

1. 원무통계의 의의와 목적

1.1 원무통계의 의의

병원경영통계의 하나인 원무통계는 환자 및 진료비와 관련된 통계로 병원의 진료서비스 제공 결과에 의해 발생되는 의료수익을 일정한 기준에 의하여 외래·입원의 수진형태, 진료과, 수가 유형, 수가 항목, 담당 교수별 등으로 분류·집계한 표이다.

전국민건강보험의 실시와 병상 수 증가에 따른 경쟁의 심화로 병원경영이 악화됨에 따라 환자 및 진료비에 관한 통계는 정기적으로 분석하고 정책결정의 중요한 기초자료로 활용되고 있다.

원무통계에서 주로 사용되는 경영실적 자료로서 일정기간의 환자 및 진료수익 등을 분석한다. 기본적으로 환자수, 진료수익, 진료건수, 지역별 환자수 등에 관한 통계이다. 더욱 세부적으로 분류하면 방문형태, 진료과, 입원·외래, 의료보장유형, 거주지역, 진료담당의사, 검사종류별로 집계할 수 있다.

병원경영을 지원하기 위한 통계분석 지표의 내용은 다음과 같다.

표 14-1 병원 경영지원 위한 통계분석지표

구 분	외 래	입 원	비 고
통계수치	초진, 재진 환자 수	입원·재원·퇴원환자수, 병상가동율, 평균재원일수	진료과별, 개인교수별 세부 분석
공통	일반진료비, 선택진료비		

1.2 원무통계의 목적

원무통계의 목적은 다음과 같다.

첫째, 효율적인 병원 운영 의사결정을 위한 기초자료를 제공한다.

둘째, 의학연구개발에 필요하다.

셋째, 외부기관에 보고할 기초통계가 된다.

넷째, 진료평가 활동에 필요하다.

다섯째, 산출된 자료의 출처와 자료의 사용처를 정확하게 파악하고 통계 사용자의 사용목적에 부합되도록 산출한다.

2. 통계의 개요

통계란 특정의 사실을 일정한 기준에 의해 숫자로 표시하는 것을 의미한다. 통계로서 가치 있는 조건으로서는 동질성, 기준의 명확성, 계속성, 숫자로 표현한다. 또 다른 통계 가치기준은 다음과 같이 표현할 수 있다.

① 명료성: 통계의 작성 목적이나 작성시의 기준 및 자료의 출처 등이 명확해야 한다.

② 정확성: 통계가 수록하고 있는 정보의 내용과 계수가 정확해야 한다.

③ 적시성: 통계의 작성, 보고의 시기가 활용시점과 일치하여야 한다는 것으로 자료의 활용 목적과 통계가 비교 가능해야 한다.

④ 간결성: 통계의 내용과 서식 등이 간결해야 한다.

통계의 자료에는 크게 세 가지로 나눌 수 있다.

① 경영실적 자료: 환자수, 진료수익, 진료건수, 지역별 환자 수

② 의학연구 자료: 통계, 수술, 검사, 사망, 부검

③ 보고 자료: 경영실적에 대한 결과를 외부기관에 보고, 세금관리나 관련 기관의 진료실적 제출 협조, 의료기관 현황 보고, 병원표준화 심사자료, 의료 서비스 평가자료 등에 이용

3. 조사방법론

3.1 자료분석의 절차

① 자료분석의 목적 명시

자료를 수집할 때는 연구목적을 달성하기 위하여 어떻게 자료를 분석할 것인가를 고려하여야 한다. 자료를 분석하는 목적이 명확 해야만 자료분석의 방향을 설정하여 타당하고 신뢰할만한 연구결과를 얻을 수 있다.

② 자료수집 항목의 설정

예를 들면, '학습시간이 많을수록 학업 성취도가 향상 된다.'는 가설을 검정하고자 할 때, '학습시간이 많다.'와 같은 모호한 개념을 구체화하여야 한다. 즉, 하루에 평균 몇 시간 공부하는가?와 같이 구체화하여야 한다.

③ 자료수집 대상 및 수집방법의 결정

필요한 정보를 가지고 있는 연구대상은 누구인가, 연구대상이 되는 모집단은 무엇이고, 모집단을 대표하는 표본은 어떻게 설정하며, 표본을 어떻게 추출할 것인가?하는 문제를 결정한다.

가. 모집단: 필요한 정보를 가지고 있는 연구대상의 총집합, 즉 자료를 수집하고자 하는 연구대상의 전체를 '모집단(population)'이라 한다.

나. 표본: 모집단 전체에서 자료를 수집하는 것은 시간과 비용에서 비효율적인 경우가 많다. 이에 따라 모집단을 대표할 수 있는 일정 비율 또는 일정한 수의 부분집합을 추출하여 자료를 수집하는 경우가 대부분이며, 이 경우 일정 비율 또는 일정한 수의 부분집합을 '표본(sample)'이라 한다.

④ 자료수집

자료분석의 목적, 수집항목 및 수집 대상과 방법에 따라 실제 자료를 수집하는 단계로서 조사연구, 실험연구 등을 통하여 타당하고 신뢰할만한 자료를 수집하여야 한다.

⑤ 자료 정리 및 입력

가. 코딩양식의 설계

나. 자료의 코딩과 자료파일의 작성

⑥ 자료분석

⑦ 보고서 작성

3.2 표본조사(Survey)

① 목 적

가. 무한모집단은 모집단의 구성단위가 무한히 많기 때문에 실제로 전수조사가 가능하지 않으므로 표본조사를 한다.

나. 모집단이 유한집단이라 하더라도 모집단을 구성하는 조사단위가 많으면 무한모집단의 경우와 같이 전수조사는 불가능하므로 표본조사를 한다.

다. 경우에 따라 유한모집단의 구성단위 전체의 전수조사가 가능하더라도 전수조사를 하면 조사값에 대한 오차가 커진다. 예를 들면, 10장의 병실 입원카드와 100장의 입원카드를 셀 때에 입원카드의 수가 많아질수록 센 수의 오차는 더 커지게 된다. 조사의 수가 많아지면 측정의 오차만 커지는 것이 아니고 기획, 계획, 관찰, 조사, 계산, 관리 및 분석의 오차도 커지므로 작은 수보다는 큰 수의 조사 때 오차가 더 커지게 된다. 이러한 오차를 '비표본오차'이라 한다. 이 비표본오차는 표본조사를 할 때보다는 모집단 전체의 전수조사를 할 때 더 크므로 표본조사를 하면 비표본오차를 줄일 수 있다.

라. 일정 시점에서 정한 모집단은 그 모집단의 특성이 시간이 흐름에 따라 변화가 있을 수 있다. 모집단의 특성이 변화하지 않는 시점에서 속히 조사를 하려면 표본조사를 함으로서 순간적인 특성을 파악할 수 있다. 여름철의 짧은 기간 중에 유행하는 어떤 전염병의 발생률이나 유병률을 조사할 때 표본조사를 하여야 되며, 전수조사를 하면 현지조사에 많은 시간이 필요하게 되어 모집단 특성이 변화하게 되어 조사결과를 이해하기 어렵다.

마. 표본조사는 경제적 이점이 있다. 모집단 전체에 대한 전수조사를 함으로써 소요되는 경비, 인력, 시간 등을 줄일 수 있기 때문이다.

② 용 도

가. 탐색: 알지 못하는 주제의 취급 또는 주제, 상황과의 친근성을 높이기 위하여 제한된 범위의 표본조사 실시

나. 기술: 현상의 정확한 측정으로 더 정교한 목적의 다른 연구를 할 수 있게 하는 기능

다. 설명: 변수들의 관계를 다루는 설명으로, 표본조사에서 가설 검증법, 유의 실험 설계, 또는 실험분석을 통하여 시도

라. 가설 검증: 처음부터 일정한 가설을 설정하고 검증할 목적

마. 평가: 의식적, 계획 변동의 과정 또는 결과에 관한 평가를 하고자 할 때 표본조사의 기법을 사용

바. 예측: 외삽법적인 성격으로 현재의 기술적 자료를 바탕으로 미래의 예측

사. 사회지표의 개발: 건강, 교육, 직업 만족도, 여가 활동, 범죄, 정부 서비스 만족도 등의 개발에 유용함

4. 원무통계의 분류

4.1 환자 통계

원무통계는 크게 환자진료통계와 진료수익통계로 구분할 수 있으며, 통계는 입원과 외래로 구분하고 항목별 필요성에 따라 세부적으로 분류, 집계한다.

① 외래환자 통계

가. 통계 기준

외래환자통계는 외래에서 진료한 이용 환자수를 의미한다. 한 환자가 하루에 2개 이상 진료과에서 진료를 받았다면 2명으로 집계한다. 신체검사나 건강검진의 경우 외래환자수에 포함하지 않으며, 직접 진료행위가 이루어진 진료과별로 집계한다.

나. 통계 유형

A. 진찰료 기준: 진찰료를 산정하는 방법에 따라 초진과 재진환자를 구분하여 집계하는 방법이다. 하루에 2개과 이상에서 진료를 행하였을 경우에도 각각으로 집계한다.

B. 과거 방문 여부: 처음으로 방문하였을 경우 신환, 과거 이용 경험이 있어 등록번호가 있는 경우 구환으로 분류하여 집계한다. 처음 방문하여 2개과 이상 진료를 받았을 경우 신환과 구환 각 1명으로 집계되며, 신환이 많을수록 병원의 신뢰도나 친화도가 높다고 볼 수 있다.

② 입원환자 통계

가. 작성기준: 입원환자통계는 병상가동 여부 및 입원수익통계와 관련하여 환자수 통계는 중요한 의미를 가진다. 외래와 달리 실입원·퇴원환자수와 연인원으로 구분하여 집계한다. 연인원은 입원실료가 부과된 입원환자를 기준으로 일정시점이나 일정기간 합산하여 작성한다. 실입원 또는 실퇴원환자수의 계산에서는 건강보험에서 입원료를 산정하는 기준을 적용한다. 입원환자통계 및 재원연인원통계는 평균재원일수 계산에 반드시 필요하다.

나. 통계 유형

A. 실입·퇴원 환자 수

B. 퇴원 연인원

C. 재원 환자 수

D. 재원 연인원

4.2 진료수익 통계

① 인식기준

의료수익을 집계하는 방식에는 일반적인 회계원칙인 현금주의와 발생주의가 있다. 현금주의는 의료수익의 발생과 관계없이 실제 진료비가 입금된 날을 기준으로 의료수익을 계산하는 방법이며, 발생주의는 의료서비스를 제공한 시점에 의료수익이 발생한 것으로 처리하는 방법이다.

한편, 진료비 통계는 의료서비스 제공 시점에서 진료비가 계산되는 발생주의로 하고, 의료서비스 제공 이후 진료비수익이 변경되는 경우가 있어 발생시점과 일치하지 않는 경우도 있다.

② 진료수익 통계

진료수익 통계는 크게 외래진료수익과 입원진료수익으로 분류되고, 다시 환자종류별, 진료과별, 수가항목별로 구분하여 집계할 수 있다.

진료수익을 환자종류별, 진료과별, 수가항목별로 구분하여 집계시에는 진료과별·수가유형별 의료수익집계표, 진료과별·수가항목별 의료수익집계표 및 진료과별·수가항목별 의료수익집계표로 분류하여 집계할 수 있다. 진료수익집계는 1일 총 진료수익통계와 월별, 분기별, 연도별 수익통계를 집계하여 필요에 따라 병원의 경영실적에 이용되고 있다.

5. 원무통계지표

5.1 환자진료실적 분석

① 외래환자 분석

- 100병상당 1일 평균 외래환자 수(명) : 규모가 다른 병원 간 일평균 외래환자 진료실적을 비교하기 위한 지표.

$$\frac{<\text{연 외래환자 수(월 외래환자 수}\times\text{12개월)}\div\text{외래진료일 수(365일}>}{\text{병상수}\div 100}$$

ex. $\dfrac{(7,296\text{명}\times 12\text{개월})\div 365}{300\text{병상}\div 100\text{병상}} = 80(\text{명})$

- 외래환자 1인당 평균 방문건수(일)=연 외래환자 수/실내원환자 수
- 외래환자 초진율(%): 일정기간 중 연 외래환자 중 초진환자가 차지하는 비율로서 병원의 환자유인력의 변화를 의미함.

  (초진환자 수/연 외래환자 수)×100 ex. (15,840/87,552)×100=18.09%
- 응급환자율(%): 연외래환자 중 응급환자가 차지하는 비율로서 이 비율이 높다는 것은 입원잠재력이 높다는 의미임.

  (응급환자 연 인원 수/연 외래환자 수)×100

② 입원환자 분석지표

- 100병상당 1일 평균 재원환자 수(명): 규모가 다른 병원간에 입원환자 진료실적을 비교하기 위한 지표로서 재원(입원)환자수가 높다는 것은 병상

규모를 고려할 때 비교병원보다 입원환자수가 많다는 것을 의미함.
(총 재원일 수 / 입원진료일 수) ÷ (병상 수 / 100병상)

- 평균 재원일 수(일): 입원환자의 총재원일수를 퇴원실인원으로 나누어 계산한 지표.
(퇴원환자 연 재원일 수 누계 / 실 퇴원환자 수)
- 병상회전율(회): 일정기간 중 병원에서 실제 입원 또는 퇴원한 환자수를 일평균 병상수로 나눈 지표로서 가동한 병상이 평균적으로 1병상당 몇 명의 입원환자를 수용하였는가를 의미함.
(실 퇴원환자 수 / 평균 가동 병상 수)

5.2 진료수익 분석

병원의 수익은 대부분 진료수익을 통하여 발생한다. 환자 및 진료비 집계를 통하여 진료과, 의료보장 유형, 수가항목별 의료수익의 구성비나 단위당 진료비를 산출하여 비교한다.

- 외래환자 1인 1일당 평균진료비(원): 진료과별 · 환자종류별로 산출이 가능함.
외래수익 / 외래환자 수
- 100병상당 일평균 외래수익(원): 수가종목별 · 환자종류별로 산출하거나 월평균 외래수익 산출이 가능함.
(외래수익 / 외래진료일 수) / (평균가동병상 수 / 100병상)
- 외래환자 수가항목별 진료 건당 외래수익(원)
수가항목별 외래수익 / 수가항목별 외래환자 진료건 수
- 입원환자 1인 1일당 평균진료비(원)
입원진료수익 / 총 재원일 수
- 입원환자 수가항목별 진료 건당 진료비(원)
수가항목별 입원수익 / 수가항목별 입원환자 진료건 수
- 의료미수금 회전기간(일): 의료미수금 잔액이 며칠 분의 의료수익에 해당하는가를 알기 위한 지표로서 이 비율이 길수록 의료미수금의 관리가 부

실하여 의료미수금이 증가하고 있음을 의미함.
(의료미수금 잔액 / 의료수익) × 365

- 보험심사조정(삭감)율(%)
(심사조정(삭감)액 / 청구 총진료비) × 100

5.3 병상이용도 분석

- 병원 이용율(%): 일년동안의 연입원환자수와 진료비 비율에 따라 가중치를 부여한 연외래환자수를 더한 값을 연가동병상수로 나눈 값으로 진료서비스의 양, 투입, 시설의 활용도를 종합적으로 설명하는 지표임.

$$\text{병원 이용율}= \frac{\text{연입원환자수}+\text{연외래환자수}\times\dfrac{\text{외래환자 1인 1일당진료비}}{\text{입원환자 1인 1일당진료비}}}{\text{연병상수}}\times 100$$

- 병상 이용율(%) : 일정기간 중 환자를 수용할 수 있는 상태로 설치한 병상수가 실제환자에 의해 점유된 비율.
총 재원일 수 / 연 병상 수(병상 수 × 입원진료일 수) × 100
- 병상 회전율(%): 일정기간 중 실제 입원 또는 퇴원한 환자수를 일평균 병상수로 나눈 지표로서 가동된 병상이 평균적으로 1병상 당 몇 명의 환자를 수용하였는가를 의미하며, 병상회전율이 높다는 것은 병원의 수익성이 높다는 것을 의미함.
입원(퇴원)실 인원 수 / 평균 가동 병상 수
- 병상회전기간(일)
(연 병상 수－퇴원환자 총 재원일 수) / 퇴원실 인원 수

5.4 진료권 분석

병원을 이용하는 환자의 지역 및 거주지역별 병원 이용현황을 파악하는 것이다.

- 지역별 환자분포비율(%)
(일정지역의 실 인원 수 / 총 실 인원 수) × 100
- 거리별 환자분포율(%)

(일정거리 내의 실 인원 수 / 총 실 인원 수) × 100

• 소요시간별 환자분포율(%)

(일정한 소요시간대에 속하는 실 인원 수 / 총 실 인원 수) × 100

특정병원이나 병원군의 진료권(hospital service area)은 병원을 이용하는 지역주민의 공간적인 분포의 범위로서 친화도(relevance index)로 표시된다. 진료권을 설정하는 방법은 지역인구와 의료기관 중심의 방법이 있다. 예를 들면, 예상진료권의 설정시 중심진료권, 주진료권, 부진료권으로 분류하여 대상지역을 설정한다.

이어서 지역권 인구현황을 파악하고 시군이나 읍면동별, 연도별 인구추이를 조사한다. 다음으로 진료권 내 공급 병상수를 조사하고 인접권 내 공급 병상수를 조사한다.

위와 같은 자료를 바탕으로 예상 진료권 내 인구수를 추정하고 주·부진료권의 인구를 추정한다.

예상 진료권 내 소요 및 부족병상수의 추정 방법은 두 가지가 있다.

① 소요 병상수 추정방법

소요 병상수 = (지역 내 인구 × 전국 천명당 병상수) ÷ 1,000명

② 지역별 친화도 등 변수 기준 추정방법

소요 병상수 = Σi(진료권 인구i × 입원의료이용률(일)i × 친화도i) / 병상이용률 × 365

친화도란 특정 지역 내에서 발생한 환자가 특정지역의 의료기관을 이용하는 비율을 의미하며, 의료기관의 유형에 따라 진료권별 친화도의 차이가 있다.

6. 원무통계분석 현황과 전략

6.1 원무통계분석 현황

연도별·월별 외래 환자 수 비교(신환초진)를 살펴보면, 전년대비 월별 평균 진료일수에서는 매우 유사한 추세를 보였다(<표 14-2>). 전년도에는 해당월 중

신환초진환자수가 뚜렷하게 낮았으며, 전년, 당년도 모두에서 환절기인 10월, 11월에 초진환자 수가 증가추세로 나타났다([그림 14-1]). 예를 들면, 일평균 신환초진환자수는 전년 대비 50명이 감소한 220명으로 조사되었다.

표 14-2 전년대비 월평균 진료일수

진료일수	5월	6월	7월	8월	9월	10월	11월	12월	1월	2월	3워	4월
2013년~2014년	20	23	24	24	20	25	24	25	23	19	24	23
2010년~2011년	19	24	25	23	25	23	23	24	22.5	21	24	24

그림 14-1 월별 신환초진환자 추이

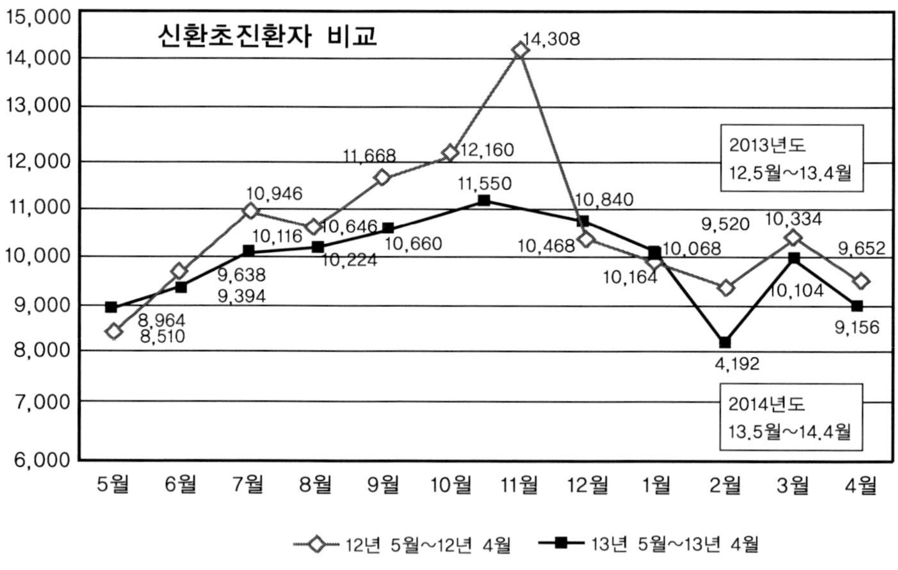

[그림 14-2]와 같이 월별 재진환자 추이를 보면 12월, 2월에 비교적 증가하였고 전년 대비 일평균 재진 환자수에서는 당년도에 60명이 증가한 2,250명이었다.

연도별·월별 외래 환자 수 비교(재진)를 살펴보면, 신환초진환자수와 같은 추세를 보인다. 그러나 재진환자 수는 상대직으로 1개월 정도 늦게 재진환자 수가 발생하는 추세를 보이는 것으로 나타났다.

그림 14-2 월별 재진환자 추이

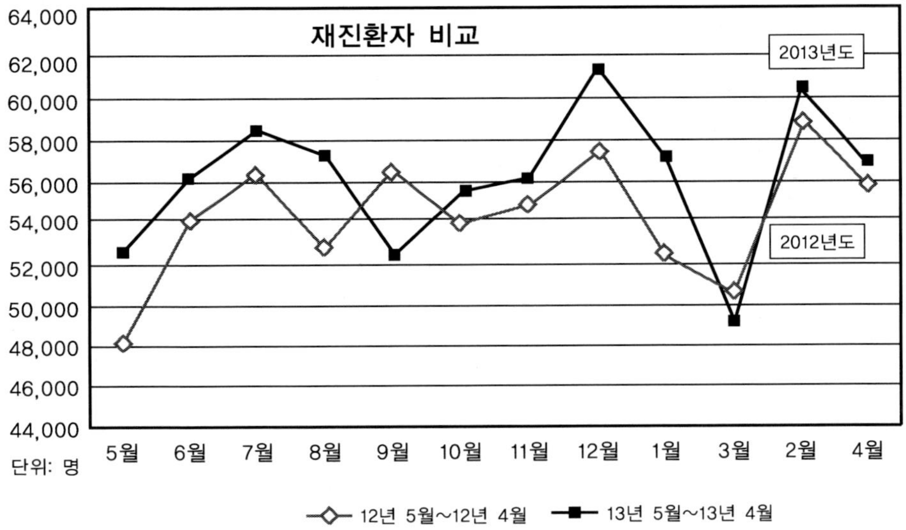

그림 14-3 전년 대비 일평균 환자수 추이

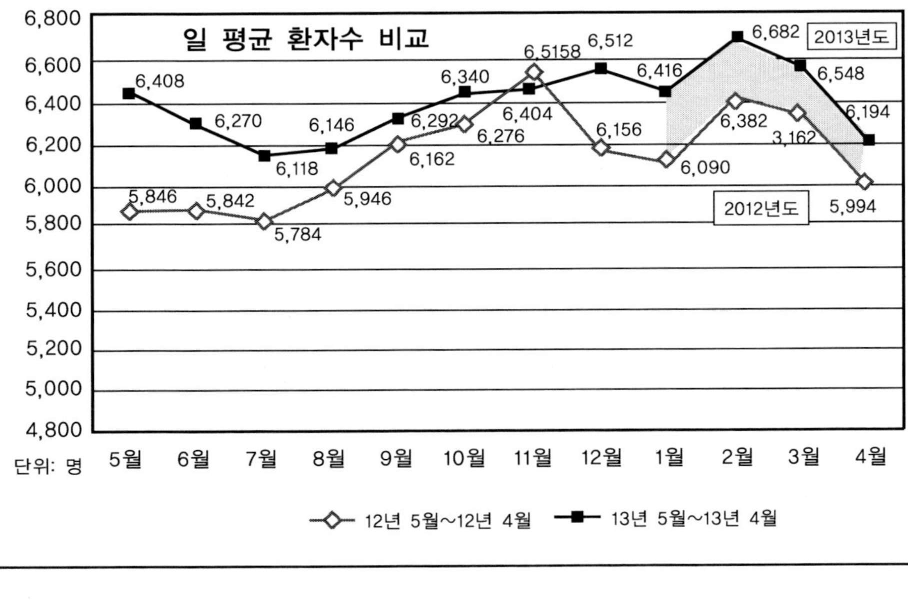

[그림 14-3]과 같이 일평균 외래환자 수(응급의학과 제외)를 연도별 · 월별로 살펴보면, 전년 대비 42명이 증가한 2,096명(응급의학과 제외)으로 조사되었다.

전년 대비 외래 환자수를 평균진료비, 월수익을 살펴보면 <표 14-3>과 같다.

환자수는 월 132명이 증가했고, 월수익은 4.6% 증가하는 17억 원이 발생하였다.

표 14-3 전년 대비 환자 진료실적 비교

구분	2012년				
	일평균 환자수	평균진료비	금액(백만원)	진료일수	월수익(백만원)
1월	250	12,800	38	22	880
2월	260	13,200	42	19	864
3월	255	13,400	43	24	1,010
4월	240	13,000	39	23	930
소계	1,005	13,100	162	22	3,846
구분	**2013년**				
	일평균 환자수	평균진료비	금액(백만원)	진료일수	월수익(백만원)
1월	310	13,150	422	22	970
2월	320	13,410	451	18	850
3월	315	13,205	434	25	1,040
4월	305	13,550	419	24	980
소계	1,250	13,340	1,726	23	3,840

진료과별 세션당 환자수를 비교하면 <표 14-4>와 같이 전년 대비하여 산부인과, 방사선종양학과, 종양내과, 정신과 세션에서 환자수가 현저하게 증가하였다.

표 14-4 진료과별 세션당 환자수 비교

진료과	1일 세션당 환자수		진료과	1일 세션당 환자수	
	2013년	2012년		2013년	2012년
내분비내과	41.1	34.5	가정의학과	24.8	27.6
신장내과	40.1	38.2	소화기내과	26.4	26.6
안과	35.1	30.1	척추신경외과	24.3	22.3
비뇨기과	34.7	27.5	정형외과	21.9	30.5
방사선종양학과	33.7	22.3	종양내과	21.5	14.1

이빈인후과	32.1	25.8	류마티스내과	20.7	22.9
호흡기내과	29.8	28.1	신경과	20.1	18.4
심장내과	28.5	34.2	신경외과	17.3	20.1
피부과	29.4	25.6	정신과	15.3	12.4
재활의학과	28.2	36.0	흉부외과	13.6	12.5
산부인과	27.1	15.8	혈액내과	11.4	9.1
소아청소년과	26.2	30.6	성형외과	12.2	11.3
외과	25.8	27.9	마취통증의학과	7.0	6.0
척추정형외과	25.9	23.5	감염내과	7.2	30.1

6.2 환자 수납 자료 분석

분석기간은 외래는 9월 17일~9월 30일, 외래 진료환자의 수납내역, 입원은 9월 17일~9월 30일, 퇴원환자의 수납내역을 기준으로 한다.

① 외래 · 입원환자별 카드수납 점유내역

• 외래

외래진료비 수납 내역중 카드의 수납 건수는 약 39% 정도이며 수납금액은 약 72%의 점유율을 보이고 있으며, 수납 건수에 비해 수납금액이 큰 것은 큰 금액일수록 현금보다는 신용카드로 수납하는 것을 선호하는 것으로 본다.

표 14-5 외래 수납내역

구분	건수		계	금액		계
	카드	현금		카드	현금	
17일-23일	10,210	16,290	26,500	648,650	253,500	902,150
점유율(%)	38.5	61.5	100.0	71.9	28.1	100.0
24일-30일	11,440	15,270	26,710	718,350	284,920	1,003,270
점유율(%)	42.8	57.2	100.0	71.6	28.4	100.0

• 입원

9월 17일-9월 30일 기간동안 입원 수납내역을 분석하면, 입원진료비는 카드 건수와 수납금액이 67~74% 사이의 점유율을 보이고 있는 것으로 보아 수

표 14-6 입원 수납내역

구분	건수		계	금액		계
	카드	현금		카드	현금	
17일-30일	1,766	854	2,620	1,562,680	540,520	2,103,200
점유율(%)	67.4	32.6	100.0	74.3	25.7	100.0

납수단으로 카드를 선호함을 알 수 있다.

② 외래 · 입원환자별 수납 횟수별 분석

• 외래

9월 17일－9월 30일 기간의 외래 수납내역을 분석하면, 외래 진료비 중 2회 이상 수납한 횟수는 총 7,305건으로 38.2%에 해당한다.

• 입원

9월 17일－9월 30일 기간의 입원 수납내역을 분석하면, 입원 진료비 입원기간 중의 중간수납 및 퇴원수납을 모두 합하여 2회 이상 수납한 횟수는 총 2,134건으로 23.95%에 해당한다.

그림 14-4 외래수납 횟수별 환자수

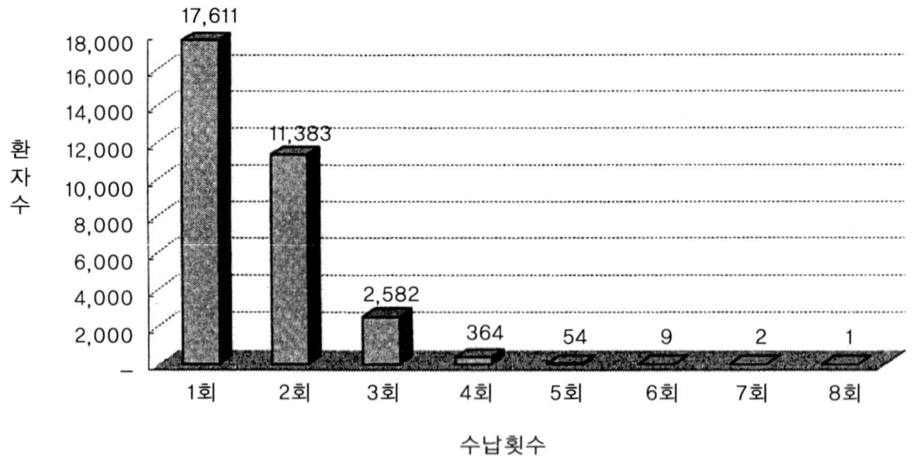

표 14-7 외래수납횟수별 환자수 및 점유율

구분	1회	2회	3회	4회	5회	6회	7회	8회이상	계
환자수 (명)	8,600	5,620	1,790	182	30	6	1	1	16,230
점유율 (%)	52.99	34.63	11.03	1.12	0.18	0.004	0.002	0.002	100.00

44.98%

그림 14-5 입원수납 횟수별 환자수 및 점유율

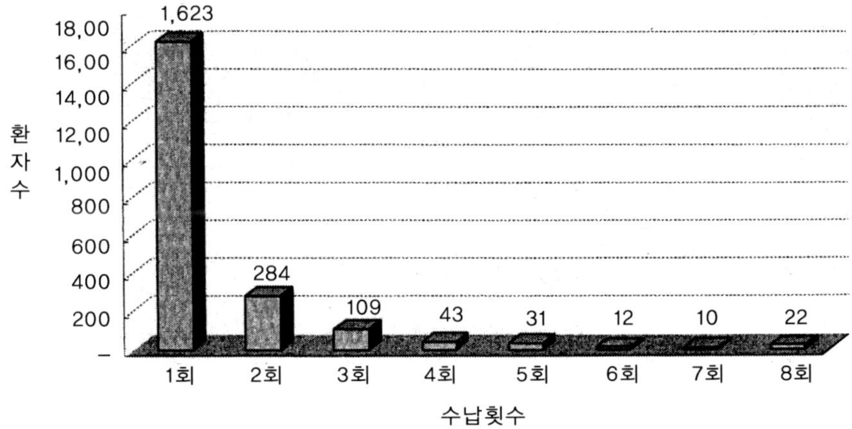

표 14-8 입원수납 횟수별 환자수 및 점유율

구분	1회	2회	3회	4회	5회	6회	7회	8회이상	계
환자수 (명)	1,623	284	109	43	31	12	10	22	2,134
점유율 (%)	76.05	13.31	5.11	2.01	1.45	0.56	0.47	1.031	100.00

23.95%

6.3 원무통계 분석과 전략

원무통계 분석을 통한 전략개발을 진료적·진료외적·전략적인 측면에서 다음과 같이 수립할 수 있다.

① 진료적인 측면

가. 정시진료, 토요진료 및 금요일 오후 진료, 응급실 야간 외래 운영

나. 편차 극복 방안(하위 진료과)

다. 초진 및 중증도 높은 환자 증대 방안

라. 진료과의 선택과 집중 방안

- 연계성 임상과 선택
- 차별화된 임상과 발굴

마. 홍보 강화

- 개별: 구전효과, 홍보효과 및 학회 등
- 기관: 의료진의 명의 홍보, 의료 신기술, 전문화 홍보

② 진료외적인 측면

가. 접근성 향상: 교통 연계 편의성 제공

- 셔틀, 지역 및 증편 고려

나. 주차: 환자 증대 예상 주차공간

다. 시설: 불필요한 동선 최소화

- 공급자 위주의 진료공간, 편의시설 확충

③ 전략적인 측면

가. 단기 전략: 외래 환자 2,000명 돌파

- 각 부서별 전략 수립을 위한 실천방안 제시

나. 중기적 전략

- 세계적인 국제 병원으로 도약(Globalization)
- 국내 10대 병원으로 진입

라. 장기적 전략

- 새로운 비젼으로 거듭나기

7. 병원 빅데이터

7.1 빅데이터의 정의

기존 컴퓨팅 기술로는 관리나 분석이 불가능할 정도로 큰 데이터 집합 및 관련 기술, 인력 등을 포괄적으로 의미한다.

스마트폰상 웹과 SNS 이용 확산으로 Data의 변혁이 야기되고 있다. 환자 정보나 DB를 통해 고객만족경영과 병원 마케팅의 일환으로 빅데이터 분석이 필요하게 되었다. 의료와 간호 영역에서도 웨이러블 PC를 통해 목걸이 센서를 활용하여 환자 건강 상태, 즉 미숙아 상태를 감시하여 맞춤형 치료를 하는데 활용할 수 있다.

7.2 빅데이터 분석 기획 접근방법

고객이 왜 이탈할까? 하는 질문에서 시작하여 우선적으로 데이터를 분석한다.

① 사이먼이 제안한 전통적 문제해결 기반의 하향식 접근방식

② 데이터 자체로부터 문제해결이 주도되는 상향식 접근방식
- 데이터가 말하게 하는 접근법으로 유유산업의 약은 여성들이 더 사용한다.
- 1950년대의 정신병치료약과 1980년대의 항생제를 결합하여 21세기의 항암제를 만들 수 있을까?
- 콜레스테롤 치료제와 진통제가 결합된 새로운 의약품은 당뇨병을 억제하는데 도움을 줄 수 있을까? (NYT, 2007)
- 항응고제는 스테로이드가 관절염을 완화시킬 수 있도록 도움을 줄 수 있는가?

③ 빅데이터 환경의 불확실성을 고려한 프로토타이핑(모형) 접근방식
- 문제에 대한 인식 수준이 낮을 때
- 필요 데이터의 존재 여부의 불확실성이 높음
- 데이터의 사용 목적의 가변성으로 데이터를 돌려 봄

7.3 빅데이터 분석 기획 하향식 단계별 흐름도

그림 14-6 빅데이터 분석 기획 하향식 단계별 흐름도

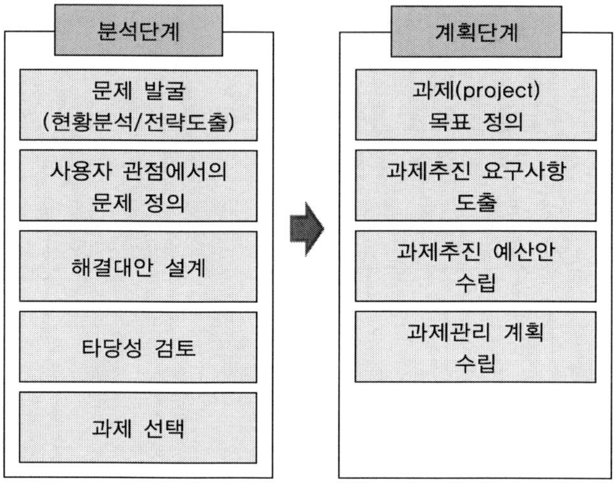

7.4 헬스 빅데이터의 국내외 활용 사례

① 빅데이터 정의 및 전망

Gartner에서는 Big Data(빅데이터)를 "high volume, velocity and/or variety information assets that demand cost-effective, innovative forms of information processing that enable enhanced insight, decision making, and process automation"라고 정의하고 있다. 이와 같이 최근 수집되고 있는 정보의 양은 기하급수적으로 증가하고 있으며, 이를 효과적으로 분석하여 활용하고자 하는 수요도 증가하고 있다.

② 헬스 빅데이터의 기회

빅데이터 전반에 대한 긍정적인 전망뿐만 아니라 헬스 빅데이터를 활용함으로 발생할 수 있는 임상적인 증거들을 기반으로 한 의료의 질 향상, 비용 감소, 효과적인 모니터링을 통한 부작용 예방, 그리고 예측을 통한 위험 예방 효과에 대한 기대들로 인해 병원, 시스템 개발사, 기관 등이 높은 관심과 적극적인 참여

를 고려하고 있다. 특히 헬스케어 산업에서 발생하는 데이터는 구조적인 데이터뿐만 아니라 생체신호, 이미지, 유전자 등 다양한 형식의 데이터가 많은데, 지금까지의 분석 기술로 접근하지 못했던 이러한 대용량 데이터를 분석함으로 새로운 발견과 정보가 가져올 변화에 대한 기대가 크다.

즉, 헬스케어 분야에서 빅데이터는 직관과 경험, 추측에 의존했던 과거의 헬스케어 시스템을 객관적인 data-driven 형태의 새로운 헬스케어 시스템으로 혁신적으로 변환시킬 수 있는 잠재력을 가지고 있다. 헬스케어 분야의 다양한 보험 청구 등의 운영 데이터와 EMR 임상 데이터, 의료서비스 제공자들의 데이터로부터 새로운 치료 패턴 및 표준 치료 지침을 발견하고 데이터 중심의 근거를 창출할 수 있다. 헬스 빅데이터는 의료서비스 제공자, 생산자, 지불자 등 다양한 이해당사자들에게 근거중심의학, 중개의학, 비교효과연구를 위한 기회를 제공해 줄 수 있다.

그림 14-7 헬스 빅데이터의 기회

의료 서비스 제공자 (의료진)	• 근거중심의학(Evidence-Based Medicine)이 가능한 분석 시스템 개발 •임상 데이터를 이용한 진료 패턴 분석, 비정상 예측, 새로운 치료 및 진단 방법 발견
생산자 (제약사/의료기기 업체)	• 중개의학(Translational Medicine)이 가능한 분석 시스템 개발 •시판후 약물 안전성 감시 결과 및 역학 데이터와 내부 임상 및 바이오커 등의 데이터를 통합하여 전략적 R&D 의사결정에 활용
지불자 (보험사)	• 비교효과연구(Comparative Effectiveness Research)가 가능한 분석 시스템 개발 •청구데이터, EMR데이터, 경제적/지리적인 데이터, 인구 통계학적 데이터를 이용한 최적의 치료/처치 방법 결정, 보상체계 결정

자료: 이철희, 헬스 빅데이터의 국내·외 실제 활용 사례, '병원' 통권 350호, 대한병원협회, 2014.

③ 국내외 헬스 빅데이터의 활용 사례

가. 국내 사례

A병원은 2012년 9월부터 2013년 8월까지 1년간 개발 기간을 거쳐 차세대 Clinical Data Warehouse(CDW)인 CDW 2.0을 구현하였는데 이는 의료계에서

는 세계 최초로 in-memory 기반의 big data analytics 솔루션을 도입함으로써 가능하였다. 연구 검색과 실시간 모니터링이 필요한 지표 데이터를 모두 CDW 내 메모리에 적재하여 사용자가 언제든지 쉽게 데이터를 신속 정확하게 검색할 수 있게 되었다. 의료의 질 관리를 위해 모니터링하였던 질 지표를 CDW 2.0에서 지속적으로 관리를 하고 있으며, 병원 전체적인 의료 서비스의 질 향상과 안전에 대한 Clinical Indicator(CI) 모니터링 결과를 다양한 회의 및 그룹웨어를 통해 전체 교수진들 및 직원들과 정보를 공유하고 있다. 2005년부터 관리한 다양한 종류의 과별/부서별 질 지표는 현재 총 343개 Clinical indicator 중 299개를 전산화하여 지표를 관리하고 있으며, 약 600개 이상의 보고서를 생성하고 있다(2013년 5월 15일 기준). In-memory 기반의 big data analytics 솔루션을 이용한 질 지표 관리는 EMR 데이터를 의사결정에 즉각적으로 활용할 수 있다는 장점이 있다.

빅데이터를 이용한 임상 연구 사례를 소개하면, A병원의 비뇨기과에서는 CDW 2.0을 이용하여 아스피린-혈뇨 관계 연구를 하였다. 2005년 8월부터 2010년 12월까지 A병원에서 건강검진을 받은 20세 이상 성인 6만명의 의무기록을 추출하여 아스피린 복용자와 비복용자 간의 현미경적 혈뇨 유병률 차이를 분석하였다. 아스피린 복용자와 비복용자 간의 현미경적 혈뇨 유병률은 각각 6.1%와 6.2%로 차이가 없었고 혈뇨가 없었던 검진자를 추적한 결과 아스피린 복용자와 비복용자의 혈뇨 발병률도 4.4%와 4.1%로 통계적 의미가 없었다. 또한 건강검진 당시 혈뇨가 있던 사람들을 추적한 결과 혈뇨가 유지되는 빈도도 복용자와 비복용자 각각 60.6%, 56.0%로 별차이가 없었다. 이 연구 사례는 CDW 데이터를 이용하여 아스피린 복용자에게서 혈뇨가 발견되었을 때 기본적인 혈뇨에 대한 검사 원칙을 따르고 혈뇨 때문에 아스피린 복용을 중단할 필요가 없다는 가이드라인을 제시한 것에 의미가 있으며, 본 연구는 2013년 4월 저명한 JAMA 저널에 게재되었다.

빅데이터 관련하여 우리나라의 특이한 사항은 우리나라의 의료서비스는 국가의료보험의 특성을 가지고 있으며, 해외의 다른 국가들과는 다르게 의료서비스 제공에는 공공기관이 제3자로 개입되어 우리나라 전체 국민들의 전체 의료 데이터를 관리하고 있다는 것이다.

국민건강보험공단에서는 건강보험 DB와 SNS 정보를 융합하여 홍역, 조류독감, SAS 등 감염별 발생 예측 모델링을 개발하고, 이를 상시 모니터링하여 위험징후 주의예보 서비스를 제공하고 있다. 특히, 주요 유행성 질병에 대한 지역, 연령 등 다양한 관점의 진료동향, 위험동향, 소셜동향 등 종합정보를 제공하고 있다.

B병원은 포털과 질병관리본부 등과 협의된 데이터 외에 병원자체 데이터를 활용하여 독감유행 예측, 심실 부정맥 예측, 입원 병상 배정 최적화, 신종 마약류 인지 및 감시 서비스를 제공하고 있으며, 이는 헬스케어 데이터와 빅데이터 분석을 위한 전문기관으로 구성된 보건의료 빅데이터 활용 시범사업의 일환으로 진행되고 있다.

나. 외국 사례

해외에서의 헬스케어 분야의 빅데이터 분석은 국내에 비해 빠르게 진행 및 진보하고 있으며, 여러 기관간 협업을 통한 분석도 활발히 진행 중에 있다.

미국의 국립보건원(NIH)의 Pillbox 서비스는 보건부(DHHS)와 국립보건원(NIH)의 지원을 받아 국립의학도서관(NLM)에서 제공하는 서비스로 소비자가 알기 어려운 알약 또는 캡슐 형태의 약물에 대한 복용량, 부작용, 주의사항 등 의학정보를 제공하고 있다. 이는 복용 중인 약물의 형태, 크기, 색깔 등의 이미지를 선택하여 검색하거나 약물의 이름, 주성분 등 입력을 통해 보다 정확한 검색을 할 수 있으며, 서비스 도입을 통해 연간 5,000만달러 이상의 비용을 절감하고 있다고 분석하고 있다.

IBM과 미국 의료보험사인 웰포인트(WellPoint)는 의사와 다른 의료진들이 진단과 환자 치료에 사용할 수 있는 어플리케이션을 제공하기 위해 IBM의 왓슨 솔루션을 도입해 WellPoint 회사에 등록된 건강보험 자료와 3,420만명에 대한 환자 정보를 통합 분석하여 이를 기초로 복잡한 의학적 치료법 검색이 가능하도록 하였다. 다양한 환자의 의료 기록 수집을 통해 데이터를 분석함으로써 환자의 상황에 맞는 가장 최선의 치료 방법을 제시하고, 불필요한 진료비 낭비를 방지해 고령층에 대한 효과적인 진료 서비스가 가능하게 했다.

UPMC(University of Pittsburgh Medical Center)에서는 5년간 1억달러 프로젝트를 통해 개인 맞춤형 암 치료를 위한 의사결정지원 도구를 개발하고 있다. 실제 유방암 치료중인 140명 환자들의 임상정보 및 유전정보를 통합 분석하여 폐경기 전/후로 유방암을 구성하는 분자 차이를 발견하고 새로운 치료법 개발을 위한 로드맵을 제공하는 것이 목적이다.

※ 원무통계 분석 사례

(1) 원무통계

① A병원 병상가동율

월별로 보면 10월에 다소 낮게 나타났다.

그림 14-8 A병원 월별 병상가동율 추이

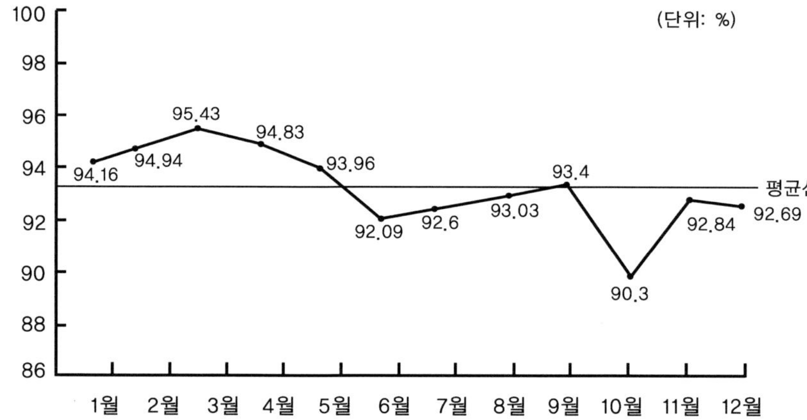

② A병원 병상재원일수

재원일수(전체)를 보면 3~4월이 많고, 10월~12월 동절기에 다소 낮게 나타났다.

그림 14-9 A병원 월별 병상 재원일수 추이

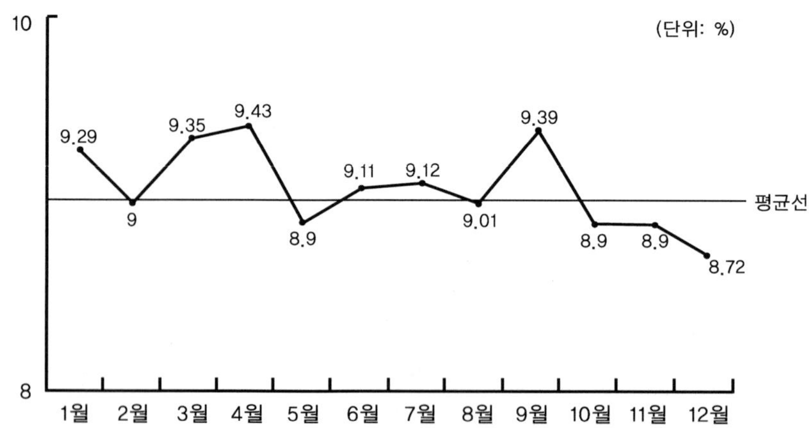

③ A병원 입원수익

예산선 100을 기준으로 입원수익을 2월은 93.8로 낮게 나타났고, 12월은 117.2로 비교적 높게 나타났다.

그림 14-10 A병원 월별 입원수익 추이

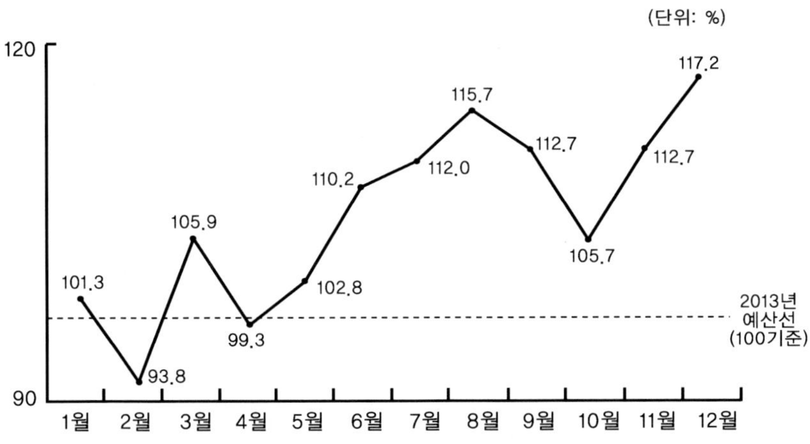

④ A병원 병상운영 현황

병상운영 현황을 보면, 20여년간 179%의 병상 수 증가를 보여 대형병원의 실태를 그대로 보여주고 있다.

그림 14-11 A병원 연도별 병상운영 추이

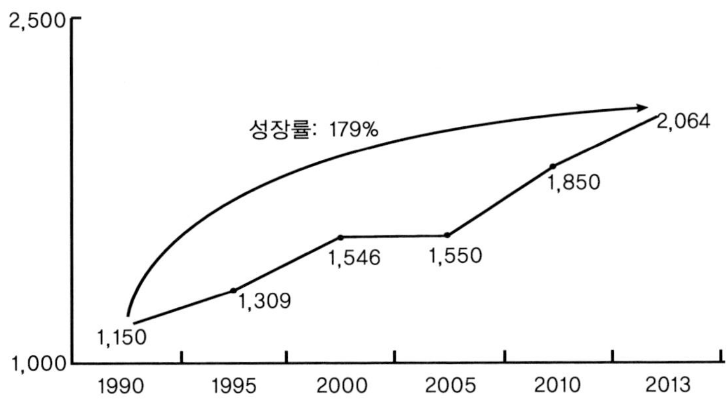

연습문제

1. 원무통계의 의의
2. 원무통계의 목적
3. 통계 가치기준
4. 자료분석의 절차
5. 표본조사의 목적과 용도
6. 외래환자 통계 기준과 유형
7. 입원환자 통계의 작성기준과 유형
8. 진료수익 통계의 인식기준
9. 외래환자 분석
10. 진료수익 분석
11. 병상이용도 분석
12. 진료권 분석
13. 빅데이터 정의와 병원의 적용사례

제15장

병원의 사무관리

1. 병원행정과 사무관리

현대 사무관리는 효율적인 사무관리가 필요하며, 병원 내 의사결정과 내외부간 업무상 커뮤니케이션 활동의 측면에서 근거자료로서 역할과 정보처리의 업무상 변화가 이루어지고 있다.

또한 조직계층별로 지향하는 목표와 업무 내용이 다르며, 전체의 조화와 질서를 유지하여 효율성을 높이기 위한 전체 최적화를 지향하고, 사무 시스템의 개선과 OA(사무자동화) 등 사무환경이 변화하고 있다.

2. 사무관리와 정보관리

2.1 사무관리의 의의

사무(office work)란 기업, 관청과 같은 조직체의 구성원이 근무하는 과정 중 맡아서 하는 일로서, 일반적으로 paper work로서 현대에는 문서작업 이외에 의사결정에 유용한 정보를 창출하고 처리하는 것이다.

사무관리란 사무작업에서 생산되는 정보를 효율적으로 관리함을 의미하며, 조직 목표를 달성하기 위해 의사결정에 필요한 다양한 정보를 수집・처리・전달・보관하는 기능에 대해 계획・조정・통제 등 관리원칙을 적용하여 효율적으로 달성하고자 하는 것이다.

2.2 병원의 사무관리업무 내용

병원 사무관리란 병원경영에 필요한 일반적인 병원행정업무를 말하며, 사무처리의 효율화에 의해 생산성 향상으로 전환하여 병원경영의 효율화를 높일 수 있다.

병원의 주요 사무관리업무 내용은 다음과 같다.

- 구매 및 재고관리
- 회계관리
- 인사 및 급여관리
- 기획관리

2.3 사무관리와 정보관리

정보관리란 정보의 생산과 수집, 검색과 제공에 이르는 광범위한 영역이다.

최근에 정보화로 사무실 업무는 사무자동화 기기로 대체되고 있다. 즉, 사무는 단순한 문서처리 이외에 정보처리까지 포함한다. 이에 따라 정보화로 인한 IT 발달은 기업경영에 혁명적인 변화를 유발하게 되었다. 이는 생산기획, 자재조달, 제조, 회계처리, 인사관리, 정보관리 등 경영에 관련된 모든 업무를 컴퓨터와 정보통신망으로 통합해 일관되고 효율적으로 처리하게 되었다.

2.4 사무관리자의 자질

다양한 비즈니스 원리에 대한 철저한 이해가 전제된다.

① 개인적·조직적 목표 달성을 지원하기 위해 계획된 것으로 회계, 마케팅, 관리, 통제, 경제, 심리학과 같은 영역에 대한 기본적인 지식을 보유해야 한다.

② 업무 단순화, 업무 측정, 업무 표준화, 기록관리(회의록, 주주총회 등), 양식설계(비즈폼), 자료처리(엑셀), 직무분석, 직무평가, 사무실 배치, 사무실 시설, 비용 통제, 업무 평가, 인사 선발, 생산성 향상, 워드프로세싱, OA 등 전문화 지식이 중요하다.

2.5 사무관리자의 역할

① 구성원들의 직무단위를 명확하게 정해주고 임무를 수행하도록 책임을 부여한다.

② 능률적인 사무작업을 하는데 필요한 사무실의 환경, 설비, 비품, 기계 및 보급품의 지정과 구입을 관리한다.

③ 가능한 사무기계의 사용 또는 모든 작업을 쉽게 할 수 있도록 조치한다.

④ 통신, 파일링, 우편, 전신, 전화, 지시 및 전달과 같은 업무를 통제한다.

⑤ 사무에 관한 교육계획을 작성, 실시한다.

⑥ 사무에 관한 질적, 양적 표준, 사무 편람 및 원가에 관한 자료를 작성, 유지

⑦ 사무의 지속적인 개선을 위한 조치를 하도록 한다.

⑧ 사무원의 감독과 협조, 유지 등 사무작업의 조직화, 계획화, 합리화를 위한 책임을 지게 된다.

2.6 사무통제와 표준화

① 사무통제의 의의

사무처리의 과정, 결과가 계획한대로 실시되고 있는지 확인하는 작업으로서 사무의 표준화 관리, 공정관리, 품질관리 또는 원가관리에 해당되는 것이다.

② 사무통제 수단

가. 자동 독촉제도

사무 진행의 통제를 전담하는 부서가 처리해야 할 서류를 정리 보관 후 처리해야 될 시기에 전담 직원이 사무 담당자에게 서류를 제출하게 하여 사무를 처리하는 것이다.

나. 카드색인 제도

사무처리가 미결된 안건에 대해 관리자나 사무 담당자가 항상 처리사항을 기억하게 하는 방법으로 티클링 박스를 사용한다.

다. 보고 제도

사무 작업의 담당자로부터 작업 일보와 같은 실적 보고서를 받아 사무작업의 진행 상황을 파악해서 관리하는 방법으로 사무관리를 위한 중요한 수단이

된다.

라. 간트 차트

작업 진도의 심사를 위한 관리에 매우 유용하며 계획된 예정 작업 진도와 실제 작업 진도가 기록, 비교되어 차이가 발생하면 그 원인을 밝혀 작업 심사에 도움이 되게 하려는 것이다.

마. 목표관리

기업이 경영 목표 달성을 위해 구성원 각자가 자기의 목표를 스스로 결정하고 각자가 자기 심사를 하면서 자기의 목표 달성을 효과적으로 추진해 나가는 관리제도이다.

③ 사무 표준화

가. 사무 표준화 의의

사무 표준화란 정책, 규격, 방법, 절차 등에 관하여 획일성 또는 통일성을 기하는 것으로서 수립된 표준은 실행 가능해야 하며, 어느 정도 융통성이 있어야 한다.

나. 사무 표준화의 대상

A. 모든 사무의 처리 방법의 절차나 방법 자체

B. 장표의 설계 방법 및 사용 심사 등의 장표관리 전반

C. 사무용 소모품과 비품, 기계기구 및 기타 사무용구

- 사무 환경의 쾌적화 및 인간의 물리적, 심리적, 생리적 쾌적화를 위한 표준화
- 사무의 분담, 직위별의 직무의 기술화 및 명세화, 관리와 책임의 배정, 양과 질 기준 등
- 근무 규정, 근무 자세, 행동요령, 대인 관계 및 조직생활의 전반에 대한 행동
- 능력의 향상을 도모하는 각종 교육훈련의 기준 및 방법

다. 사무 표준화의 과정

사무표준화의 과정은 표준화 대상을 선정한 후 업무내용, 업무처리 절차로 분류하여 중복되거나 불필요한 업무 제거, 간소화, 전문화를 통해 표준화를 추구하는 것이다([그림 15-1] 참조).

그림 15-1 표준화의 과정

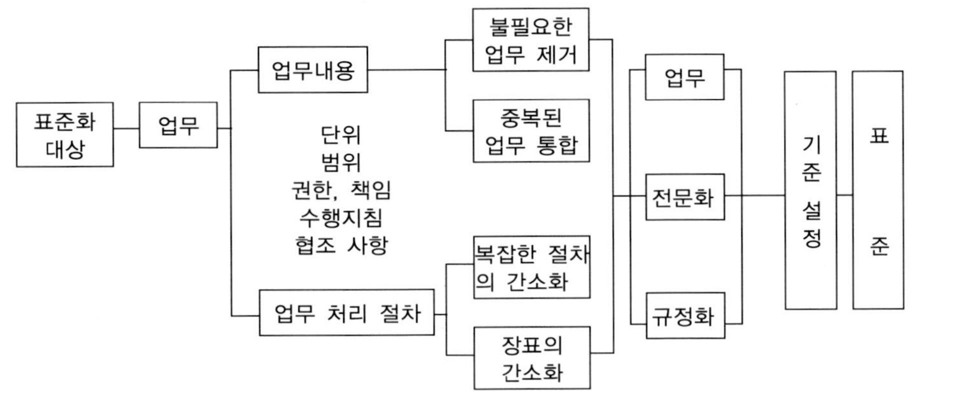

자료: 유희숙, 사무관리론, 대영문화사, p.55

3. 사무개선의 추진방법

3.1 사무개선의 기술

① 브레인스토밍

집단 연산 작용을 활용하여 아이디어를 창조하는 기법. 브레인스토밍 사례는 다음과 같다.

A. 문제: 전선에 쌓인 눈을 터는 문제(눈이 많이 쌓이면 전선이 끊어짐)

B. 제안 과정: 빗자루로 쓴다 → 비행기에 빗자루 → 헬리곱터에 빗자루 → 헬리곱터

C. 해결: 헬리곱터가 지나가는 것만으로도 그 진동에 의해 눈이 떨어짐

② 고든법

미국의 고든에 의해 고안된 아이디어 발상법으로 집단적으로 발상을 전개하는 것이다.

고든법의 사례는 다음과 같다.

A. 문제: 저장에 관한 아이디어를 내시오

B. 제안 과정: 그룹의 각 아이디어 중 그물로 매단다(마늘 저장의 경우)

C. 해결책: 주차장 설비 개선(자석을 이용한 주차 빌딩)

③ 오스본의 체크리스트법

아이디어를 내기 위한 실마리가 되는 유효한 기법

ex. 바꾸어 보면 어떨까?, 달리 사용할 길은 없을까?

3.2 사무개선 사례

전표를 모아 두지 않도록 책상에서 서랍을 제거한다. 즉, 전표 처리에 서툰 영업사원들이 많다. O사에서도 고객에게서 받은 주문승낙 표는 즉시 처리해 다음 공정으로 보내도록 지시하고 있지만 실행되지 않았다. 승낙표를 우선 책상서랍에 넣어 두고 다음 상담을 위해 외출하는 영업사원이 대부분이다. 이에 따라 책임자는 강행 작전을 전개했다. 영업사원의 책상에서 서랍을 제거한 것이다. 그리고 책상 위에는 물건을 놓지 않도록 한다. 서랍이 없으면 모아 두지 않으므로 변화되었다.

4. 효율적인 문서관리

4.1 문서의 의의

① 의 의

가. 문서(document): 종이에 문자나 기호를 사용하여 사람의 생각이나 사물의 상태, 관계 등을 표시하고 기록한 것이다.

나. 문서관리(filling system): 조직체의 문서를 조직체의 것으로 활용 가능하도록 정리・활용하고 인계・보관・보전을 거쳐 폐기에 이르는 일련의 제도이다.

② 문서의 필요성

문서의 주요 기능은 의사 전달과 의사 보존이다.

가. 내용이 복잡하여 문서 없이는 업무 처리가 곤란할 때

나. 사무처리 결과의 증빙자료로서 문서가 필요할 때

다. 사무처리에 대한 의사소통이 대화로는 불충분하여 문서에 의한 의사소통이 필요한 때

라. 사무처리의 결과를 일정기간 동안 보존할 필요가 있을 때

③ 문서처리의 원칙

가. 즉일처리의 원칙: 문서는 내용, 성격에 따라 처리 기간이나 방법이 다를 수 있으나 효율적인 업무 수행을 위해 당일 처리하도록 한다.

나. 책임처리의 원칙: 문서는 정해진 사무분장에 따라 각자의 직무의 범위 내에서 책임을 가지고 관계 규정에 따라 신속·정확하게 처리해야 한다.

다. 적법성의 원칙: 문서는 법령의 규정에 따라 일정한 형식 및 요건을 갖추고 권한 있는 자에 의해 작성·처리되어야 한다.

4.2 문서의 분류

① 작성 주체(목적)

가. 공문서

공적인 목적을 위해 직무상 권한 내에서 작성 또는 접수한 문서로서, 조직 내부 또는 상호간이나 대외적으로 공무상 작성 또는 시행되는 문서나 기관에서 접수한 모든 문서를 말한다.

공문서에는 일반적인 문서와 도면·사진·디스크·테이프·도표·필름과 슬라이드와 전자문서 등의 특수매체 기록이 포함된다.

나. 사문서

사문서란 작성 명의인이 사인으로 되어 있는 권리·의무 또는 사실 증명에 관한 문서를 말한다. 즉 개인의 의사 또는 심경을 표시하는 문서를 말하며, 추천장·안내장·소개장 등을 들 수 있다.

② 유통 대상

가. 사내문서

사내문서는 기업 내부에서 유통되는 문서로서 협조문서, 통보문서, 품의문서, 업무보고서, 회의록, 기록서, 보고서류, 청원서, 특정 부분에 작성되는 사내장표, 규칙, 규정, 경영자료 등의 문서를 말한다.

나. 사외문서

사외문서는 기업 외부로 유통되는 문서로서 왕복문서, 광고문서, 주문서, 견적서 등의 전표·거래 관계의 계약서 등을 말한다.

4.3 문서관리와 파일링시스템

① 개 요

효율적 문서관리를 위해서는 문서 발생부터 폐기에 이르기까지 문서 분류 기준 등 일련의 체계인 문서 파일링시스템을 구축하여 활용하는 것이 필수적이다. 종이 형태의 문서와 광파일 등 OA기기와 컴퓨터 S/W를 유기적으로 결합하여 전자문서관리 시스템을 구축하는 경우에도 이 시스템 기준은 적용되므로, OA 사무환경 구축을 위해서도 우선적으로 갖추어야 하는 것이 파일링 시스템이다.

문서 발생부터 폐기까지 문서관리 과정을 정리해 보면 다음과 같다.

가. FLOW: 문서 발생 → 파일링 → 보관 → 보존 → 폐기

나. 원칙: 최소 발생 → 최대 활용 → 적정 보관 → 적량 보존 → 적시 폐기

다. 방법: 1매 BEST → 문서 분류 → 문서 보존 연한 설정
2매 BETTER 보관, 표준화 활용

라. 보관: 문서가 발생하면 문서 분류 기준에 따라 파일링을 한 후 사무실 내에서 관리한다.

마. 보존: 일정 기간이 경과하거나 사용 빈도가 낮은 문서를 일정 장소로 옮겨 관리한다.

바. 폐기: 보관가치가 없거나 보존 기간이 지난 문서를 소각 또는 파기한다.

② 문서분류 방법

문서의 분류 방법은 기업별, 부서별로 활용의 편리에 따라 다양하게 이루어져야 한다. 예를 들면, 의학 관련 사무실은 환자의 이름, 등록된 환자의 번호에 의해 문서들을 파일링하는 것이다. 이와 같이 조직팀은 여러 정보 유형에 따라 다양한 파일링 시스템을 구축하게 되지만 오늘날 사무실에서 일반적으로 사용되는 매뉴얼 파일링은 알파벳, 숫자, 연대, 수・문자, 주제별, 지역적 구분으로 이루어진다.

가. 가나다 또는 알파벳 순 파일링

가장 보편적인 방법으로 가나다 순 또는 알파벳 순에 따른 파일링은 모든 문서들이 사전적 순서로 정리되며, 개인의 이름, 회사의 이름, 주제명에 따라 파일링된다.

나. 번호순 파일링

전화회사와 같이 많은 조직들은 부여된 번호를 중심으로 파일링하며 문서들은 연속적인 번호를 부여받게 된다. 명세기입청구서, 거래증명서, 구매청구서들이 미리 번호순으로 인쇄되고 이 번호순에 따라 파일링되는 문서들이다. 기밀문서에 자주 사용되면 기밀문서는 어떤 정보를 보호하기 위해 이름 대신 번호를 정리할 수 있다.

4.4 문서 작성과 형식

① 문서의 기안

가. 문서 기안의 의의

문서 작성의 첫 단계로서 정식의 문서나 안을 만들기 위해 행하는 작업 과정이다. 즉 기안이란 발의하는 형식 또는 과정을 말하며, 문제 해결을 위한 구체적 처리 방안을 작성하는 것이다.

기안의 종류로는 단독기안, 공동기안, 면접기안, 지시기안이 있다.

A. 발신: 문제의 처리 내용을 외부 또는 내부에 발신할 필요가 있을 때

B. 내부공람: 수신한 문서에 대해 그 내용을 설명하거나 요약하여 상사와 관련자에게 공람해야 할 필요가 있을 때

C. 내부보고: 간단한 내용의 상황보고, 결과보고, 출장복명과 같은 사항으로서 상사나 상급기관에 보고할 필요가 있을 때

D. 내부결재: 어떤 일을 처리함에 있어 문서로서 처리 방안에 대한 상사의 의사 결정을 받아야 할 때

나. 기안문 작성시 유의 사항

A. 정확성(바른 글): 6하 원칙에 의해 작성하되 모호한 표현이나 과장된 표현을 피해야 한다.

B. 신속성(이해가 빠른 글): 문장을 짧게 끊어서 개조식으로 쓰며, 가능한 먼저 결론을 쓰고 다음에 이유 또는 설명을 쓴다.

C. 용이성(쉬운 글): 일기 쉽고 알기 쉬운 말을 쓴다. 한자나 어려운 전문용어는 피한다. 한자 또는 전문용어를 쓸 필요가 있을 때에는 ( )를 하여 한자를 쓰거나 용어의 해설을 붙이도록 하며, 받는 사람의 이해력과 독해력

을 고려하여 쓰도록 한다.

D. 경제성(효율성이 있는 글): 일상 반복적인 업무는 표준 기안문을 활용하며, 용지의 규격, 지질을 표준화한다. 또한 서식을 통일하고 문자를 부호화하여 활용하도록 한다.

② 품의제도

품의제도란 업무담당자가 어떤 문제를 처리할 때 개인적으로 처리할 권한이 없는 경우에 권한이 있는 상사에게 제안하여 가부에 대한 상사의 결정을 받아야 한다. 미국에서는 품의제도를 위로 떠넘기는 제도라 평가한다. 아랫사람의 창의력을 억제하고 권위주의적이며 시간을 낭비하는 비능률적인 제도일 수 있다.

> 문서관리대상 용어를 정리하면,
> 기안은 문서 최초로 만드는 행위,
> 품의서는 기안된 문서,
> 결재는 품의서에 서명하거나 도장을 찍는 의미이다.

4.5 문서의 작성

① 사내문서

사내문서란 상업문서로서 동일 회사 내에서 부서(부, 과) 간의 연락 및 통지 등에 쓰이는 문서이다.

사내문서를 목적별로 분류하면 다음과 같다.

가. 명령(지시)문서: 명령서, 지시서, 계획서, 통지서, 기획서, 상신서

나. 보고문서: 일보, 출장보고서, 조사보고서, 일계표

다. 연락문서: 업무연락서, 조회문서, 의뢰문서, 회답문서, 통지서

라. 기록문서: 의사록, 사원카드, 인사기록, 장표류

사내문서의 구성은 두문, 본문, 결문으로 구성되어 있다.

가. 두문(머리말): 문서의 상단에 수신자와 발신자명, 문서번호, 빌신 연월일 등을 기록한다. 이때 수신자와 발신자는 직명을 사용해도 된다.

나. 본문(주문): 제목은 본문의 내용을 간략하게 정리한 것으로 문서의 내용

을 한 눈에 파악할 수 있게 한다.

주문은 문서의 주된 내용을 기록하되 간결하고도 정확하게 표현해야 한다. 한편 본문의 내용을 보기 좋고 알기 쉽게 표현하기 위해 "별기"란을 사용하기도 한다. "별기"란은 "다음", "아래" 등으로 나타내며 주문의 내용을 함축적으로 담고 있어야 한다.

② 사외문서

가. 사외문서의 의의

사외문서는 보내 목적한 바의 의사 전달도 중요하지만 조직체의 평가와도 직결된다. 따라서 일정한 형식 속에서도 항상 성의가 담겨 있고 느낌이 좋은 문서로 요약해야 한다. 사외문서의 종류로는 주문서, 청구서, 조회서, 의뢰서, 사과문 등을 들 수 있다.

나. 사외문서의 구성

사외문서는 사내문서보다 일정한 서식을 더 요구한다. 즉 사외이사는 일정한 형식, 문서번호, 문서의 내용을 나타내는 제목, 발신인 등을 반드시 기입하고 있어야 한다. 사외문서는 기본적으로 다음과 같은 양식으로 구성된다. 두문에는 문서번호, 발신 연월일, 수신자명, 발신자명 등의 항목이 있고, 본문은 제목, 전문, 주문, 말문으로 구분한다.

5. IT와 사무혁명

5.1 사무자동화의 의의

① 사무자동화(Office Automation: OA)

사무개선 활동 및 이에 수반되는 기계화 등의 방법을 통해 사무의 기능을 확충·강화함으로써 개인이나 조직의 사무 생산성을 향상시키고자 하는 것이다. 사무생산성을 향상시키기 위해 전자 장비를 사용하여 사무처리 과정을 자동화하는 사무자동화는 단순 반복 업무 처리의 개선과 질 높은 경영전략 수립, 경영환경 변화에의 신속한 대응, 의사결정 지원과 같은 높은 차원의 경영 지원을 포함하고 있다.

② 사무자동화의 추진 배경

표 15-1 사무자동화의 추진 배경

내용	경제적	환경적	기술적
측면	• 생산성 향상 • 비용 절감 • 효율성 추구	• 정보량 급증 • 신속성 • 정확성	• 통신 기술 • 데이터베이스 • 소프트웨어

5.2 사무자동화 기기

사무기기라 함은 사무의 신속·정확을 기하고 사무원가를 낮추기 위해 사무처리 시스템에 사용할 수 있는 모든 기기 및 장치를 말한다. 즉 사무기기를 통해 단순한 인력의 절약이라는 직접적인 효과 이외에 더욱 정확한 작업의 실시, 사무품질 수준의 향상, 인력으로 할 수 없었던 분야의 처리 등 그 효과가 아주 다양하며, 사무자동화 시스템을 설계하는 데 주요한 원인이 되기도 한다.

표 15-2 업무에 따른 사무기기의 분류

사무의 종류	사무자동화 기기
① 문서·도형의 작성	워드프로세서(WP), 워크스테이션
② 데이터 처리	개인용 컴퓨터, 사무용 컴퓨터, 복사기
③ 통신 전송	FAX, LAN, VAN, ISDN, 원격지 회의, 전자우편
④ 자료의 검색·보존	마이크로필름 시스템, 광디스크 시스템

5.3 사무자동화 시스템

① 문서 작성 시스템

워드프로세서, PC 등에 의하는 문서 작성 시스템이 다양하게 이용되고 있어 그 기능이나 사용하기 편리한 점 등이 갈수록 향상되고 있다. 문서의 내용은 문장(텍스트) 중심, 설계도 중심, 화상 중심으로 구분되며 목적에 따라 여러 가지 틀이 준비되고 있다.

② 전자 파일 시스템

방대한 서류를 전자적 방식으로 전환하여 보관 스페이스의 삭감, 필요한 자료을 찾아내는 시간의 단축, 대량의 자료 정리 등을 목표로 한 전자 파일 시스템이 이용되고 있다. 좁은 의미의 전자 파일 시스템은 광디스크를 보관 매체로 한 시스템으로 문서를 이미지 데이터로 보관하는 방식이 이용되고 있다.

넓은 의미의 전자 파일 시스템은 범용 컴퓨터의 자기 디스크를 보관 매체로 한 시스템이나 미니 컴퓨터 제어의 마이크로 컴퓨터를 보관 매체로 한 시스템도 포함된다.

③ 전자우편 시스템

전화나 우송에 의한 과거의 정보 전달 수단을 개선하는 방법으로 문서를 전자적으로 축적 교환하는 전자우편 시스템이 있다.

광의로는 음성메일, 팩시밀리 교환, 텔렉스 교환, 전자전표 시스템이 있다.

④ 전자회의 시스템

전자회의 시스템은 전자적 보조 수단을 이용한 회의 지원 시스템으로 로컬회의 시스템(디시전 룸)과 원격회의 시스템(텔레컨퍼런스)으로 분류된다.

※ 문서의 작성 사례

A 병 원

수신자 내부결재
(경유)
제 목 Service Support 현장 점검 변경 실시

1. 현행 Service Support 제도는 환자수 증가 및 고객만족도 향상을 대비하여 각 부서 팀장 및 파트장이 진료현장을 라운딩하면서 고객불편사항, 외래 진료 대기시간, 환경 및 주차 등의 문제점을 점검하고 시정조치(개선 및 건의)하기 위하여 운영하고 있습니다.

2. 외부기관에 의뢰하여 실시한 조사 결과에 따라 "환자 이동의 편리성 등"에 대한 어려움이 있어 Service Support 현장 라운딩을 현장점검에서 안내 및 동행서비스 강화를 위해 아래와 같이 변경·운영하고자 하오니 재가하여 주시기 바랍니다.

구분	현행	변경	비고
점검 범위	외래·입원	외래·입원	
점검 장소	외래 및 주차장 입원환자 상담(병동)	셔틀버스 승강장	
주 요 업 무	외래) 전과 동일 입원) 환자상담·시정조치 및 건의	■ 셔틀버스 도우미 ■ 안내·동행서비스	
점검 인원	오전·오후 각2명	오전·오후 각1명	
Service Support 점검 주기	3개월	3개월	

3. 시행일: 2000년 00월 00일

첨부 1. Service Support제도 변경운영(안) 1부.
2. Service Support 현장 운영 일지 1부. 끝.

기안자 ○○○ 파트장 ○○○ 원무팀장 ○○○ 사무국장 ○○○ 부원장 ○○○ 병원장 ○○○
협조자 통제
시행 기연기 - 2000-000 (2000. 00. 00) 접수(-) (. .)
우 100-000 서울시 송파구 석촌동 114) / www.seoul.com
전화(02)2222-2222 전송 (02)2222-2223 / skmoon@seoul.ac /공개

Service Support제도 변경 운영(안)

2000.0.0(월)
0000 파트

1. 운영방법

각 부서 팀장, 파트장이 Service support로서 진료현장을 라운딩 하면서 고객불편사항, 진료 대기시간, 외래 및 주차 환경 등의 문제점을 발견하고 즉시 시정 조치하고 안내 및 동행서비스를 적극적으로 수행함.

2. 근무형태: 점검 장소－셔틀버스 승강장

3. 주요 업무

셔틀버스 도우미, 안내·동행서비스, 현장 과부하 부문 비상연락, 시정조치 및 건의 등

4. 점검일정

☐ 해당 요일: 월～금 (토,일 제외)
☐ 점검 시간: 오전－10 : 00～12 : 00 / 오후－14 : 00～16 : 00

5. 운영시기 및 참여대상

☐ 운영시기: 연중 상시
☐ 점검 참여대상: 전체 팀장 및 파트장(일자별 명단 별도 공지 예정)
 ↳ (1) 일정은 상호 연락하여 변경 가능함.
 (2) 고객만족도 향상을 위해 주기적으로 실시

6. 행동지침

☐ 안내 및 동행서비스 실시 중 과부하 부분 지원 및 비상연락을 통한 조기 시정조치 병행
☐ 즉시 시정정 가능한 부문은 현장에서 즉각적인 시정조치
☐ 프로세스 개선이나 비용의 추가 투입에 관한 부문은 적극적인 건의

7. 사후조치: 점검 후 '현장운영일지' 작성하여 0000 파트로 제출

Service Supprot 현장 점검 일지

<table>
<tr><td colspan="2">점검일자</td><td>○○○○년 월 일, (오전, 오후)</td></tr>
<tr><td colspan="2">점 검 자</td><td>성 명 : 연락처 :</td></tr>
<tr><td rowspan="2">필수
점검
항목</td><td>안내 및 동행
서비스 실적</td><td></td></tr>
<tr><td>기타
현장 지원 사항</td><td></td></tr>
<tr><td colspan="2">조치 사항</td><td></td></tr>
<tr><td colspan="2">건의 사항</td><td></td></tr>
</table>

A 병 원

수신자 각 부서장
(경유)
제 목 연보자료 제출 요청

1. 병원 발전을 위하여 수고하시는 노고에 진심으로 감사드립니다.

2. 연보를 발간(CD 제작 및 소책자 제작)하고자 하오니 다음 사항을 참고하시어 관련 자료를 000팀으로 기한 내에 제출하여 주시기 바라며, 향후 연보가 귀중한 역사기록으로서 보존되는 것을 감안하시어 충실한 자료 협조를 부탁드립니다.

가. 대 상 기 간: 2000. 1. 1~2000. 12. 31 (1년간)
나. 제출마감일: 2000. 0. 0
다. 제 출 방 법: e-Mail 및 출력물
라. 참 고 사 항
① 소개 및 일지 등의 컨텐츠 작성은 '연보 작성 지침'을 참고하시어 한글(HWP 파일)로 작성하여 주시기 바라오며,
② 실적 등의 통계표 양식은 '통계표 양식'을 참고하시어 엑셀(MS-Excel)로 작성하여 주시기 바랍니다.
③ 통계표 작성요령 및 양식은 Outlook 공용폴더 또는 그룹웨어 원내게시판 '2000 연보제작' 폴더를 참조하시기 바랍니다.
※ Outlook－공용폴더 > 연보 > 2000 연보제작
그룹웨어－원내게시판 > 연보 > 2000 연보제작

A병 원 장 직인생략

기안자 ○○○ 파트장 ○○○ 원무팀장 ○○○ 사무국장 ○○○ 부원장 ○○○ 병원장 ○○○
협조자 통제
시행 기연기 - 2000-000 (2000. 00. 00) 접수(-) (. .)
우 100-000 서울시 송파구 석촌동 114) / www.seoul.com
전화(02)2222-2222 전송 (02)2222-2223 / skmoon@seoul.ac /공개

<문서 작성 문제>

다음 내용을 기초로 기안문을 작성하시오(결재 전 기안문서 작성)

가. 문서번호: 기획팀-12

나. 시행일자: 2015년 2월 1일

다. 전화번호: 02-302-2230

라. 전송번호: 02-302-2231

마. 주 소: 서울 용산구 임정로 54

바. E-mail 주소: www.mogaha.go.kr

사. 우편번호: 140-898

아. 발신기관: 글로벌의료원

자. 수신기관: 아메리카대학교

차. 기안자(사원): 김도화

카. 검토자(대리): 이영종

타. 결재권자(팀장): 조수환

파. 제목: 산학협동 협약 요청

아메리카대학교와의 산학협동 협약을 체결하여 아래와 같은 취지와 상호협력 내용의 실시로 아메리카대학교 우수 인력 양성에 도움을 주고자 하는 내용의 기안문이다.

별기 내용으로는 산학협동 협약 목적은 글로벌의료원과 아메리카대학교는 산·학 협동의 취지에서 지식과 기술 등의 정보교환 및 상호발전을 도모하고자 함이며 협력 내용은 다음과 같다.

가. 상호발전 및 공동기술 개발에 적극적 협조

나. 사원에 대한 산업체 위탁 교육 및 연수 실시

다. 산업체 인력의 대학교육 참여 등 협조

라. 학술 정보 및 간행물의 상호 교환

첨부물로는 산학협동 협약서 및 계획서 1부를 첨부하였다.

연습문제

1. 사무관리의 의의
2. 병원의 사무관리 업무 내용
3. 정보관리의 의의
4. 사무관리의 자질
5. 사무관리의 역할
6. 사무통제와 표준화
7. 사무표준화의 과정
8. 사무 개선의 추진 방법
9. 문서의 의의와 필요성
10. 문서처리의 원칙
11. 문서의 분류
12. 사내문서와 사외문서의 정의
13. 문서관리 과정
14. 문서기안의 의의
15. 품의제도
16. 사내문서의 분류와 구성
17. 사외문서의 의의와 구성
18. 사무자동화의 의의
19. 사무자동화 시스템
20. 문서기안 작성 연습

제16장 성과관리시스템

1. 성과관리의 개요

병원경영에서도 성과관리제도의 도입이 보편화되어 있다. 즉 성과평가제도, BSC, 연봉제, 계약제 등의 제도가 도입, 실행되고 있다. 구성원의 업무수행이 직무 목표와 일치되는지를 점검하고자 함이 성과관리이다. 이 과정에서 직무의 결과가 어떻게 조직의 성공에 기여하는가를 명시하고, 각 개인의 성과를 비교·측정하는 도구를 활용하는 것 등이 포함된다. 일반적으로 성과관리시스템은 3가지의 목적이 있다.

첫째, 전략적(strategic)이다. 즉 효과적인 성과관리는 조직이 사업 목표를 달성하도록 지원하는 것이다. 구성원의 행동과 조직의 목표를 연결시키는 것으로서 조직의 기대가 충족되고 있는지 파악하기 위해 구성원 개인의 성과를 측정한다. 이 과정에서 구성원에 대한 교육훈련과 인센티브가 실행된다.

둘째, 관리적(administrative)이다. 이는 보상, 복리후생, 표창 등에 활용되는 것으로서 성과관리시스템은 인력의 채용, 상벌, 유지, 해고 등에 관련된 의사결정을 지원한다.

셋째, 발전적(developmental)이다. 이는 성과관리를 구성원의 지식과 기술을 발전시키기 위한 토대로 성과관리를 활용하는 것이다. 성과 피드백을 받거나 성과 관련 검토시 성과평가의 결과가 활용되는데, 구성원들은 관리자의 기대 수준에 부응하려고 노력하면서 더욱 발전적으로 변화하게 된다. 효과적인 성과 피드백은 구성원들에게 자신의 강점을 인식하게 하여 성장할 수 있는 영역을 제시해 주고 자신의 문제를 인식하게 하여 개선방안을 도출하게 해 준다.

성과관리는 균형성과지표(BSC), 성과급, 연봉제 등과 같이 기업이나 병원에서 검토되고 있는 사안들이다. 그럼에도 불구하고 아직도 성과관리를 체계적으로 수행하고 있다고 보기 어려운 이유는 무엇일까?

성과관리는 조직의 명확한 존재 목적과 목표, 전략이 우선되어야 한다. 목적지가 불명확하고 도착시간이 예정되어 있지 않고 항로가 불분명하면 최첨단 계기판도 무용지물이 될 것이다. 이러한 관점에서 성과관리를 단순하게 보상이나 연봉제의 수단으로 본다면 문제가 된다. 즉 성과관리를 위해 성과지표 개발은 하여도 조직의 비전과 전략에 대해 피드백을 하지 않는 경향이 있다.

성과지표(Key Performance Indicator)는 달성하고자 하는 전략목표 또는 핵심성공요소의 달성도를 측정하기 위한 지표를 의미한다.

조직의 미래 방향과 전략으로서 당장 축소, 철수해야 할 사업임에도 다른 부문보다 매출이 증가했다면 높은 평가를 받고 성과급이 지급되며, 전략적으로 추구하는 신규 사업으로서 일정기간 지속적인 투자가 요구되는 부문인데도 타 부문에 비해 초기 성과가 낮다는 이유로 투자를 축소하는 오류를 범하기도 한다. 이러한 현상은 조직이 지향하는 목적에 대한 공감대가 형성되지 않은 상황에서 무리하게 성과지표를 개발하고 보상과 연계하려는 의욕이 앞서기 때문이다.

M병원의 목표 · 성과지표 및 활동계획 사례는 다음과 같다.

표 16-1 목표 · 성과지표 및 활동계획 사례

<table>
<tr><th colspan="2">구분</th><th>전년
실적</th><th>차년
목표</th><th>목표 달성 계획</th></tr>
<tr><td rowspan="3">재무</td><td rowspan="2">월평균 시간외
근로시간</td><td>480</td><td>500</td><td>• 정기적 당직 운영</td></tr>
<tr><td>42</td><td>40</td><td rowspan="2">• 시차제 근무의 탄력적 운영
– 7시 조기근무자 폐지 → 응급실에서 지원
• 업무 조정을 통한 효율성 증대
– 수익 일보, 창구업무의 조정
– 업무순환을 통한 업무 대체인력 확보</td></tr>
<tr><td>휴가
사용률(%)</td><td>30</td><td>40</td></tr>
<tr><td rowspan="2">고객</td><td>전화모니터링
점수</td><td>82</td><td>88</td><td rowspan="2">• 매주 정기적인 서비스 매뉴얼 교육으로 창구 응대 능력 향상
• 원내외 친절교육 적극 참여하도록 독려
• 친절직원 포상제 실시로 동기부여
• 불친절 직원 교육(원내교육) 실시로 계속적인 친절교육 강조
• 매월 친절 · 불친절 직원 지속적 관리로 친절 마인드 함양</td></tr>
<tr><td>친절 · 불친절
사례 건수</td><td>2/1</td><td>3/0</td></tr>
</table>

업무 프로세스	제안건수	2	10	• 제안 활동 적극 권장 및 홍보 – 개인별 할당제 도입 검토 • 업무 개선 및 혁신활동 참여 및 추진 –사례 발굴 및 부서원에 홍보 –업무별 개선팀 구성 검토 • 원내 각종 교육프로그램 적극 참여 – 업무능력 및 자기계발 기회 확대
	6-Sigma 참여건수	1	0	
	CQI 활동 참여 건수	1	2	
학습 및 성장	학습조직 참여건수	1	1	
	교육학점 이수율(%)	15	30	

대학병원에서 운영 중인 임상교원에 대한 성과지표는 대학의 평가체계에 근거하고 있다. 일반적으로 평가항목은 <표 16-2>와 같이 연구, 교육, 봉사, 진료 영역으로 분류, 영역별로 구분하여 평가하고 있다.

표 16-2 대학병원의 영역별 성과지표

영 역	부 문	성과지표
교 육	강 의	• 학부 및 대학원 강의시간 수
		• 강의 만족도
		• 외부 학술강의 건수
	교육연구	• 교육방법 및 교수자료 개발
	학생지도	• 석박사 배출 인원
연 구	저 술	• 국내외 학술지, 학회지 논문 게재 건수
		• 학술저서 저술, 번역 건수
	학술활동	• 국내외 학술대회 발표, 연구비 수혜 실적
	기 타	• 국내외 특허 건수, 학술상 수상 건수
진 료	재 무	• 진료 수입, 외래 환자 수
	고 객	• 환자 만족도
	기 타	• 신치료법 개발 건수
		• 진료비 삭감 건수
		• 의료분쟁 발생 건수
봉 사	교내 봉사	• 각종 보직, 위원회 활동
	교외 봉사	• 학회 회장, 자문위원
	기 타	• 수상, 학교발전에 기여한 각종 활동

2. 성과지표와 목표값 설정

2.1 성과지표 유형

전략목표의 성과에 적합한 유형을 파악하고, 성과에 대한 조직의 통제 가능성을 고려하여, 정량화 또는 정성적 측정 방안을 정의한다.

그림 16-1 성과지표 유형

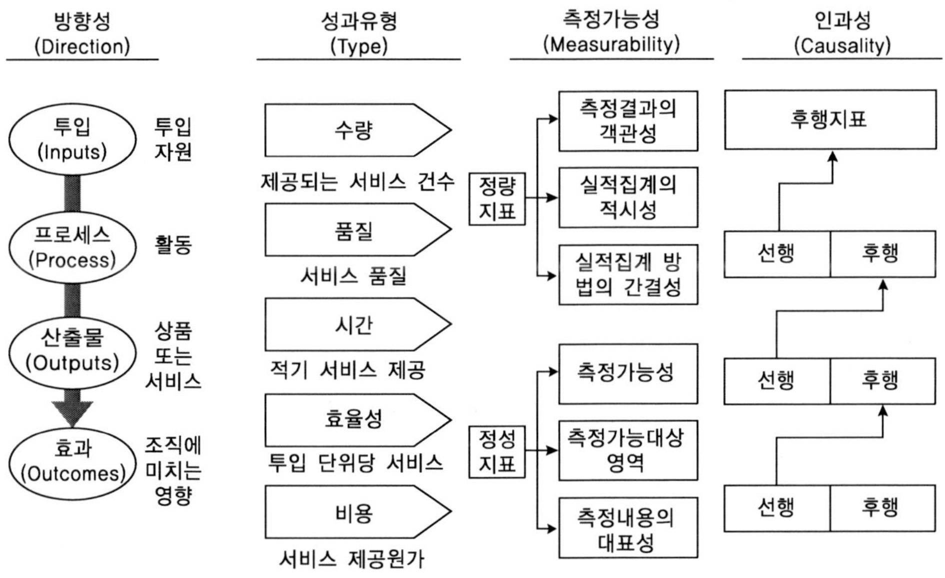

2.2 성과지표 정의 원칙

조직의 전략목표와의 관련성과 측정가능성에 따라 성과지표 정의 원칙과 내용을 정한다.

표 16-3 성과지표 원칙과 내용

원 칙	내 용
1. 전략목표와의 관련성	• 전략목표를 달성하면 나타나는 성과를 대변하는 수준
2. 성과계량화/측정가능성	• 전략목표의 성과에 대한 실적을 생성하고 취합할 수 있는 수준
3. 실적에 대한 신뢰성	• 전략목표의 성과에 대한 실적의 객관성과 성과 조작/왜곡 예방 수준
4. 성과창출 반복 가능성	• 전략목표의 성과로 측정하고자 하는 성과지표의 활용 연속성 수준
5. 성과창출 주기	• 성과가 조직의 비즈니스 사이클(1년) 내에 창출되는 수준
6. 목표 설정 가능성	• 전략목표에 대한 성과의 목표값을 사전에 설정 가능한 수준
7. 성과에 대한 책임 명확성	• 성과를 향상 시키고, 성과에 영향을 주는 변수를 통제/관리할 수 있는 권한과 책임의 부여 수준

2.3 성과지표 사례

보건의료 관련 성과지표 사례는 <표 16-4>와 같다.

표 16-4 성과지표 사례

원칙	지표 사례	시사점
전략목표와의 관련성	• 음주사고 감소: 음주단속 건수 • 청렴도 향상: 감사적발 건수 • 의료의 질 향상: 고객만족도 • 첨단기술선도: 검사 건수 • 고객선호도 향상: 시청률	• 전략목표를 가장 잘 대변하는 성과지표 선정에 주력 • Outcome(최종성과)위주의 지표로 정의 • 지표가 중요할 경우는 지표생성체계를 새로 만드는 것도 고려
성과계량화/측정가능성	• 전문가 네트웍 강화: 전문가 회의 건수 • 내부인적 역량 확보: 교육비 규모	• 계량지표 위주로 정의 • 전략목표를 대변하는 계량 지표 선정이 어려운 경우는 비계량 지표 정의 • 측정가능성이 낮고 지표측정 체계를 새로 구축할 정도로 중요성 없는 지표는 변경

실적에 대한 신뢰성	• 외부 고객만족도 향상: 고객만족도 • 신규 교육과정 개발: 교육과정 개발 진척율	• 측정의 객관성 확보→성과지표 상세 정의서
성과창출 반복 가능성	• 전략과제의 효과성 극대화: 전략과제 효과성	• 가능하면 명확하고 지속적 사용이 가능한 지표를 선정
성과창출 주기	• 국민건강영양조사	• 비즈니스 사이클 내에서 모니터링 할 수 있는 지표 선정
목표 설정 가능성	• 고객 인지도 향상: 인지도	• 신규로 측정하는 지표는 1차 측정 후 목표 설정
성과에 대한 책임 명확성	• 교육 효과 극대화: 현장 적용도 • 저출산/고령 사회 극복: 합계 출산율	• 조직 내에서 책임질 수 있는 범위의 지표를 선정하되, 책임을 대표하는 경우는 지표로 선정

2.4 목표값(Target) 설정

목표값은 성과지표의 달성수준에 대한 계획을 수치로 표현한 것으로 전략적 성과 계획의 갈림길로서 첫째, 전략목표는 전략 방향을 제대로 수립해야 한다. 둘째, 성과지표는 전략을 대변하는 지표를 설정해야 한다. 셋째, 목표값은 도전적인 목표를 설정해야 한다.

2.5 목표값 설정 사례

지표별로 정형화된 목표유형을 설정하여, 목표설정의 합리성, 공정성을 확보하여야 한다.

표 16-5 목표값 설정 사례

지표명	목표유형	지표명	목표유형	지표명	목표유형
건강보험삭감율	지속개선	수술건수	벤치마크	정보화활용도	안정기
검사대기시간		신검판정대기기간		조직문화만족도	
검사예약일수		신환율		지역연계사업추진건수	
경영성과회의 건수		외래진료시간준수율		진료결과회수율	
과간집담회건수		외래환자증가율		진료단가	
국내외학회참석횟수		의료기관평가결과개선도		진료대기시간	

○○청구금액비율		의료분쟁건수		초청진료(검사)건수	
○○환자본원진료비율		일반위탁감소율		초청진료(수술)건수	
논문지수		일반환자지역별친화도		최신시술건수	
민원건수		재수술률		통증크리닉세션개설수	
병상회전율		전문교육훈련이수율		특성화분야점유율	
병원감염률		전문의당검사및시술건수		특수검사증가율	
○○병원선호도		전문의당마취건수		특수진료과시술건수	
○○수익증가율		전문의당환자수		판독결과보고기간	
○○환자수		전문의이직률		혁신활동실적	

2.6 SWOT 분석 사례

① 원무팀의 기회 및 위협요인

외부환경의 기회요인과 우위확보 전략 및 위협요인과 대비전략은 아래와 같다.

기회 (Opportunity)	가중치			전략(무엇을, 누가, 언제)
	A	B	C	
적정재원회사 관리	○			재원환자 관리 강화 및 재원일수 단축
공공성 추구-이념실천	○			의료사회사업 확대

위협 (Threat)	가중치			전략(무엇을, 누가, 언제)
	A	B	C	
목표관리 심화	○			적극적 목표 관리
재정안정화 요구		○		미수금 축소
의료분쟁 발생 증가	○			의료분쟁 최소화
환자의 소비자주권 강화		○		고객민원 대응 강화

② 원무팀의 강점 및 약점 요인

내부역량의 강점 및 강화 전략과 약점 및 보완전략은 아래와 같다.

강점 (Strength)	가중치			전략(무엇을, 누가, 언제)
	A	B	C	
효율적 진료비 관리	○			미수 관리 강화
고객만족 서비스	○			고객만족도 제고/대기시간 단축
업무 수행 역량	○			업무 역량 심화

약점 (Weakness)	가중치			전략(무엇을, 누가, 언제)
	A	B	C	
수익성 제고	○			진료수익 증가
낙후된 시설		○		대기환경 개선
비효율적 조직구조		○		조직운영의 효율화
적정재원환자 관리 마비	○			재원일수 관리 강화

③ 원무팀의 전략과제를 요약하면 다음과 같다.

그림 16-2 원무팀의 4가지 유형의 전략

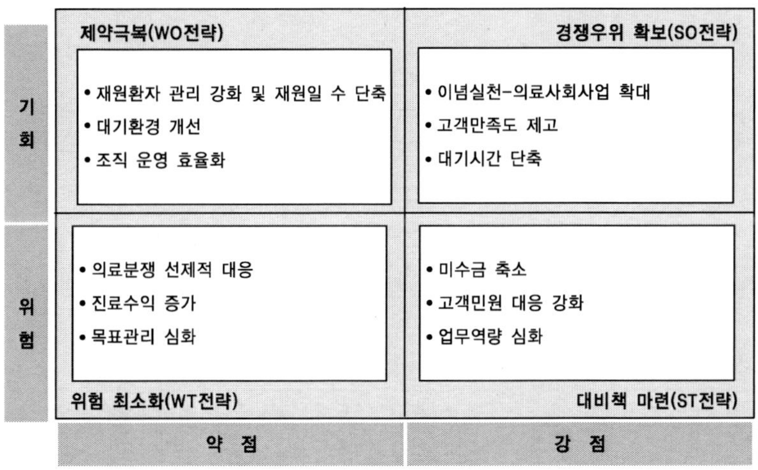

④ 원무팀의 전략체계도와 성과지표

전략목표별 성과지표 정의는 다음과 같다.

그림 16-3 전략목표 성과지표 정의

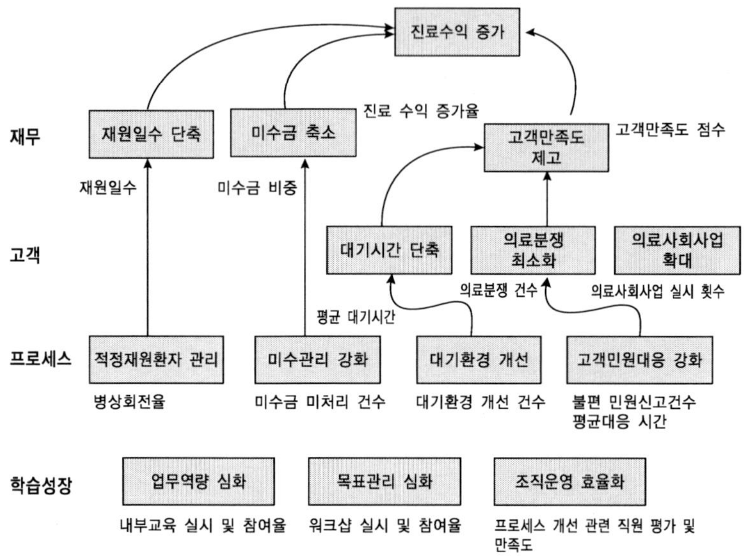

⑤ 추진과제 리스트

표 16-6 원무팀의 추진과제 리스트

관점	전략목표	성과지표	목표값	추진과제
재무	진료수익 증가	진료수익 증가율	작년대비 10% 증가	분기별 중간 점검
	재원일수 단축	재원일수	7.8일	전산프로그램 개발을 통한 재원환자 관리
	미수금 축소	미수금 비중	작년대비 15% 감소	중간계산서 발행
고객	고객만족도 제고	고객만족도 점수	고객 평가 점수 85점 이상	고객 관련 프로세스 점검 및 평가
	대기시간단축	평균대기시간	평균 대기시간 15% 단축	안내 표지판 설치 진료 의뢰환자 접수비 후불제도 실시
	의료분쟁 최소화	의료분쟁 건수	작년대기 50% 감소	의료분쟁 발생 해소 시스템(즉각 정보 교환 시스템)
	의료사회사업 확대	의료사회사업 실시 횟수	년간 100회	지역자원봉사

내부 프로세스	적정 재원환자 관리	병상가동률	85%	재원환자 관리 프로그램
	미수관리 강화	미수금 미처리건수	작년대비 50% 감소	미수금 환자 상담
	대기환경 개선	대기환경 개선건수	분기별 시행	대기 환경 시설 점검
	고객민원대응 강화	불편민원 신고건수	작년대비 50% 감소	민원에 대한 통계 및 보고서의 전산화
	고객민원대응 강화	평균 대응 시간	작년대비 70% 단축	실시간 답변 서비스
학습과 성장	업무역량 심화	내부 교육 실시 및 참여율	년간 1000시간 (25명)	on-line/off-line 교육 상위학위 진학 및 자격증 취득
	목표관리 심화	워크샵 실시 및 참여율	분기별 실시 및 70% 참여율	목표관리 위원회 발족 및 추진
	조직운영 효율화	프로세스 개선 관련 직원평가 및 만족도	직원 평가 점수 85점 이상	내부 직원 아이디어 공모 및 직원 평가

⑥ Montefiore 병원의 성과지표 사례

결과지표 위주로 지표 비중이 높으며 균형된 관점의 지표로 구성된다.

표 16-7 Montefiore 병원의 성과지표

관점	성과지표 내용		
재무	• 입원환자 퇴원율 • 통원치료 환자수 • 검진 환자수 • Delivery System Network 확장 정도 • 특수진료(Specialty Care)분야의 성장 및 CMI(Case Mix Index)	• 핵심 의료인력 보유율 • 공석 Chair Person 리크루트기간 • 운영마진 (전년대비 향상 성도) • 사회보험제도를 이용한 의료에 대한 재무적 성과 • M/S(Market Share)	• 인두제를 통한 매출 • Technology에 투자 금액
고객	• 응급 환자만족도 (Press Ganey Survey) • 입원 환자 만족도 (Press Ganey Survey) • 내부 직원 만족도 • 협력 1차 진료의사 만족도	• 의사 만족도 • 의사만족도 조사 준비도 • 만족도 조사 응답률 • 환자 위험케이스 수 • 환자 불만 수	• HHA(Home Health Association) 환자만족도 조사 평가 점수 • 대학병원간 환자만족도 비교점수

프로세스	• 통원치료 및 특수 진료분야의 환자 예약대기 시간 • 입원환자의 의사에 대한 컨설트 대기 시간	• 처방 및 투약 오류율 • 환자 접수/진료/수용 여유 준비율(Create Capacity) • 진료의 품질 • 진료의 안전도	• 진료 환경 • 적시 서비스 제공 비율 • 첫 진료와 다음 진료 예약 간의 대기 일수
혁신/학습	• 교육에 투입한 시간의 비율 • 모자라는 인력의 채용 기간 • 주요 보직 인력의 퇴사율 • 중요 인력의 유보 여부 • 매니저로의 직급 승진율	• 입사 2년 내 퇴사율 • 경영직급의 리더십 및 스킬 향상 프로그램 참가율 • 의료 연구 및 연구자금	• QI(Quality Improvement) 프로그램에 참여한 전문가 비율, 의사 비율

⑦ 원무팀의 목표 설정 사례

전년 대비 상향 목표로 구성하며, 지표 유형을 구분하여 "비전목표", "벤치마크", "지속개선", "안정기" 등의 유형별로 관리할 필요가 있다.

표 16-8 원무팀의 목표설정 사례

관점	주요 사업목표	성과 측정 지표	측정방법(산정식)	전년 실적	15년 목표
재무	병상가동률 증대	병상가동률(%)	재원환자수/병상수	85.2	92.1
	재원미수금 조기 회수	재원환자 미수금	납입금액/본인부담 총액	63.1	70.5
고객	친절직원 추천 증대	VOC	고객의 친절직원 추천수	15	40
프로세스	수납방법 다양화를 통한 대기환자수 단축	무인수납기 이용률(%)	무인수납건수/총수납건수	2.2	20
		Open card 이용률(%)	Open card 수납건수 / 총수납건수	0	5

3. BSC와 성과평가

3.1 BSC의 개요

BSC는 실행 이슈를 해결하기 위해 1992년에 하버드대학의 Robert Kaplan과 컨설팅회사인 Renaissance Solutionss의 David Norton의 주도하에 12개 기업의 연구에 의해 만들어진 개념이다. BSC는 조직의 비전과 전략으로부터 도출된 균형된 성과지표의 조합이다. 전략은 수립으로 시작되고 실행으로 완성되지만 대부분의 조직은 실행 관리 면에서 취약하다. Kaplan과 Norton은 업무가 단편적인 작업이 아니라 다수의 작업으로 이루어진다고 보았다. 즉 4가지 관점에서 접근하였다.

성과평가와 관련하여 효과적인 전략방법론으로서 도입되고 있는 모델이 BSC(Balanced Scorecard)이다. BSC는 균형적 관점에서 전략을 구체화하고 전략과 연계된 성과지표를 개발할 수 있게 하고, 전략을 조직 전체에 전파하여 조직의 변화를 관리, 실행하기 위한 전략 도구이다. 이를 위해 BSC는 성과를 다음 네 가지 영역으로 균형의 관점에서 정의한다.

① 재무적: 가치 창출에 초점을 맞추어 전략 실행의 기여도를 평가

② 고객: 내외부 고객에게 핵심역량(competency) 차원에서 경쟁력 있는 원가와 적정한 서비스 품질을 제공하고 있는지, 기여도 측면에서 내부 고객의 생산성 극대화와 경영전략 달성에 얼마나 기여하고 있는지를 평가

③ 프로세스: 운영의 효율성, 내부고객 관계관리, 적극적인 업무 프로세스 혁신 차원의 업적을 평가

④ 학습과 성장: 핵심 인력에 대한 유치 및 보유, 경력개발, 혁신적 조직문화, 신기술 습득의 인프라 구축 등의 성과를 측정

BSC에 대한 발전과정은 다음과 같다.

BSC의 기본 이념은 “부서간 장단 맞추는 전략적 정렬을 통해 시너지 높여라”이다.

BSC(Balanced Scorecard: 균형전략실행체계) 창시자인 하버드대 로버트 캐플란 교수와 컨설턴트 데이비드 노턴이 최근 출간된 네 번째 공동 저작을 통해

BSC의 새로운 패러다임으로 '정렬(Alignment)'을 제시했다. 두 사람이 1992년 공동 창안한 BSC는 전략과 연계된 평가지표 개발을 통해 조직의 변화를 관리하고 실행하는 데 초점을 맞추고 있는 경영혁신기법이다.

국내에는 1990년대 말 이후 도입되어 여러 대기업과 정부부처, 공기업들이 성과 향상 및 평가 도구로 사용하고 있다.

'정렬'이란 조직의 최상위 전략에 따라 각 부문의 활동이 같은 방향성을 갖고 조화롭게 진행되도록 만드는 체계적인 과정이다. 즉 각 부서 간 '장단'을 맞추는 작업이라고 볼 수 있다.

조직이 사업, 지원부서 등 업무 전반에 걸쳐 시너지 효과를 달성하기 위해선 정렬이 필수적이다. 정렬이 잘 이뤄지면 경비원이나 청소인력까지도 전략에 대해 숙지하고 이를 실행하기 위해 노력한다. 예를 들면, 조정 경기를 보면 정렬의 개념을 쉽게 이해할 수 있다. 조정은 여러 명이 한 보트를 타고 노를 저어 승부를 가리는 경기다. 각 선수들의 기량이 아무리 뛰어나더라도 각자가 다른 속도와 방향으로 노를 젓는다면 배는 앞으로 나아가지 않고 제자리에서 빙글빙글 돌다가 전복된다.

승리하는 팀들은 항상 아름다운 '일치와 조화로움' 속에 노를 젓는다.

선수 각각은 힘차게 노를 젓되 전체적으로는 보트의 코스 및 속도를 조정하는 '키잡이'의 지시에 따라 조화를 유지한다. 키잡이의 지시(최상위 전략)에 따라 선수(사업부서)들 사이의 조화를 유지하도록 만드는 노력이 바로 '정렬'이다.

개별부서들이 아무리 뛰어난 역량을 지녔다 하더라도 최상위 전략에 따라 정렬되지 않는다면 성과를 창출하기 어렵다. 심하면 조직 전체가 벼랑 끝에 내몰릴 가능성도 있다.

캐플란 교수와 노턴 박사는 조직정렬체계도(Organization Alignment Map) 같은 도구를 활용하면 조직의 정렬 현황을 보다 쉽게 파악할 수 있다고 하였다. 정렬 업무만을 전담하는 직책을 신설하는 것도 방법이다.

실제로 캐나다 JD어빙 같은 기업의 경우 '정렬 챔피언(Alignment Champions)'이라는 전담직책을 신설하기도 했다.

웨슬리퀘스트 대표는 "전략이 변하면 그에 따라 조직형태도 바뀌어야 하지만 현실은 그렇지 못하다"며 "전략실행 속도를 높이기 위해선 조직 '구조'를 '전략'과 정렬시키는 노력이 필요하다"고 강조했다.

조직체의 이해관계자별 임무는 다음과 같다.

가. 소비자(환자와 가족): 원하는 때, Quality, 서비스

나. 구성원(일반 행정담당직원, 간호사, 의사 등): 작업 환경 여건과 Leadership Management

다. 관리자: 업무 교육과 훈련, 자원의 관리, 목적 달성

- 어떻게 scorecard를 만들 것인가?
- 일반적으로 관리자, 구성원, 소비자로 구성된 팀이 이러한 측정 수단들을 개발하며, 조직의 업무 기획을 위한 전략으로 사용된다.
  다른 4가지 영역의 관점에서 조사를 한다면 소비자, 내부 조직, 학습과 성장, 재무적 관점에서 접근한다.

① 소비자 관점: 적시에 질적인 상품(치료)을 제공하기 위해 소비자와 연계한다.

- 목적: 적기의 서비스, 질적 치료, 서비스, 협력관계
- 측정: 소비자 만족
- 도구: 소비자 조사

② 내부 조직 관점: 각 운영부서별로 다양하고 기술적인 업무, 효과적인 운영, Information System, 자동화 시스템의 최적화를 실행한다.

- 목적: 인력 Planning, Information System, 효율적인 작업 과정
- 측정: 자료 수집, 적합한 인력의 채용, 직원 평가, 노사관계, 효과적인 Data System과 기술의 사용
- 도구: 팀 운영의 자체 평가

③ 학습과 성장의 관점: 계속적인 향상과 조직의 미션을 달성하기 위한 지침서를 제공한다. 숙련된 인력과 효과적인 리더십을 제공한다.

- 목적: 계속적인 향상, 미션의 달성, 학습 분위기 조성
- 측정: 목적의 확립, 전 조직에 걸쳐 전달된 목적, 명확한 최상의 업무, 질적 업무의 향상, 작업 만족 향상, 직원 포상의 활성화
- 도구: 팀 자체 평가, 직원 조사

④ 재무적 관점: 비용 효율성을 최대화한다.

- 목적: 회사의 프로그램 비용의 효율성을 최대화한다.
- 측정: 직접적인 인력 비용, 프로그램 비용, 프로그램 변동에 대한 비용
- 도구: 팀 자체 조사, 통계적 자료

3.2 병원의 BSC

병원의 조직 운영의 측정은 병원 전체인력 업무에 많은 영향을 미친다. 병원경영은 책임, 과중한 업무, 수많은 변화로 더욱 복잡해지게 되었다.

결국 이 상황에서 구성원은 활동 자체가 아닌 그들 업무를 어떻게 바라보고 결과에 초점을 맞추는가에 대한 방식의 변화를 요구하게 되었다. 만약 조직의 리더가 구성원들이 변화하는 과정을 지원하기 위한 방법을 모색하려 한다면 다양한 경영기법을 개발함이 필수적이다. 또한 구성원은 자신의 업무 결과에 초점을 맞추어야 하므로 다음과 같은 사항이 수반되어야 한다.

첫째, 병원의 표준 업무가 무엇인지를 이해해야 한다.

둘째, 업무 평가시 얼마나 잘 표준에 도달했는지에 대해 참여해야 한다.

셋째, 업무 향상 방법을 개발하는 데에 모두 책임을 져야 한다.

병원과 조직이 측정하는 것의 결과에 대해 서로 논의하는 방식, 측정한 정보들은 구성들이 업무를 계속적으로 향상시키는 데에 중요한 역할을 하고 있다.

그리고 Balanced scorecard는 조직의 효과성을 측정하는 데에 사용하며, 저비용으로 활용이 가능하다.

그림 16-4 전략체계와 성과지표의 관계

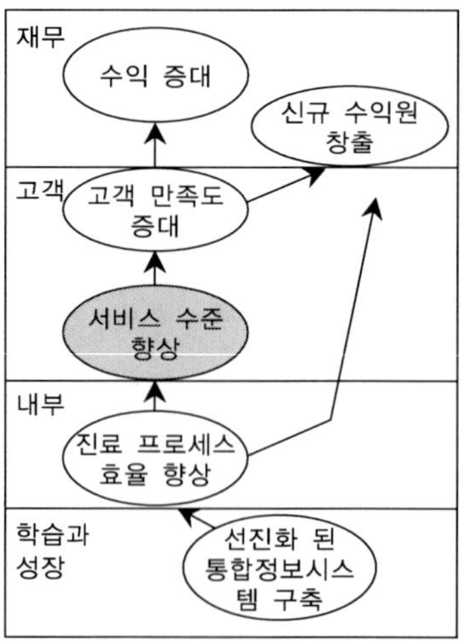

전략체계도	성과지표	목표치	이니셔티브
전략을 통해 달성하고자 하는	전략적 목표에 대한 성과측정 방법	목표하는 성과수준이나 개선 정도	목표 달성을 위한 실행 프로그램

Objective	Measure(s)	Target(s)	Initiative(s)
서비스 수준 향상	진료를 받았던 환자의 만족 수준	1년 40% 2년 45% 3년 50%	고객 정보관리 시스템 구축

자료: 방유성, 병원의 경쟁력 제고를 위한 성과관리 및 보상체계, 대한병원협회지, 2006. 3~4.

조직의 경우에도 제한된 지표를 가지고 조직의 미래가치를 판단하기는 매우 어렵기 때문에 균형적인 관점에서의 성과측정과 관리가 매우 중요하다.

전략의 전사적 정렬을 통해 시너지를 창출한다.

성과관리는 조직구성원의 일상 업무로 만들어야 하고 동시에 조직구성원의 동기부여를 불러일으키지 않으면 절대로 성공할 수 없다.

병원 BSC의 특징은 병원의 독특한 경영 환경으로 "전략"이라는 BSC의 내용과, "참여"라는 BSC의 과정이 잘 유지되기 어려운 점이 있다.

그림 16-5 병원 BSC의 특징

실패병원				성공병원
병원 전체적인 동의 확보 실패	변화에 대한 보수적 태도 (위기인식, 공공성)	BSC 필요성 인지가 어려움	➡	리더십 후원 위기인식 공유
평가를 중시	전략마인드 부재 (리더십, 규제산업)	BSC 체계가 전략을 담아내지 못함	➡	전략방향 제시
소수 TF 주도 프로젝트 진행	협업의 어려움 (복잡한 구조, 직종간 장벽)	다양한 그룹의 동의를 얻기가 어려움	➡	다양한 직종 참여
지표 설계에 치중(일회적)	경영시스템의 부재	내재화가 어려움	➡	제도화, 전산화 통해 즉시 실행
지표 일부 활용	다양한 평가제도 운영 (내외부 평가제도, 통계자료)	새 제도에 대한 저항 통계자료 활용이 용이	➡	전략적 정렬

4. 병원의 MBO

4.1 MBO의 정의

MBO란 목표중심경영(Management by Object)으로 1965년 피터 드럭커(Peter Drucker)가 그의 저서 "경영의 실제"에서 주장한 이론이다. 경영자는 종업원들로 하여금 직접 자신들의 업무목표를 설정하는 과정에 참여하도록 함으로써 같이 적절한 목표를 설정하고, 이를 기준으로 하여 작업실적을 평가한다. 따라서 경영자와 종업원 모두가 만족할 수 있는 경영목표를 설정할 수 있으며 특히 종업원들은 자신에 대한 평가방법을 미리 알고 업무에 임하고, 평가시에도 합의에 의해 설정된 목표달성 정도에 따라 업적을 평가하며 그 결과는 피드백(feedback) 과정을 통하여 경영계획 수립에 반영된다.

즉 공식적 목표를 실체화하는 과정이라고 할 수 있는 MBO의 특성은 다음과 같다.

- 명확한 목표 설정과 책임한계의 규정
- 참여와 상하 협조
- Feedback의 개선을 통한 관리계획의 개선
- 조직 참여자의 동기 유발
- 업적 평가의 개선 등을 도모
- 궁극적으로는 조직의 효율성을 증진시키려는 것

4.2 병원의 MBO

① MBO 실적 및 목표 설정(공통 지표)

구분		2014년		2015년	목표 달성을 위한 활동 계획
		목표	실적	목표	
고객	전화모니터링(점수)	92	88	95	• 매뉴얼 작성 및 숙지를 통한 습관화 정착 • 창구 전화수신을 사무실로 전환 배치하여 긍정적, 능동적으로 대체
	친절(건)	42	30	45	• 지속적인 CS 조회를 통한 친절마인드 고취 • 발생빈도가 높은 직원에 대한 개인교습 및 학습
	불친절(건)	-	20	0	• 고객의 소리 내용 유형별 분류 검토를 통한 재발 방지 방안 모색
재무	시간외 근로시간 (Hour/년)	7,500	8,010	8,200	• 환자수에 따른 주말 및 공휴당직 탄력적 운영 • 토요진료 수납 당직근무 효율성 제고
	휴가사용률(%)	50.0	24.1	50	• 휴가계획 작성 및 환자수에 따른 통계를 기준으로 탄력적인 휴가 실시

업무 프로세스	제안건수(건)	50	6	52	• 주인의식을 갖고 문제해결을 하고자 하는 문화 정착을 통한 목표 실현
	개선활동건수(건) (O-Sigme, CQL 등)	4	4	5	• 적극적인 업무 개선 활동을 위한 지속적 노력 경주
학습 및 성장	교육학점 취득율(%)	100.0	98.5	100.0	• 부서의 적극적 지원을 통한 자기개발 및 성취감 획득 유도

② MBO 실적 및 목표 설정(계량 지표)

관점	주요 사업목표	성과 측정지표	지표 측정 (산정식)	2014년		2015년
				목표	실적(%)	목표(%)
고객	• 입원환자 전일 퇴원예고제 및 조기입원을 향상	전일퇴원률 조기입원률	전일퇴원화자수/총퇴원환자수 기입원환자수/총퇴원환자수		35	52 27
재무	• 개인 미회수 건수 "0(제로)"화 도전 • 병상가동을 증대 • 재원미수금 조기 회수	미회수 건수 병상가동을 재원환자 미수금(14일 이상 재원, 100만원 이상)	미회수 건수/총 미수납 건수 재원환자수/병상수 납입금액/본인부담총액		55 90 55	55 93 60
업무프로세스개선	• 입원기간제 약정서 확대운영(암전문병원 홍보포스터 개시)	약정서 가입건수(명)	기간제 약정서 신청 환자수		250명	300명
학습/성장	• 교육학점 취득을 증대	교육학점 취득률(%)	취득학점/ 년간 이수학점		100	100

③ 목표(계량 지표) 달성 추진 계획

- 입원환자 전일 퇴원예고제 및 조기 입원률 향상

고객만족 수익성 증대	• 입원기간 단축으로 환자진료비 절감, 입퇴원의 안정성으로 환자만족도 향상 • 병상 운영 예측기능성으로 병실가동률 증대 • 입퇴원 대기시간 단축

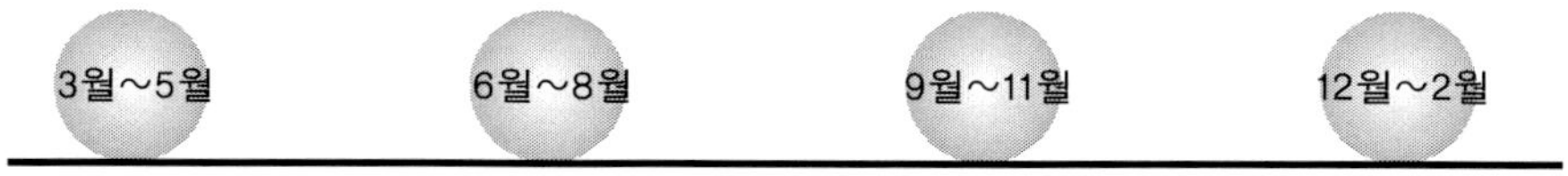

2단계- 본관병동 확대

전일퇴원률: 35%

조기입원률: 20%

내, 외과계 및 공동 병동
- OOW, OOW, OOW, OOW, OOW
- 월 1회 운영회의 개최
- 미비사항 보완→확대 병동 적용

④ 목표(계량 지표) 달성 추진 계획

- 병상 가동율 증대

수익 증대	• 병상가동율 증대(90%→93%) • 3% 증가시 월평균 수익: 약 0억 0천 증가 예상 (연간 ○○억 수익 증가효과 발생)

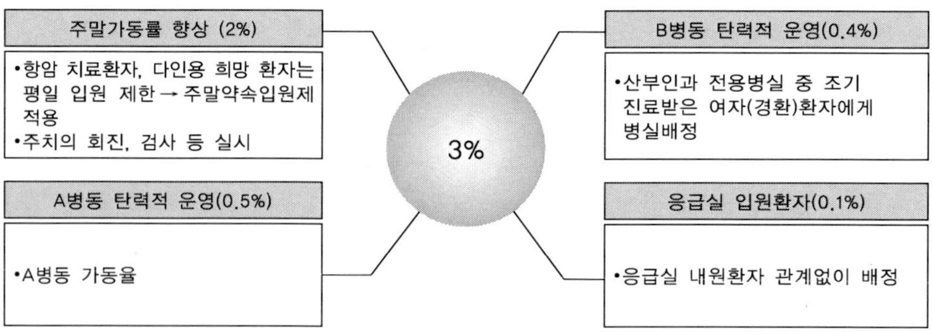

⑤ 목표(계량 지표) 달성 추진 계획

• 기간제 입원약정서 활성화

업무프로세스 개선	• 입원대기(수속) 시간 단축 • 입원환자 서비스 증대: 약정서 작성의 번거로움 해소 • 진료비 채권확보 용이(보호자, 보증인)

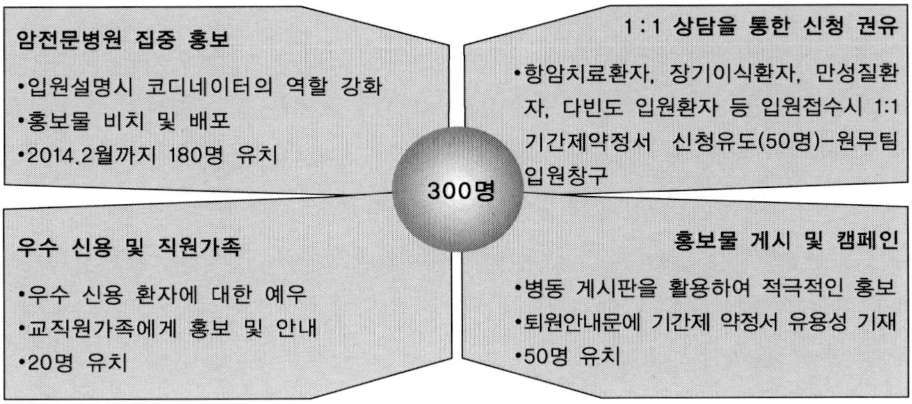

5. 성과 피드백

구성원에 대한 성과를 측정하였다면 이에 대한 정보는 본인에게 제공되어야 한다. 효과적인 성과 피드백은 지속적으로 높은 성과를 가능하게 하고, 낮은 성과를 개선하기 위한 정보를 공유할 수 있도록 한다. 성과평가에 의한 성과 향상을 위해서는 다음과 같은 지침이 요구된다.

첫째, 피드백은 행동과 성과의 연계성을 종업원들이 이해하도록 적절한 시기에 일상적으로 실시되어야 한다.

둘째, 성과평가 제도를 처벌과 같은 통제의 수단이 아닌 문제 해결에 초점을 두어야 한다. 피드백을 징계용으로 활용함은 구성원들을 수동적으로 만들게 되고 문제의 개선에 무관심해지게 된다.

셋째, 비판을 최소화 한다. 목표 대비 기준 이하의 성과를 낸 경우 비판이 필요할 수 있다. 하지만 비판을 들을 때 대부분의 구성원들은 변화가 필요함에는 동의하나 비판만을 할 경우 협력을 하지 않기 쉽다는 점을 고려해야 한다.

넷째, 구체적인 목표와 지속적인 모임에 동의하게 한다. 목표 수립은 동기부여의 가장 효과적인 방법으로 피드백 전달과정을 통하여 목표를 설정하고, 그 후 피드백 일정을 설정하도록 한다. 기한을 정함은 구성원들에게 목표 달성에 대한 자극을 준다.

6. 성과관리시스템의 구축방안

효과적인 성과관리시스템은 경영진들에게 이 과정의 가치가 얼마나 중요한가를 인식하게 하며, 관리자와 구성원 사이의 의사소통을 원활하게 하도록 한다. 효과적인 성과 측정은 종업원의 동기부여, 성과 및 보상의 연계에 큰 역할을 하게 되며, 이에 따라 인력간 협력의 강화, 유연한 조직 운영, 높은 고객 충성도 유발, 인력계발 등의 효과가 있다. 과거의 성과평가의 문제를 통해 효과적인 성과관리시스템 도출을 다음과 같이 할 수 있다.

표 16-9 효과적 성과관리 시스템 구축

성과평가의 문제		성과관리 시스템 구축방안
팀워크를 저해		협력을 인력평가 기준으로 적용
평가자가 일관성이 없거나 다른 기준 사용		관리자들을 훈련시키며, 인사부서가 직접 편견이나 과소·과대 평가하는 평가오류 유형을 보여 줌
성과가 매우 좋거나 나쁜 구성원들에게만 효과적	➡	구성원에게 무엇을 향상시켜야 하는지 구체적으로 보여주기 위한 행동, 결과를 평가
구성업원들이 단기 목표 달성에만 관심을 가짐.		평가과정에서 장단기 목표를 포함
관리자들이 구성원들에 대해 절대적인 권한을 가짐		관리자들 역시 구성원들에게 평가하는 방식에 대해 평가를 받음
너무 주관적		구체적인 행동과 결과를 평가
감정적인 분노를 일으킴		행동에 초점을 두고 구성원을 비난하지 않음

자료: Siegel, JA, Your Appraisal Process? HR Magazine, October 2000.

이에 따라 성공적인 성과관리체계 도입을 위한 조건은 다음과 같다.

첫째, 보상보다 평가가 우선이다. 정확하고 객관적인 평가가 보상의 형평성을 보장해 준다. 전사 성과지표와 사업부문별, 팀별 성과지표와 상호 연계성을 갖고 있으므로 일관된 목표를 향해 조직 전체가 응집하도록 한다.

둘째, 긍정적 조직 분위기의 조성이다. 성과관리체계 구축상 구성원간 위화감 조성과 내부 경쟁이 심화될 수 있다. 이를 위해 전 조직 구성원들에게 구축의 목적과 활용 방안을 쉽게 설명해 주어야 하고 지표 개발과정에서 참여하도록 한다.

셋째, 성과관리시스템 운영을 위한 정보시스템의 구축이다. 조직의 비전과 전략, 전사, 사업부, 팀, 과 단위 성과지표 등 성과관리체계의 핵심 내용이 완성되면 지표별 데이터를 수집하고 평가한다.

넷째, 성과관리시스템의 객관성을 보장할 장치를 마련해야 한다.

정확한 성과정보 집계를 위해서는 부서별 원가계산과 수입 산정 내역이 정확해야 한다. 즉 단위별(임상과별) 구분회계가 이루어져야 한다.

7. 성과향상 방안

성과향상을 위한 개선 방안은 구성원의 능력과 동기부여에 따라 다양하다. 일반적으로 구성원이 높은 수준의 능력과 동기를 가지고 있을 때 기준 이상의 성과를 얻게 될 것이다.

관리자는 업무를 효과적으로 수행하기 위한 지식, 기술, 능력을 가지고 있는지 고려해야 한다. 능력의 부족은 구성원이 새로 채용되었거나 업무가 바뀔 때 문제가 된다. 동기부여가 되어 있지만 특정 분야에서 지식, 기술, 능력이 부족한 경우에는 향상시키기 위한 많은 방법이 있다. 코칭, 훈련, 더욱 구체적인 피드백 등이 복합적으로 쓰일 수가 있으며, 이러한 방법이 구성원의 능력을 개발할 수 없다면 업무를 재구성하는 방식을 고안할 수도 있다.

업무능력과 동기가 없어 성과가 저조한 경우 직무가 부적합하게 할당되어 있을 수 있다. 이 경우 보상을 줄이거나 구체적인 피드백을 제공함으로써 문제의 중요성을 인식시키면 성과가 향상될 수도 있다. 그럼에도 불구하고 이에 전혀 관심이 없다면 구성원은 강등할 수 있다.

강한 동기부여와 높은 능력을 보유한 구성원은 높은 성과를 보일 것이다. 이 경우에도 관리자는 스스로 업무를 잘 한다하더라도 구성원을 방임하지 않아야 한다. 보상을 강화하고 개발 기회를 제공함으로써 구성원들에게 더 나은 발전 기회를 제공하는데 관심을 기울여야 한다.

성과관리와 관련하여 병원과 같은 의료서비스 조직에서 특히 고려해야 할 사항은 의사와 같은 전문가의 성과를 어떻게 평가하고 향상시키느냐 하는 과제이다. 병원은 전문가의 비중이 높고 구성 직종도 다양하므로 각 전문가 집단의 욕구 변화를 잘 이해하고 고려해야 한다. 특히 의사그룹은 임상적인 의사결정의 자율성과 성취를 매우 중요하게 여긴다. 그 결과 직무의 자율성이 높을수록 갈등이 적고, 직무만족이 증진되며 고객만족도도 높아진다. 전문가들에 대해 높은 성과에 대한 명확한 기대를 설정하고, 자율성을 보장하는 가운데 구체적인 규칙과 절차를 마련하며, 업무조정 과정 및 의사결정에 대한 전문가의 참여를 강화하는 방안 등을 통하여 전문가의 성과를 제고하는데 관심을 가져야 한다.

그림 16-6 구성원의 능력과 동기부여 수준에 따른 성과 개선 방안

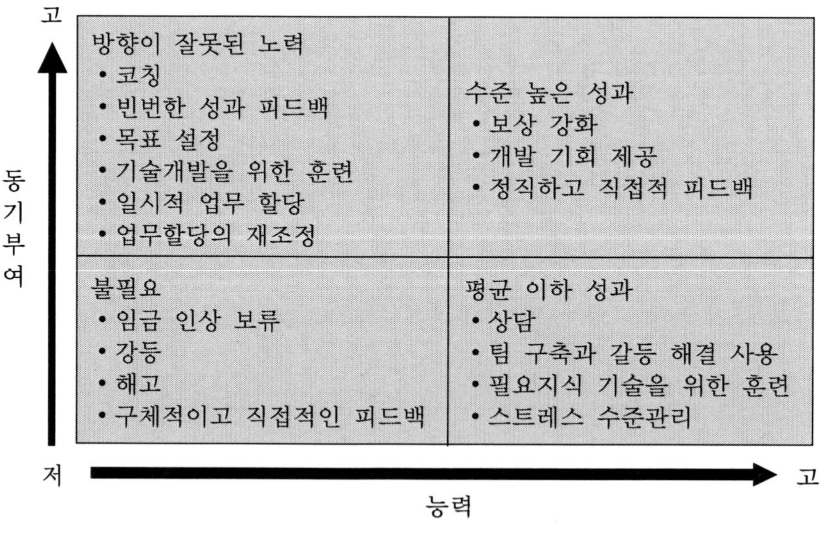

출처: London, M, Job Feedback: Giving, Seeking, and Using Feedback for Performance Improvement(mahwah, NJ: lawrence Erlbaum Associaties, 1997)

참고 미국의 병원평가 우선순위

A. 따뜻한, 치료, 관심

B. 의료진

C. 기술, 장비

D. 전문화 · 서비스 범위

E. 결과

자료: Health Forum, 1987

※ 성과평가와 연봉제 적용 사례

① 듀크아동병원(Duke Children's Hospital: DCH)

미국의 노스캐롤라이나 주에 있는 134병상의 800명의 직원을 가지고 있는 듀크아동병원은 1992~1996년까지 계속된 적자를 감소시키기 위해 물자절약을 강행한 결과 환자들의 불만 증가, 진료의 질 저하, 직원들의 사기 저하에 의한 이직률이 증가하였으며, 병원의 설립 목적인 지역사회에 대한 건강증진사업은 재정 악화로 달성하기 어려워졌다. 따라서 병원은 환자의 입원일수를 줄이면서도 치료의 질은 떨어지지 않게 하기 위한 방법으로 3단계 도입절차를 거쳐 균형성과표를 도입한다.

가. 1단계: 자체의 DCH의 리더십 팀이 미션과 비전보고서를 개발하고 여기서 도출된 비전은 의사의 최선의 의술 및 치료와 함께 환자와 그 보호자에의 원활한 의사소통을 제공하는 것으로 결정되었다.

나. 2단계: 보다 나은 치료와 의사소통이 결과적으로 수익을 증가시킬 것이라는 가정 하에 전략을 도출하였다. 즉 DCH전략은 재정적 어려움을 극복하기 위해 원가절감과 환자의 입원기간을 단축시키는 것이다.

다. 3단계: 전략을 달성할 수 있도록 반복적인 조정과정을 거쳐서 가장 적합한 형태의 균형성과표를 작성하였다. DCH에서는 균형성과표를 도입한 후 치료건당 원가와 입원기간이 각각 25% 감소했으나, 고객들의 만족도와 병원 추천 의향이 각각 11% 증가하였으며 구성원의 만족도와 충성도는 개선되었다.

DCH의 균형성과표 도입 효과를 요약하면 <표 16-10>과 같다.

표 16-10 DCH의 균형성과표 도입 효과

관점 \ 구분	측정치	도입 전	도입 후	증감률(%)
재무관점	영업이익 입원당원가	-$50백만 $14,889	-$10백만 $11,146	-25
고객관점	가족만족도	4.4	4.7	+11
	추천의향	4.3	4.7	+11
	적시이행	50%	60%	+20
	의료계획인식	47%	94%	+100
내부 프로세스	입원기간	8일	6일	-25
	재입원률			
	집중적치료	11%	4%	-63
	매개치료	11%	7%	-36

자료: Robert S. Kaplan and D. P. Norton(2001), The Strategy- Focused Organization: How Balanced Scorecard Companies Thrive in the New Business Environment, Harvard Business School Press, p.155.

② A병원의 연봉제의 특성과 사례

병원경영자가 연봉제를 도입하려는 주요 의도로는 인력 감축을 용이하게 하기 위한 의도가 큰 이유이며, 근로자들간의 경쟁을 강화하고 개별화하여 경영권 행사의 일환으로 흐르고 있다. 또한 연봉제 도입을 통해 연공서열식의 임금체계를 능력급위주의 임금체계로 전환하여 고액 임금자의 부담을 줄이고 전 직원의 임금관리를 용이하게 하여 효율적인 임금관리를 도모하고자 함이다.

병원 연봉제의 특성은 다음과 같다.

A. 의사 및 관리직, 비정규직의 우선 도입

→ 전직원 확산을 위한 분위기 조성이 쉬움

B. 팀제와 연동된 차등 성과급제

C. 능력별 입금체계 개편이 사용자 주도로 준비

D. 비정규직화 가속: 고용불안, 정리해고 쉬움

→ 인력감원용 연봉제

E. 객관적인 평가틀 없이 사용자 의도대로 추진

F. 노조의 관리와 현장통제 강화

G. 임금삭감을 위한 연봉제

병원 연봉제 도입 사례는 다음과 같다.

가. J병원

부서별로 병동별, 의사개인별로 수입과 지출현황 작성하여 병동에서 매출현황표 작성시 환자수, 재료비, 직원 연월차휴가, 연장근무시간까지 전부 산출하여 작성 제출, 이 결과를 비교하며 부서별 업적평가에 반영, 성과급을 지급한다.

부서가 적자일 경우 부서의 자구노력을 요구하고 제안제도 형식으로 제시, 인원 감축, 배치전환까지 자발적으로 조성하게 되며, 연봉제에 대한 요구도 도출하게 된다. 현장 관리방식을 세분화하여 현장 직원들을 병원 측이 통제한다.

나. K병원

각 진료과별·의사별·부서별·원가분석도 유사하다. 회계단위를 소단위로 작게 분류하여 즉 진료과별, 부서별 등으로 수익 비용을 분석하여 그 결과를 반영한다.

연봉제를 체결을 하게 되면 자신의 능력에 따라, 인사고과에 의해 개별계약을 하게 된다. 결국 고용형태가 변하게 된다. 고용이 불안정한 계약직이 되며 1년 후 평가에 의해 임금을 결정하게 된다. "당신은 평가는 이만큼밖에 되지 않으니 이 정도 받으면 되겠군."식이다. 연봉제 계약시 벌어질 상황이다. 불만족스러워도 할 수 없다. 불만스러우면 퇴직하게 되어 자연스런 권고사직이 될 것이다. 계약조건이 맞지 않으면 계약하지 않으면 되는 것이기 때문이다. 사용자의 의도대로 행동하여 높은 인사고과를 받기위해 노력해야 할 것이다. 주위의 동료도 동료가 아닌 경쟁 상대이므로 열정적으로 업무를 수행하게 한다.

현재 의사연봉제나 관리직 연봉제를 제외하고 계약직 직원에 한하여 연봉제를 실시하는 병원이 늘고 있다.

연봉제는 임금이 노동자의 개별성과를 토대로 산출되는 것이다. 이는 공정하고 정확한 직무분석과 평가의 신뢰성이 확보되는 것을 전제로 한다. 하지만 현재 거의 모든 기업이나 병원에서 사용하고 있는 평가제도인 인사고과는 형식적이면서도 사용자 주관적인 경향이 있다. 인사고과의 주요 요소는 상사로부터 받는 근무평정이 대부분이다.

연습문제

1. 성과관리의 의의
2. 성과관리 사례분석
3. BSC 의의
4. BSC 목표관리 및 실적보고 체계
5. MBO
6. 성과 피드백
7. 성과관리시스템의 구축 방안
8. 성공적인 성과관리체계 도입을 위한 조건
9. 성과 향상 방안
10. 병원 연봉제의 특성

제 17 장 질 관리

1. QA의 기본 개념

의료의 질 관리는 의료의 질 평가를 기초로 하여 개선시키려는 의료의 질 향상활동이다. QA(Quality Assurance)란 수행 중인 업무와 업무 환경, 업무 결과 등을 체계적으로 분석하는 과정으로 이전보다 향상된 업무결과를 지속적으로 유지하도록 하는 제도이다. 이는 책임을 부여받은 전문가 그룹이나 팀이 의료의 질과 적절성 및 부서별 업무성과를 평가하고 기록하는 공식적인 과정이다.

이 과정은 사전 계획 하에 체계적인 접근방법으로 제공된 진료나 서비스를 모니터링하고 평가하며, 진료의 질 향상을 유지하고 달성하기 위한 개선활동이다.

의료의 질 관리의 새로운 개념으로 종합적 품질 경영(Total QualityManagement: TQM)과 지속적인 품질 개선(Continuos Quality Improvement: CQI)이 도입되고 있다.

가. Deming: 지속적인 개선(일관된 목적 · 지속적인 개선 · 깊이 있는 지식)으로 변이의 요인은 특이하고 일반적인 원인이 작용한다.

나. Juran: 사용하기에 적합한 것으로 Juran's Triology에 의해 질 향상을 위한 기본적인 세 가지 활동을 언급하였다.

a. 질을 개선하기 위한 과정을 기획하고 설계하는 단계(quality planning)

b. 현재의 업무과정을 통해 성취 가능한 한도 내에서 질을 관리 · 감독하는 과정(quality control)

c. 현재의 업무과정 개선(quality improvement)

다. Crosby: 요구에 대한 충족으로 무결점(ZD, zero defects)이다.

라. Ishikawa: 고객에게 가장 경제적이고 유용하며 만족스러운 것이다.

2. 질 관리의 중요성

Graham(1990)은 진료의 질 향상 활동의 필요성과 관련하여 미국에서 '진료의 질 향상'에 대한 관심이 증가하고 있는 요인을 다음과 같이 지적하였다. ① 정부의 보건의료에 대한 투자 증가 ② 의료비의 급격한 상승 ③ 의과학의 급속한 발전 ④ 질적 수준이 낮은 의료의 표출 ⑤ 소비자의 기대 및 소송의 증가 ⑥ 의료기관의 급속한 증가 등이다. 우리나라의 보건의료 환경도 갈수록 질 향상 사업이 확산될 것이다.

병원 내 '진료의 질 향상' 활동의 필요성은 의료 제공자 개인과 조직의 두 측면으로 구분한다.

첫째, 의료공급자 개인의 측면에서는 직업 윤리상 전문직으로서 갖는 자율성에 대한 책임이 강조되고 있다. 또한 법적인 측면에서도 환자를 진료함에 있어 선량한 관리자로서의 주의의무를 가지고 있기 때문에 진료의 질적 수준을 유지하고 향상하기 위한 활동이 필요하다.

둘째, 의료기관간 경쟁이 심화되어 의료시장이 점차 공급자 주도(seller's market)에서 소비자 주도시장(buyer's market)으로 변화되고 있으며, 의료서비스의 질적 수준에 대한 이용자의 기대감이 증가하고 있어 의료서비스 개선을 위한 조직적 노력이 필요하다. 또한 앞으로의 정부의 정책 방향에 있어서도 의료의 질적 수준의 유지는 의료비 절감(cost containment)과 함께 중요한 정책 과제가 될 것이다.

가. 의료정책의 변화

- 의료비 절감·의료자원의 효율성 제고의 추세(ex. 포괄수가제도 도입)
- 의료서비스 질에 대한 감독 강화(ex. 건강보험심사평가원 설립, 서비스 평가제 실시)
- 의약분업 이후 건강보험 재정난 심화에 따른 진료 내용에 대한 규제 강화

나. 의료소비자의 서비스 질에 대한 기대 증가

- 의료소비자의 의식수준 향상 → 양질의 서비스 요구, 의료분쟁의 증가
- 의료소비자 욕구의 다양화
- 이해관계기관 및 소비자 단체의 질 평가 압력의 증가

다. 병원의 질 향상 동기 강화

- 의료시장 내 경쟁 강도의 심화로 인한 질 관리 전략의 필요성 증대
- 의료정책 변화에 따른 경영효율 증대의 필요성
  ex. 포괄수가제도 도입에 따른 진료내용 관리의 필요성 증대
- 의료분쟁에 대한 대응책

3. 질 관리의 활동 단계

병원 내에서도 임상진료부서와 지원부서간의 조직문화가 다르고 이러한 차이는 임상진료부서간에서도 존재한다. 이에 따라 전체 병원단위에서 수행해야만 하는 사업 이외 부서별 활동이 핵심이 되는 사업의 경우에는 이러한 차이와 특성을 충분히 반영한 사업체계의 구축이 필요하다. 특히 해당 부서의 질과 관련된 문제점은 소속 부서의 구성원이 가장 잘 파악하고 있으며 이의 해결 방안도 부서 내에서 수립함이 효과적이다. 부서별 질 향상을 수행하기 위한 사업과정을 FOCUS-PDCA(Plan · Do · Control · Appraisal) Cycle을 토대로 기술하면 다음과 같다.

3.1 준비단계

① 출발: 질 향상 활동의 필요성을 인식한다(부서장 또는 구성원).

② 구성: 부서의 질 향상 활동을 수행할 실무팀을 조직한다.

③ 토의: 실무팀이 총체적 질관리에 대한 이론적 검토와 해당 부서와 관련되어 수행된 질 향상 사례들을 수집, 분석하는 한편 해당 부서에서의 질 향상 활동과 장단기 목적과 목표를 토의한다.

④ 합의 도출: 연구한 작업을 바탕으로 부서의 구성원들에게 교육을 실시하여 부서 내 필요성에 대한 공감대를 형성하며 장단기 목적과 목표에 대한 합의를 도출한다.

3.2 사업과정 설정 단계

① Find: 구성원들이 모여 우선적으로 향상시킬 대상 과정을 설정한다.

② Organize: 해당 작업과정과 관련된 작업팀을 구성한다.
③ Clarify: 구성된 작업팀이 해당 작업과정을 파악하고 분석한다(process map을 작성해 보는 것이 유용할 수 있음).
④ Understand: 작업과정 분석을 통하여 주된 문제의 원인이 무엇인지를 파악한다.
⑤ Select: 파악된 작업과정과 이와 관련된 문제들 중 우선순위의 사업으로 설정될 가치가 있다고 판단되는 과제를 최종적으로 설정하고 개선방안을 제시한다.

3.3 사업계획 수립단계

Plan: 설정된 사업대상 과정의 문제점과 원인에 대한 가설을 검증할 수 있도록 자료 수집과 분석과정을 거쳐 가설을 확정한 후 구체적인 해결 방안을 수립한다.

3.4 사업 수행단계

Do: 개선방안 수립 전의 질적 수준을 평가한 후 개선방안을 적용한다.

3.5 사업평가단계

Check: 개선방안 적용 후 질적 수준을 실시 전의 수준과 비교분석하여 개선방안의 효과를 검증하고 문제가 있을 경우 보완하여 계획단계에서부터 다시 반복한다.

최선의 개선활동 선택(selecting the best action plans)할 때는 다음과 같은 점들을 고려하여야 한다.

① 이용 가능한 자원 범위 내에서 현실적인 활동인가
② 적절한 시간 내에 문제의 해결이 가능한가
③ 적절한 노력으로 문제의 해결이 가능한가
④ 최고 경영층이 수용할 수 있는가
⑤ 동료들이 수용할 수 있는가
⑥ 기존의 조직 내 방침에서 벗어나는 것은 아닌가

⑦ 실행되면 어떠한 영향을 받게 되는가
⑧ 책임지고 계획을 수행하기에 적합한 열성적인 사람이 있는가
⑨ 활동의 결과를 측정할 수 있는가
⑩ 성취하고자 하는 것에 비하여 너무 많은 비용이 드는 것은 아닌가

실질적인 개선 활동 계획에는 ① 명확한 일정 ② 각 단계를 수행하는데 소요될 것으로 예상되는 시간 ③ 경과보고 일자 ④ 공표 일자 ⑤ 최종 완료일자 ⑥ 표준의 재평가 일자 ⑦ 표준의 검토 일자를 명시하여야 한다.

4. 질 향상 기법

4.1 QI 방법론

① QI 목표
가. Clinical Quality(임상적 품질) 향상
나. 환자 안전 유지
다. 의료기관 평가에서 우위 확보
라. 고객만족도에서 우위 확보

② QI 방법론

Act 개선안의 표준화 조정, 소득의 유지	Plan 현재 Process를 요약 측정 및 분석 개선 가능 분야의 집중 검토 해결방안의 모색 및 선택
Check 시험 적용 결과의 평가 결론 추출	Do 시험방안 구상 시험방안 적용

4.2 단계별 활용 방안

총체적 질 관리 측면에서 다음과 같이 단계별 기법들의 특성과 활용방안을

제시하고자 한다.

1단계: 과정의 기술과 변이의 원인 파악

- 브레인스토밍(brainstorming): 질 향상 활동을 시작하는데 있어 유용한 기법이며, 실무팀이 특정 업무나 문제점에 대한 경험을 공유하고 있을 때 효과적이다.
- 흐름도(flow chart): 업무진행의 단계를 목적과 순서에 따라 작성하는 방법이며 물질이나 정보의 이동, 과정의 변화과정을 나타낼 수 있다. 작성 순서는 우선 과정의 기본적 단계를 구분, 명시한 후 각 단계별로 세부적인 명시를 하며 과정에 대한 흐름이 완성되면 각 과정별 횟수나 소요시간 등을 기입한다.
- 특성요인도(cause-effect, fishbone diagram): 특정한 결과들에 대한 가능한 모든 원인들을 체계적으로 작성하는 방법으로 최종 그림은 물고기 뼈와 같은 모양의 그림이 된다. 이 기법은 브레인스토밍의 결과를 정리할 때 사용하며, 사용 목적에 따라 원인을 규명 및 분류한다.

2단계: 업무과정에 대한 지식과 파악의 결과를 분명하게 하기 위한 심층 분석
→ 실무팀에서 선행적으로 원인에 대한 가설이 어느 정도 수립되었을 때 가설을 입증하기 위한 자료를 수집, 분석하는 단계

- 체크시트(check sheets): 측정의 가장 단순한 형태로서 해당 행위나 결과의 발생빈도를 측정하여 각 범주별로 체크시트에 기입하는 것이다.
- 파레토 도표(pareto diagram): 발생빈도의 누적확률분포를 그린 것으로 특성 요인도에서 제시된 원인들과 이 원인들에 대한 실증적 자료를 체크시트를 통해 수집한 후 누적빈도를 나타낸 것이다. 이 도표는 질 향상의 대상이 되는 대부분의 문제들이 소수의 원인들에 기인하고 있으며 이들 소수 원인들을 개선함으로서 질 향상 활동에 성과를 거둘 수 있음을 나타낸다.
- 히스토그램(histogram): 일정 자료들의 빈도분포를 그린 막대그래프로서 간단하고 쉬운 편이다. 해당 자료의 분포 형태와 유형을 보여주는데 유용하다.
- 런차트(run chart): 해당 원인들을 시간에 따라 관찰, 도시한 것으로서 시간의 경과에 따른 업무의 변화를 파악할 수 있다. 작성이 간단하고 이해하

기 쉬우며 질 향상 활동 후 성과가 좋아졌는지를 추적하는데 유용하다.

3단계: 대안에 대한 의사결정

• 회귀분석: 특정 원인과 결과의 관계를 다른 관련 요인을 통제한 상태에서 검정하는 통계적 기법이다.

4단계: 질 향상에 대한 측정과 과정 감시

• 관리도(control chart): 런차트에 표준편차 개념을 도입한 것으로 해당 업무과정의 변이가 통제 가능한 범위 또는 일상적으로 발생할 수 있는 변이의 범위 내에 속하는지, 일상적인 변이의 범위를 벗어나 통제가 필요한 대상인지를 판단하는데 유용하다.

5. 병원의 QA 활동

5.1 임상적 업무

환자에게 제공된 진료의 질 관리와 관련된 수행업무로서 진료의 적절성과 질을 평가하기 위한 임상표준의 이해와 적용에 근거한 질 향상 프로그램을 계획하고 설계한다.

의무기록상의 진료내용을 효과적으로 분석하고 진료의 적절성과 관련된 문제를 검토하며 임상실무의 형태와 경향을 규명하기 위해 환자 진료자료를 분석한다.

환자 진료의 질이 적정수준이 되기 위해 변화나 개선이 필요한가를 규명하기 위하여 병원 내 다른 의료진들과의 협조가 필요하다. 또한 질 향상, 임상적 문제해결, 실무평가 프로그램 수행을 위해 정부차원의 전문조직에 참여하고 회원자격을 유지하도록 한다. 질 향상 프로그램의 설계, 개발된 프로그램에 따른 실행, 분석, 개선, 모니터링, 평가를 수행한다.

① 환자의 서비스만족도 평가

가. 목적: 병원 QA의 하나로 고객인 환자의 욕구를 파악하고, 병원의 문제점

을 발견하여 이를 개선함으로써 고객이 만족하는 서비스를 제공하고 바람직한 병원상을 수립한다.

나. 주관: QA 전담부서가 주관하지만, QA 전담부서가 없는 경우에는 총무과, 사회복지부서

다. 내용: 직원들의 친절도, 병원재이용 여부, 병원서비스에 대한 전반적 만족도 및 진료과의 서비스만족도 등을 조사(사회조사방법론, 통계분석을 이용)한다.

□ 서비스 평가 기준

▶ Tangibles(현실적 기준)

- 병원의 청결도
- 입원실의 쾌적도
- 의료담당 직원(의사, 간호사)의 전문성
- 다른 병원 직원의 전문성
- 음식의 온도와 맛
- 식사시간의 정확성
- 입원실의 물리적 환경

▶ 접근성

- 방문자 주차의 용이성
- 질병 상태에 대한 정보를 알아볼 수 있는 용이성
- 전화로 병원직원과 통화를 할 수 있는 용이성
- 환자 가족의 식사서비스에 대한 용이성
- 간병인을 위한 숙식의 이용 가능성

▶ 이해

- 가족과 방문객을 위한 관심
- 환자의 특정 요구에 대한 관심

▶ 정중함

- 의사 및 간호사의 예의 바름
- 다른 병원직원의 예의 바름

▶ 확실성
- 의료 제공자들이 해주기로 한 서비스의 실행
- 의료 제공자들이 해주기로 한 서비스가 환자가 들은 방식대로 실행

▶ 안전
- 환자가 병원에서 느끼는 물리적 환경으로부터의 안전함, 편안함

▶ 신뢰성
- 광고에서 하기로 한 서비스 이행 능력
- 환자가 기대한 방식으로 병원이 환자를 치료할 수 있는 능력

▶ 반응성
- 환자가 요구에 대한 간호사 및 의사의 반응
- 검사를 위한 대기 시간
- 입원 및 퇴원하는데 걸리는 시간과 용이성

▶ 의사소통
- 환자가 자가 간호를 하기 위해 병원으로부터 교육 받는 시기에 대한 적정성
- 병원 직원에 의해 환자의 상태와 치료에 대한 설명에 대한 적정성
- 계산 절차에 대한 설명

▶ 능숙함
- 의사 및 간호사가 환자를 치료·간호하는 기술
- 검사를 시행하는 직원들의 기술
- 계산과정의 정확성
- 보험 청구에 대한 직원들의 능숙함

② 의료의 분쟁처리 및 환자의 고충처리 상담실 운영

가. 목적: 병원 QA 활동 중 담당하는 활동으로 의료 이용 중에 발생하는 의문점이나 불리한 서비스로 인한 환자와 고객의 고충에 대해 상담하고 해결하도록 한다.

나. 역할: 문제 발생 시 일차적으로 전담자에게 인계되어 상담을 받도록 되어 있으며, 상담을 통해 문제의 원인과 실태가 파악되면 이에 적절한 해결책을 마련한다.

5.2 행정적 업무

질 향상에 필요한 행정적 절차와 관련된 업무로서, 병원차원의 프로그램 개발을 위해 최고 경영자가 관심을 갖도록 제안하며, 질 향상프로그램 수행시 따르는 장애물을 규명한다.

① 자료수집 과정에서 QA 도구를 적용하며 모든 프로그램이 정책에 따라 수행되는지를 모니터링하고 조직적인 수행을 향상시키기 위해 필요한 개선방안을 제안한다.

② 병원의 기존 정책 검토, 새로운 정책 결정, 의사소통, 평가, 문제의 우선순위 결정을 시행함에 있어서 최고 경영자에게 제안하고 지원한다.

③ 잠재적인 문제를 규명하기 위해 행정 및 임상관련 위원회의 회의록을 검토하고 진료의 질 향상과 관련된 프로젝트를 수행한다.

④ 병원신임평가, 의료기관평가 등의 기준을 충족시키기 위해 모니터링 체계를 검토하며 실행계획을 지속적으로 관리하여 수행여부를 확인한다.

5.3 연구조사업무

규명된 문제의 자료수집 및 관리, 연구결과 적용 등 일련의 과정을 통해 문제의 해결방안을 제시하는 업무로서 연구하기에 적절한 임상문제를 규명하고 현재의 연구지식을 유지한다.

① 연구의 표본 선택, 문제 정의에 필요한 자료 규명 등 깊이 있는 문제분석을 위한 연구개발을 지원하며 연구결과를 학회지나 책으로 출판한다.

② 의학적 검토를 위한 벤치마킹을 시행하고 적절한 임상표준을 개발한다.

③ 자료를 분석하고 환자진료의 질을 향상시키기 위한 대안을 제시하며 QA와 관련된 자료 제공을 위해 병원 내 정보체계를 유지한다.

5.4 교육업무

병원 내외의 모든 직원들을 대상으로 질 향상의 개념, 기법 등을 전달하는 업무로서, 전문 보건의료직을 위한 교육 프로그램을 연구, 규명, 개발, 제시한다.

① 질 향상 프로그램과 관련된 교육을 제공하고 교육대상에 따라 적절하게

기존의 교육 프로그램을 수정하거나 새로운 프로그램을 개발한다.

② 문헌고찰, 워크샵 참석, 벤치마킹 기법 이용 등을 통해 업무와 관련된 기술과 실무, 규정 등을 습득하고 유지한다.

③ 외부 병원의 상담자 · 조언자로서의 역할을 수행한다.

④ QA활동을 전개함에 있어 교육을 통한 인식 전환이 중요하다.

6. 의료기관 평가제도

6.1 의료기관 평가

① 개 요

1994년 의료보장개혁위원회에서 '의료기관서비스평가제도'를 시행하였으나 2002년 3월 의료법 제47조 2의 '보건복지부장관은 의료의 질 향상을 촉진하기 위하여 대통령령이 정하는 바에 따라 의료기관에 대한 평가를 실시하여야 한다'라는 법제화 과정에서 '의료기관평가'라는 명칭을 부여하게 되었다.

의료기관평가제도 도입의 근거는 보건의료서비스 향상의 도모, 보건의료서비스 질적 수준의 보장, 의료에 대한 국민의 관심 증대 및 사후관리 강화가 필요하기 때문이었다.

② 평가 요소

평가요소는 2개 영역, 12개 부문으로 구성된다. 첫째 영역인 '진료 및 운영체계'는 환자의 권리와 편의, 인력관리, 진료체계, 감염관리, 안전관리, 질 향상체계 등 6개 부문, 둘째 영역인 '부서별 업무 성과'는 입원생활, 의료정보 · 의무기록, 응급, 검사, 약제, 중환자 등 6개 부문으로 구성되었다.

③ 의료기관 평가 결과의 활용

가. 건강보험 요양기관 종별 가산률 차등

- 성과에 따른 지불(Pay for Performance)의 원칙

나. 공공병원에 대한 예산 추가 배정

다. 요양기관 계약제에 활용

- 의료기관평가 결과가 일정 수준 이상인 요양기관 계약을 체결

라. 기타

• 수련기관 지정과 연계, 우수기관에 대한 시상

6.2 업무성과지표(보건복지부 평가)

① 병 동

가. 입원환경

평가기준	조사항목
병동환경 적정성	병실 청결도
	실내 공기의 쾌적성
	실내 온도 적정성
	병동 복도 조도의 적정성
청소 적정성	병실바닥 청소
	화장실 청소
	병실비품 청소

나. 입원환자관리 서비스

평가기준	조사항목
입원환자 생활 안내 정도	생활 안내 내용 충실도
	생활 안내 활용도
퇴원환자관리	퇴원환자 관리의 중요성
병동 린넨 서비스	환자복 교환 용이성
	환자복 상태 만족도
	침대보·배갯잇 교환성
	침대보, 배갯잇 상태 만족도
	침구류 교환 용이성
	침구류 상태 만족도
기타 병원서비스 제공 정도 1	드레싱 교환
	환자 이동
	전달업무
기타 병원서비스 제공 정도 2	환자복 제공
	환자복 교환
	침대보 제공
	환자복 교환

다. 입원환자 진료 충실성

평가기준	조사항목
투약 진료 충실성	투약지시사항 수행
검사 및 처치 진료 충실성	검사 및 처치 지시사항 수행
간호정보 조사의 충실성	간호정보 조사의 수행
간호기록의 충실성	간호과정 기록의 수행
간호과정 설명 제공도	투약 설명
	검사 및 시술 설명
중심 정맥영양업무 충실성(시범)	중심 정맥영양 조제
	영양 지원팀 구성
	중심 정맥영양 적절성 평가
	중심 정맥영양 사후관리

라. 간호서비스 제공 수준

평가기준	조사항목
기본간호 제공도	구강간호
	세발간호
	목욕간호
	식사보조
	배설간호
특수간호 제공도	체위변경간호
	흡입간호

마. 입원 편의 수준

평가기준	조사항목
병실 편의시설 적정성	병실 편의시설 구비
병동 편의시설 적정성	병동 배선시설 구비
	병동 휴게시설 구비
병동 위생시설 적정성	기준병실 세면시설 설치
	기준병실 화장실 설치도
	기준병실 화장실 내 필요시설 설치

병동 위생시설 적정성	공용시설 세면시설 설치
	공용샤워실 설치
	공용화장실 설치
	공용화장실 내 필요시설 설치

② 외 래

가. 외래환자 편의수준

평가기준	조사항목
진료 대기공간 만족도	진료 대기실 환자만족도
안내표지 적절성	안내표지 환자만족도
외래 편의시설	외래 편의시설 구비도

나. 외래진료 제공체계

평가기준	조사항목
진료 절차 편리성	접수절차 간편성
	예약시간 준수성
	수납절차 간편성
	진찰시간 적절성
외래환자 예약제도 운영	예약제도 편의성
	예약제도 운영제도
외래환자 검사예약 편의성	처방전 자동전달 시스템
	검사예약 편리성

다. 외래환자관리

평가기준	조사항목
진료 관련 서비스 제공	환자 위임 정도
외래환자관리 통계	일일외래환자 통계
	일일진료 개시시간 통계
	일일진료 종료시간 통계
	통계 활용도

6.3 JCI(국제병원평가위원회)

① 의 의

JCI(Joint Commission International)는 JCAHO(Joint Commission on Accreditation of Hospital)의 자회사로 국제적인 교육과 컨설팅, 의료기관 평가를 하고 있으며, 2000년부터 국제인증을 해 왔다. 미국의 독립적이고 비영리적, 비정부기관인 JCAHO는 1951년 미국 내 병원들을 평가하기 위해 설립된 비영리법인 JCAH에서 명칭이 변경된 것으로 자국 의료기관의 질 향상과 표준화, 의료기관 인증, 교육, 컨설팅을 하고 있다.

미국 의료가 국제사회에 미치는 영향력이 크고 2007년까지 세계 23개국에서 125개 병원이 인증을 받았으며, 공신력과 권위를 인정받고 있다.

미국 민간보험사들이 자국의 환자들을 다른 나라 의료기관에 진료 의뢰할 때 JCI 인증 여부를 최우선적으로 확인하고 있어 향후 해외환자 유치를 위한 기반이 되고 있다.

JCI가 요구하는 것은 환자와 직원의 안전을 생각하는 병원, 리더십 책임 강화, 타당하고 원활한 진료체계 구축, 담당하고 있는 의무기록 작성, 인력관리 체계화이다.

JCI 임무는 병원 인증과 건강관리 제공을 통한 국제 사회에서의 보건의료 질을 향상시키는것이다.

JCI 인증이 필요한 이유는 다음과 같다.

가. 의료시장 개방의 현실화이다.

나. 유명 해외 의료기관의 협약 및 학술교류가 증가하고 있다.

다. 국내 의료기관 평가에 대비한다.

라. 의료과오나 위해사건의 예방이다.

② 존스 홉킨스 대학병원의 지표

JCI 지표의 예는 다음과 같다.

▸ 사망률
▸ 1800그램 이상 신생아의 사망률
▸ 퇴원 30일 이내 재 입원율
▸ 체류 6시간 이상의 응급실 환자 비율
▸ 수술 후 창상 감염률
▸ 1,000 patient day 당 bacteremia
▸ 외래 수술 취소율
▸ 내시경 취소율
▸ 동일 입원 내 계획에 없던 재수술률
▸ 중환자실 재입실률
▸ 투약 오류
▸ 혈액 반납 및 폐기율

(자료 : 존스 홉킨스 대학병원, 1995년)

참고 미국의 의료과오 예방 활동

가. 의료과오로 매년 44,000~98,000명 환자 사망

나. 목표: 향후 5년간 과오 발생 50% 감소

다. 수행

- 환자 안전을 위한 국가기관 운영
- 정부기관에 필수 보고
- 수요자, 구매자, 인증자, 규정자의 맹세
- '안전'을 최우선 순위로 생각하는 문화 정착

---

③ JCI 평가 구성 및 기준

JCI 평가 구성 및 기준을 영역, 장별로 구분하여 1,033개 측정요소에 의한 핵심, 비핵심기준은 다음과 같다.

표 17-1 JCI 평가 구성 및 기준

영역	장(chapter)	핵심기준	비핵심기준	합 계
Section 1: 환자중심 기능 평가	1. 진료의 접근성과 연속성	14	11	25
	2. 환자와 가족의 권리	30	6	36
	3. 환자 평가	27	17	44
	4. 환자 진료	47	23	70
	5. 환자와 가족의 교육	6	4	10
Section 2: 조직중심 기능 평가	6. 질 향상과 환자 안전	19	27	46
	7. 감염예방과 관리	7	14	21
	8. 조직운영 및 관리, 리더십	13	17	30
	9. 시설안전관리	13	14	27
	10. 직원의 자격관리와 교육	13	15	28
	11. 정보관리	7	24	31
	합계	196	172	368

④ JCI 인증 사례

S의료원이 국내 의료기관 중 처음으로 2008년 1월에 국제의료기관평가위원회(JCI) 인증을 받았다.

병원을 처음 이용하는 모든 환자는 특이한 의료문화에 접하게 된다. 즉 환자는 치료를 거절할 권리가 있고 환자의 정보는 의료법에 의해 보호된다는 설명을 받는다. 환자는 이런 내용의 동의서에 서명을 하고, 본격적인 진료가 시작되면 환자는 치료비 후원을 병원에 요청할 수 있다는 설명도 듣는다. 병원이 환자의 권리에 대해 설명함이 미국 병원에서는 기본적 절차이지만 우리나라에서는 거의 시행되지 않고 있다.

외래창구에 가면 대기 순서가 적힌 모니터에 환자 이름이 생략되어 있다. 이름이 홍길동인 환자는 '홍길○'으로 표기된다. 이는 환자의 사생활을 보호하기 위한 조치이다. 입원을 하면 호텔처럼 병원 시설을 어떻게 이용할 수 있다는 안내문을 받는다.

수술 받는 환자는 전날 수술 받을 부위가 굵은 펜으로 표시된다. 만약 수술 부위가 혼동되는 것을 방지하기 위한 조치다. 수술이 시작되기 직전에는 마취과 의사, 수술 의사, 간호사 등 의료진이 모두 모여 환자의 신원과 수술 부위를 순서대로 복창한다. 이는 미국 병원에서 오인(誤認) 사고를 막기 위해 수술 전 최종 확인하는 '타임아웃' 제도다. 이와 같이 모든 진료 과정이 중복하여 체크되고 있다.

JCI는 미국 병원 기준으로 외국의 병원을 평가하는 국제기관으로서, JCI로부터 인증을 받은 후 진료시스템이 대폭 변경되었다.

병원 경영진은 JCI 평가위원들로부터 약화(藥禍) 사고가 난다는 지적을 받았다.

병원은 JCI 최초 평가에서는 평가 항목 1,033개 중 50%도 만족하지 못했다. JCI 평가 항목은 수십 년간 미국 병원에서 일어난 의료사고와 오류를 분석하여 개발한 것이다.

결국 병원은 2년간의 노력으로 평가 항목의 90% 이상을 만족하는 JCI 합격선을 통과했다. 진료과 마다 JCI 요구대로 새로 만든 진료지침 매뉴얼을 갖추었다. 이는 그동안 국내 병원이 규범화된 진료지침이 없이 운영되어 왔다는 의미이다.

첨단 의료장비로 무장하고 환자를 대하는 친절 서비스는 이전보다 개선되었다는 평가를 받고 있지만 S의료원 사례가 우리나라 병원들이 소홀히 한 환자안전과 규범화된 진료 시스템을 구축하는 계기가 되었다.

⑤ JCI 가이드라인

가. 감염관리

A. 응급실 통해 입원하는 VRE(반코마이신 병원균) 환자

- 응급실 간호사에게 유선으로 연락받은 환자의 입원처방 확인하여, 입원처방의 '격리'선택 및 격리종류 입력된 것 확인 후 격리실 배정

B. 외래 통해 입원

- 입원장의 격리신청 확인하여 격리실 배정

C. 입원 중 환자

- 병동에서 유선연락 및 전산으로 격리신청 확인하여 VRE격리실로 배정함.
- 지정된 VRE격리실 이용 못할 경우 1인실에 배정

나. 입 원

A. 임상권한을 가진 의사가 입원 결정

B. 환자의 임상적 상태가 입원 기준에 부합해야 한다
(병동-적절성평가지침 AEP에 따름) (특수부서-각 부서의 입실 기준에 따름)

C. 입원의 종류

• 계획된 입원, 당일 입원, 응급진료센터 경유 입원

D. 입원 병상 부족 시

<table>
<tr><td rowspan="4">해당 진료과 병동에 입원 병상 없을 경우</td><td rowspan="4">공동 병동 및 유사/근접 병동으로 배정</td><td>소아</td><td>원칙적으로 1병동(main)에 입원.
sub-main으로 2병동, 또는 환자 질환에 따라 3병동(호흡기 재활, OS)으로도 배정 가능하다.</td></tr>
<tr><td>공동 병동</td><td>2병동-소아, 산부인과, 정형외과
3병동-내과, 외과의 공동병동이 된다</td></tr>
<tr><td>유사 병동</td><td>3, 4, 5병동-필요 시 내과(6, 7)병동의 유사 병동이 된다.</td></tr>
<tr><td>근접 병동</td><td>그 외에도 병상 배정에 어려움이 있는 경우, 가까운 근접병동으로 환자 입원유도</td></tr>
<tr><td>병원 내 입원 병상 없을 경우</td><td colspan="3">'병원간 전원 의뢰' 내규 절차에 따라 환자의 전원이 우선적으로 고려됨</td></tr>
</table>

다. 진료나 치료의 지연 발생

<외래> 외래 진료예약환자의 진료일 변경 사유 발생 시 → 사유를 입력 → 진료 일정을 재조정

<주치의의 판단에 의거하여 검사결과가 기존의 환자상태와 비교해서 유효하게 비정상적이거나, 필요한 진료 및 치료절차를 진행해야 할 경우> → 환자에게 가장 빠른 시일 내에 진료를 받을 수 있도록 통보한다.

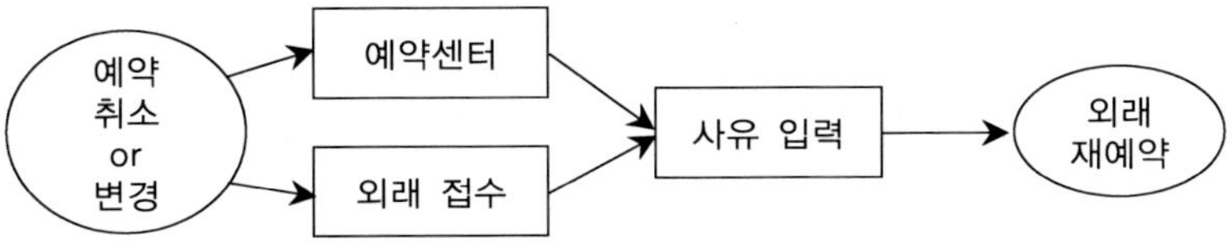

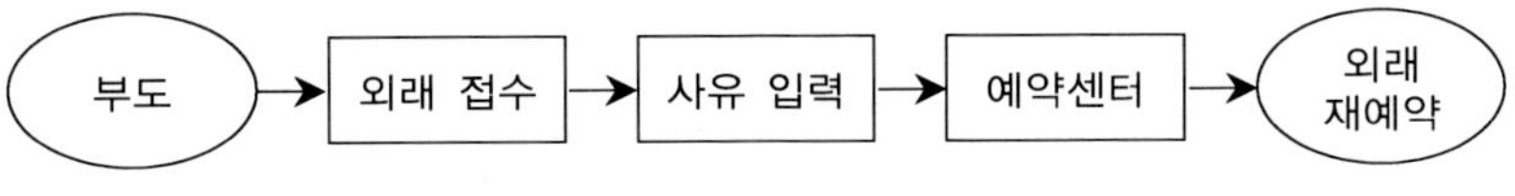

<입원> 입원 예정 환자의 입원일 변경 사유 발생 시→사유를 입력→주치의 및 환자에게 연락→주치의는 입원 예정 변경이 환자 요구도에 부합하는지 확인

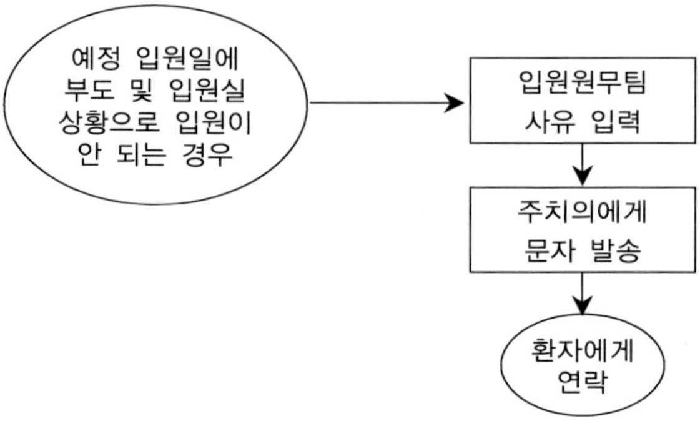

라. 장애 요인을 가진 고객

A. 노약자: 거동이 불편한 노약자가 보호자 없이 병원을 내원 했을 시 고객 안내 데스크로 연락 또는 방문하면 이동 보조를 받을 수 있다.

B. 장애인: 장애인이 보호자 없이 병원을 내원 했을 시 고객 안내 데스크로 연락 또는 방문하면 이동 보조를 받을 수 있다.

C. 외국인: 언어적 장애요인을 가진 외국인이 병원에 내원 했을 시, Volunteer Interpreters(통역자원봉사 bbb) 서비스를 이용(☎ 1588-5644)하여 진료를 보조 받을 수 있다.

마. 안전관리지침(*명찰에 착용하시기 바랍니다.)

코 드	안 내	행 동
코드 레드	화재	1단계: "Code Red"를 외치고 비상벨을 누름 2단계: 화재발생 신고(원내 1000) 3단계: 환자 대피 및 화재 진압 ※소화기 작동: 안전핀 제거 후→노즐(호스 끝)을 화점의 바닥 방향으로 비를 쓸듯이 방사
코드 블루	심정지	도움을 요청(원내 1000)하고 심폐소생술을 시작
코드 퍼플	폭탄 위협	의심스러운 물건을 만지거나 움직이지 않고 신고(원내 1000)
코드 그린	재난구호	응급재난단계에 따라 대응
코드 오렌지	유해물질 누출	지침에 따라 유해물질을 처리하고 1등급 및 1L 이상인 경우 안전관리자(2133)에게 보고

코드 핑크	아동유괴	유괴시 및 의심되는 행동을 신고(원내 1000)한 후 이동 내원객 및 출입구를 통제
코드 화이트	전산장애	의료정보팀에 신고접수를 하고 의료정보팀에서 장애 내용 판단하여 경보
코드 그레이	위험인물 출현	위협을 주거나 피해를 입히는 위험인물을 통제하고 신고(원내 112)
코드 블랙	기상재해	해제 경보가 울릴 때까지 창문에서 떨어져 있고, 모든 문을 닫음

7. 의료기관 인증심사원제도

7.1 의료기관 인증제

국내 병원들이 우리 인증제의 우수성을 인식한 후 해외 인증에 대한 관심이 주춤하고 있다.

의료기관 인증 준비를 하며 구성원들이 환자 안전과 의료 질 향상을 위해 노력한 결과, 보다 높은 수준의 의료시스템 구축에 도움이 되어 그동안 준비 중이던 JCI 인증은 유보하는 경우도 있다.

D대병원은 국내 의료기관 인증조사와 JCI의 모의평가를 모두 받아 본 결과, 막대한 비용을 부담해야 하는 JCI 인증보다 국내 의료기관 인증제가 국내 의료기관의 실정에 맞게 설계되었을 뿐 아니라 환자의 안전 수준이나 의료의 질 향상을 달성하는 데도 도움이 되었다는 공감대가 형성되어 JCI의 인증심사를 유보하였다.

즉 2010년 4월 인증조사를 거쳐 지난 주 최종 국내 의료기관 인증을 획득한 이병원은 당초 JCI(Joint Commission International) 인증을 위한 기초평가(Baseline assessment)를 거쳐 2월 본부 모의평가(Mock Survey)를 받았으며, JCI 인증심사를 받을 계획이었다.

인증조사를 마친 병원들을 대상으로 그동안 5차례에 걸쳐 개최한 간담회에서 병원 관계자들 역시 "의료기관 인증제는 환자 안전과 의료 질을 향상시킬 수 있는 좋은 제도"라며, "하나의 목표를 향해 전 직원이 화합하고 단결하면서 병원의 역량이 강화되는 시너지 효과도 얻었다"고 인식하였다.

7.2 의료기관인증 사례

중소병원급 인증 신청 1호인 H병원은 인증 평가 전 컨설팅을 받고 의료의 질, 감염 관리 수준을 높였다.

이 병원은 2010년 병원급 의료기관으로는 최초로 의료기관평가인증원에 인증 조사를 신청했다. 이후 3개월간 인증 평가를 준비하는 과정에서 2일간 컨설팅을 받은 후 인증을 받았다. 병원 측은 컨설팅에서 가장 큰 효과는 병원의 규정과 절차를 만드는 실무와 대형병원에 맞춰져 있는 인증기준 적용 해석에 대한 설명을 들었다.

① 의료기관평가인증원의 인증의 필요성

전문병원으로서 지역 환자들은 물론, 해외환자도 적극적으로 유치하고, 환자들에게 보다 나은 서비스를 제공하는데 인증이 도움이 될 것이라 기대하였다.

현재 대형병원 위주로 인증이 진행되고 있지만, 병원 규모를 불문하고, 인증평가을 받는 것이 환자만족도를 높이고 의료서비스의 질을 향상시킬 수 있는 좋은 기회가 되기 때문이다.

병원은 전문병원시범기관으로서 레지던트 수련병원이며, 규모가 비교적 작은 병원임에도 불구하고 인증심사를 받을 수 있는 인프라가 갖추어져 있다.

전문병원은 2014년까지 의무적으로 인증조사를 받도록 되어 있어서 신속하게 준비할 필요가 있다. 인증 평가의 결과가 전문병원 지정에 유리하게 작용할 것으로 기대하고 있다.

② 인증 준비와 구성원들의 동기부여 방법

병원은 병원의 핵심가치 중 하나가 '행복한 일터 조성'이다. 이에 따라 여러 복지제도가 잘 발달되어 있으며, 특히 전국 병원 가운데 최초로 2006년부터 불임 휴가제도를 운영하고 성과급도 지급하고 있다. 이를 바탕으로 인증제가 병원의 발전을 위해 꼭 필요한 일이라는 공감대가 조성되고, 구성원 자신의 역할에 최선을 다하는 분위기가 자연스럽게 조성되었다. 구체적으로는 TF팀을 구성하여 부문별로 리더를 두고, 그 리더 아래 각 담당자들의 임무를 구체화한 것도 효과적이었다.

③ 인증 조사 중점 항목

조사를 받는 항목을 전체적으로 철저히 준비할 필요가 있으며, 인증 조사시 가장 중요한 부분은 환자안전, 의료의 질 향상이다.

④ 인증의 기대효과와 성과

인증은 인증 취득 결과(마크)도 중요하지만, 컨설팅을 받고 병원 내 의료환경을 개선하려는 과정에 의미가 있고, 특히 인증평가를 계기로 병원 내 의료 환경을 더욱 좋은 방향으로 개선하는 것이다. 인증 평가를 받으면서 환자 안전과 의료의 질, 감염관리 부문에서 특히 많이 업그레이드되었다. 이에 따라 환자 서비스가 향상되어 고객 만족도가 상승할 것으로 기대하였다. 이와 함께 하나의 목표를 향해 전 직원이 화합하고 단결하면서 병원의 역량이 강화되는 시너지 효과도 얻었다.

⑤ 인증을 회피하는 병의원에 대한 의견

병원도 결국 환자가 찾아와야 존재하게 된다. 환자가 계속해서 찾아오게 하려면 병원 자체적인 노력과 인증심사에서 중요시 여기는 환자와 직원 안전, 의료의 질 향상 등도 결국 환자가 병원을 찾게 하는 가장 중요한 요소가 된다.

이에 대한 시스템이나 의료환경에 대한 투자도 당연히 이루어져야 하는 부분이며, 인증심사를 국가에서 시행하는 엄격한 절차나 의무적으로 따라야 하기보다는, 병원을 발전시킬 수 있는 좋은 기회로 보며, 준비하면 병원 발전에 크게 기여할 것으로 본다.

8. 질 향상 성공요인 및 과제

8.1 성공요인

질 향상을 위한 주요 성공요인은 다음과 같다.

① 최고경영자의 관심과 지원, QI(Quality Improvement) 활동에 대한 정확한 인식

② 구성원의 관심과 지원, 인식

③ 병원 실정에 적합한 QI 사업조직의 설계

④ 유능하고 합리적인 QI 활동인력 확보 · CQI 추진집단 형성
⑤ 의사집단의 참여 유도(의사 챔피언 발굴)
⑥ QI 활동내용과 기법에 대한 학습, 사례연구
⑦ QI를 지원할 수 있는 인사보상체계의 개발(금전적 · 비금전적)
⑧ 병원의 장단기 발전계획과 연계
⑨ 장단기 사업계획 수립에 따른 단계적 접근
⑩ 궁극적으로 조직문화의 변화를 지향

8.2 정책 과제

질 향상을 위한 주요 정책 과제는 다음과 같다.

- 의료의 질 향상 활동의 주체: 병원 및 국가단위
- 의료의 질 향상 활동을 위한 조직
- 재원조달
- 의료서비스의 질을 평가할 수 있는 기준과 평가지침 개발
- 통제 기전

8.3 미국의 사례

의료의 질 관리의 사례로 볼티모어 소재 존즈홉킨즈병원 영상의학과의 경우를 살펴보면 다음과 같다.

첫째, 환자와 친밀한 유대관계를 유지한다. ex. 간암 환자가 간 기능이 수술하기 어려울 때 색전술을 사용한다.

둘째, 병원은 환자에 대한 헌신과 의료진의 높은 기술수준, 새 치료법에 대한 지속적 연구를 추구한다.

셋째, 진정한 자원은 다른 연구진과 협력체계이므로 자체적 가이드라인을 제시하여 수행한다.

넷째, 질 지표는 매월 평가하고, 개선방안을 제시한다.

존즈홉킨즈병원은 뇌졸중 센터의 경우 매 2년 1회 평가, 의사, 간호사, 사회복지사, 환자치료사는 팀을 통한 치료를 한다. 보험료를 납부하지 못하는 인구가 4,500만명이나 되어 보험회사와 계약된 병원을 우선 이용하게 된다. 보험회

사는 병원치료관련 서비스를 제공하고, 설문조사를 실시한다.

존즈홉킨즈병원의 의료의 질 관리에 대한 구체적 실태는 다음과 같다.

가. 병원은 1년에 6회 보험회사로부터 평가를 받는다(진료기록 기준). 즉 환자가 정당하게 치료받는가? 보험회사 자체의 평가 기준이 있다. 평가 결과가 낮을 때 경고, 불이익, 계약 취소 등의 처분을 받게 된다.

나. 보스톤 치과병원의 경우 치과 진료비가 비싼 편으로 정기적 스케일링을 수행하고, 치과도 1년 2회 보험회사로부터 평가를 받는다. 평가항목은 보험환경, 감염예방, 환자기록부이다.

다. 의료진은 심폐소생술 병력을 가지고 있는지 등을 체크한다. 예를 들면, 구강상태가 나쁘면 심장, 일정수준 이상이면 인증서를 받게 된다.

라. 펜실베니아 의료 질 평가보고서를 작성하여 일반에 공지하며, 미국은 20명 중 1명이 병원 내 감염이 되고 있고, 또한 약 포장지에 바코드를 부여하여 각 병실 안전사고를 줄이기 위해 낙상위험 표시판을 설치한다.

마. 미국 뉴욕은 의료평가의 시초로서, 미 뉴욕주병원협회는 병원의 질 향상, 환자 안전병원에 대해 매년 시상하고 있다.

바. 임상의 근거 중심 치료로서 기존 의학자료 축적, 통계적 검증 결과, 교육 등을 통해 가이드라인을 제시하고 있다.

ex. 수술실 감염예방법으로 신원 확인용 팔찌를 부착하여, 의료과오를 예방한다. 하지만 과거에 의학책이 요리책이냐고 반발한 적도 있었다. 그러나 가이드라인을 제시하여 문제를 해결하고 있다.

9. 외래원무팀 개별 성과지표 결과

9.1 서비스와 예약 부도율

가. 초진예약환자를 대상으로 한 예약 확인 Call 서비스

나. UMS 도입으로 초·재진환자를 대상으로 진료 2~3일전 음성, 문자서비스 제공

다. 외래환자 부도율 감소 및 환자 증대를 위한 CQI 활동

• 외래 예약부도율(예시)

초진 부도율(%)	
전년	당년
20.2	18.3

재진 부도율(%)	
전년	당년
17.0	16.2

9.2 고객 서비스

수납 대기시간 감소를 위한 무인수납 확대 내용은 다음과 같다.

가. 무인수납기 현황: 외래원무팀 1층 현금+카드수납기 1대, 카드전용수납기 1대, 외래 2층 카드전용수납기 1대 등 총 3대 운영

나. 무인수납율 확대 방안: 현행 시스템을 유지하되 추가로 카드 겸용 무인수납기 도입

다. 무인수납율: 창구수납 대비 전년대비 2% 증가한 4%의 수납율을 유지

9.3 업무 프로세스 개선

① 당일 진료환자 진료절차 간소화

현행 3단계의 진료 절차(외래접수 → 진료과 접수 → 진료) 중 진료과 접수 단계를 생략하는 방안을 간호부와 협의하였으나 환자 호출시스템의 미비, 진료 전 사전검사 또는 유의사항 전달 등 진료과 접수 역할이 많아 현행 중앙집중식 수납형태를 개선한 층별 분산창구 운영제도를 실시

② 영수증 반환 최소화

가. 반환 최소화를 위한 문제점 분석 및 지속적인 의료정보팀과의 협의를 거쳐 시행

나. 병원에 u-Hospital OCS 프로그램에 반영

③ CQI 할동 참여

가. CQI 주제: 외래환자 부도율 감소 및 환자 증대를 위한 CQI 활동

나. 참여 부서: 외래원무팀, 외래간호과, 각 진료과, 의료정보팀

다. 활동 내용: 예약환자 확인 서비스 본원 확대 도입, 전화예약서비스 전체 진료과 확대, 인터넷 진료예약 확대 및 관리 강화, 신환 추진 환자진료

편의를 제공하기 위한 업무프로세스 지침 마련, 예약 취소 프로그램의 개선

참 고 **표준진료지침서**

표준진료지침서(CP)란 특정 환자집단에 대해 최상의 진료효과를 얻기 위해 진료 행위의 순서와 시점을 정한 표준 진료과정을 말한다. 즉 의사와 진료 지원인력들이 각 시기별로 어떤 내용이 진료행위를 제공해야 하는지를 정리한 것이다. 이는 의료진마다 다소 주관적일 수 있는 의료행위에 대해 표준화를 시도하여 의료의 질을 일정한 수준에서 관리하고 의료 자원의 효율적 활용도 가능하게 하는 것이다.

표준진료지침서는 1980년대 초 미국 의료보험제도에 포괄수가제를 도입하여 관심을 갖기 시작해 확산되었다. 그 이유는 기존 행위별수가제 진료방식을 고수하면 병원의 재정적 손실이 발생할 것이고, 기존 임상 진료지침, 의료의 질 관리활동 등 품질 향상 노력을 통합할 필요성을 인식하였기 때문이다.

※ 질 관리 사례

A. 병원: 입원원무팀 셀조직 활동

(1) Plan

① 주제 "셀조직 활성화로 고객만족도를 향상시키자!"

② 배경 및 목표

- 고객만족도 향상을 위하여 MOT(Moment of Truth: 접점)별 문제를 중심으로 셀조직을 구성
- 셀조직 역할은 부서 이미지 개선을 위한 서비스 부문과 접근도 향상을 위한 프로세스 개선 부문 등의 역할이 부여됨
- 셀조직 활동을 통하여 기존의 이미지 개선 및 친절직원이 많이 배출될 수 있다는 가능성을 보여줌

③ 핵심지표: 전화모니터링 점수, 친절직원 추천 수

(2) Do

① 팀 구성

제1조: 계산파트팀

제2조: 입원파트팀

제3조: 응급실파트

② 회의 일시

주 1회(금요일) 각 과별 회의, 월 1회 팀장 주재 회의

③ 자료의 수집·분석·해석 및 모니터링 간격

- 입원원무팀 Cell조직 활동계획서 마련
  - <1단계> 주요 MOT 분석 후 문제점 도출
  - <2단계> 문제점별 프로세스 개선 및 고객응대요령 등 실천방안 마련
- 문제사례별 팀별 역할 배정 및 실천방안 마련
  - <1단계>: 주요 MOT 분석 후 문제점 도출
  - <2단계>: 문제점별 프로세스 개선 및 고객응대요령 등의 실천방안 마련

개선부문	계산파트팀(제1조)	입원파트팀(제2조)	응급실파트팀(제3조)
서비스	고객응대요령	전화예절	이미지 메이킹
프로세스	수납시스템	전화응대 시스템	이미지 개선

(3) Check

1) 활동의 효과 및 결과 분석

◇ 팀 전체 셀조직 활성화 활동(매일 아침 8시 20분)

① 오전 간담회

- 간단한 사례를 통한 서비스 마인드 고취

② 동료의식 고취 활동

- 가벼운 운동 실시
  - 표정관리 및 근무 마음가짐 고취

• 스킨십 마사지
  – 동료간 동료의식 향상

◇ 계산파트팀(제1조)

① 고객 응대요령 개선
• MOT별 민원 사례 원인분석
• 고객 유형별 응대요령 자료수집 및 교육용 자료 개발

② 수납시스템 개선
• 입원진료비 수납 전용창구 개설
  – 수납 및 진료비 문의를 위한 동선 축소
  – 전용 수납으로 혼잡 방지 및 대기시간 단축
• 무인수납기 도입
  – 24시간 타행 공용 현금지급기 설치
  – 입원진료비 무인수납기 설치(기능: 진료비 조회, 수납, 각종 증명서 발급)

◇ 입원파트팀(제2조)

① 전화응대 개선
• 응대요령 표준 매뉴얼 및 사례별 교육안 마련
• 업무 파트너제 도입
  – 파트너에게 전화 연결 후 이석이 가능하도록 함

② 전화응대 시스템 개선
• 전화연동제 도입: 전화응대가 불가능할 경우 일정 벨소리 후 다른 자리로 자동 연결하게 하여 응대
  – 미응답 전화가 획기적으로 감소
• 시간대별 응대 담당자 조정
  – 입원수속 업무시 전화응대가 어려워 전화응대 전담자 배정
• 입원시 기본 안내의 SMS 문자 발송
  – 주요 궁금증을 문자 발송으로 해소하여 전화응대 시간 단축

• IVR(대화식 음성 응답: Interactive Voice Response) 서비스 제공
 －진료비 조회 및 입원 배정 등 안내서비스 도입으로 다양한 안내 서비스 제공

◇ 응급실파트팀(제3조)

① 이미지 메이킹
• 고객의 최접점 부서라는 점을 감안하여 용모 등의 통일기준 마련
• 입원원무팀의 기존 이미지 개선을 위한 방안 마련

② 이미지 개선 활동
• 계산파트의 담당자별 이미지 개선을 위한 꽃이름 지정
• 입원원무팀 방문시 담당자 식별이 쉽게 색을 이용한 안내판 설치
 －담당자를 찾는데 혼선 방지
• 병원 내 행사나 축제기간 동안 병원 T-shirt 복장 근무
• 담당자 실명제 도입
 －부드러운 사진과 "설명을 잘하는 ○○병원"로고를 이용한 담당자별 명판을 책상에 부착

2) 결과 환류

◇ 매주 팀별 회의시 실천 과제의 검토 및 지속여부 결정
<1단계> 주간 문제사항 제시 후 대안 마련
<2단계> 실천 방안 검토 및 실행 시기 등 기획안 마련

(4) Act
1) 결 론
◇ 친절 직원수
매년 친절직원 추천 수가 급상승함
◇ 전화모니터링 점수: 전년도 상반기에 비해 약 30% 상승하였음
◇ 입원원무팀 접근도에 대한 불만이 없어졌으며 직원에 대한 이미지가 상

당히 개선되어 고객만족도가 많이 향상됨

2) 제 언

◇ 교육의 체계화 마련

정기적으로 사례를 바탕으로 한 서비스 계획이 필요함

◇ 정보 공유

팀별 활동을 전반적으로 확대하기 위한 정보 공유 방안이 요구됨

◇ 지속적 활동

셀조직이 일시적인 활동으로 끝나지 않고 지속될 수 있는 방안이 필요함

B. CQI 활동 사례

① 소단위 서비스 활동: CQI 활동 목표

- 병원 방문 고객에게 최선의 서비스를 제공하여 다시 찾고 싶은 병원, 최고의 병원이 되도록 한다.
- 외래원무팀의 특성(분산 창구, 다양한 시차 근무)을 고려하여 서비스 CQI 활동을 수행한다.
- 외래원무와 관련된 관련부서와의 유기적인 협조체제를 구축하여 주기적인 서비스 활동을 논의, 시행한다.
  - 외래간호팀, 의무기록팀, 사무팀, 약무국 등
- 직원간 커뮤니케이션 결여, 새로운 정보전달의 어려움, 각 창구간의 업무특성을 공유함으로써 직원의 업무 부담을 경감하고 업무효율을 높이도록 한다.

② 원무팀 서비스 CQI 활동계획

- 외래원무팀 서비스 향상을 위한 자체 CQI 활동
- 3개조 자체 서비스 CQI 활동: 조별 주제 선정 및 활동
- CQI 활동 시 파트장 참관 및 지도
- 월 1회 팀장 서비스 교육
- 년 1회 외래원무팀 서비스활동 워크샵 개최: 서비스 활동 발표

③ 전화예약센터 서비스 활동 계획
• 자체 3개조 서비스 활동 소단위 구성
• 응대율 제고를 위한 활동 및 모니터링 강화
• 예약 스킬 향상을 위한 의료진 및 간호팀 교류
• 예약센터와 각 진료과, 검사실 간의 원활한 의사소통을 위한 활동 추진

④ 업무 전후 Check Point
가. 업무 전: 서비스는 나의 마음으로부터 시작한다.
• 오늘 하루 고객을 친절하게 모시고자 하는 마음의 준비는 되어있습니까?
• 규정된 복장은 착용하였습니까?
• 머리는 단정한지 다시 한번 확인하였습니까?
• 화장을 너무 진하게 하지는 않았습니까?
나. 업무 후: 아침 업무 시작 전 마음가짐을 현재까지 실천하였습니까?
• 출퇴근은 규정된 시간에 하였습니까?
• 고객에게 미소 띤 표정으로 가벼운 목례와 눈을 마주하고 응대하였습니까?
• 고객을 너무 오래 기다리게 하지는 않았습니까?
• 전화 응대 시 공손하게 응대하였습니까?
• 출퇴근 시 직원간에 인사를 하였습니까?
• 고객서비스 향상을 위해 오늘도 최소한 노력을 하였습니까?
• 자기계발을 위해 오늘도 최소한의 노력을 하였습니까?

C. 6 Sigma 도입 사례
◇ B병원 방사선부서
① 목표 설정(Define): CT 검사 대기시간 단축 프로젝트
② 측정(Measure) 및 분석(Analyze): CT실 업무프로세스 개선을 위해서 외래환자 대상 조사
③ 개선 활동(Improve): 환자와 직원이 예약시간을 준수하도록 교육용 설명서를 작성, 특정 장비를 교체하여 촬영 소요시간 단축
④ 통제(Control): 개선활동의 지속·유지를 위해서 활동 계획(action plan) 작성

표 17-2 의료기관의 six sigma 도입 현황

의료기관	과제 명	과제 성과
A	• Six Sigma를 통한 CS 향상 활동	검사 지연시간 단축 평균 53분→35분
	• DRG 환자군에 대한 의사 별 재원일수 단축, 진료수가 증대	재원일수 단축 진료비(급여비 gap) 감소
	• 퇴원 소요시간 단축	300분 이상 소요되는 불량률 8% 이하 달성
	• 수술환자 안전관리	수술부위 표시누락 90%→9% 수술장비 화상건수 감소, 이물질 잔류 감소
B	• 진단검사의학과 프로세스 개선을 통한 고객만족도 향상	연구용, 위탁용 검사 자동화율 100%, 87%
C	• 수술 취소율 감소를 통한 수술실 효율성 증가	수술실 가동율 60%→77% 입원 취소율 8.3%→1.7%
D	• 수술 전 교육프로그램 적용을 통한 환자 만족도 향상	만족도 평균(5점 만점) 2.63→3.47
	• 무균실의 병상 회전율 증대, 재원일수 단축	월별 무균실 재원일수 40일→31일 병상가동율 75%→90%
E	• Chart Delivery Lead Time 단축	평균 14.5분→10.8분(표준편차 3분 감소) 연간 약 450만원 Save
F	• 수술에 임하는 의료인의 자상 발생 감소	년 평균 자상발생 건수 21건→10건
G	• 정규수술 취소의 원인분석 및 감소방안	전체 수술 취소율 13.5→5.2%
H	• 수술환자의 안전사고 예방활동	점검표 오류 24%→6% 부위표식 오류 2.7%→0.3%
I	• 수술 검사동의서 구비와 설명항목 도출을 위한 작성율 개선	동의서 구비율 33%→50% 설명항목 충족율 61%→72%
	• 효율적인 수술실 운영을 위한 기초자료 조사 활동	정규수술 취소율 15%→10%
M	• 수술실 운영효율 향상	수술실 주간 이용율 90.12%→86.1% Turn-over time 10.26분→14.0분(16.51분) 수술단계별 소요시간 단축 진료과별 평균 집도 비율의 증가

N	• 수술기구 관리 프로그램 개발	시간 절감 47분→8분(83% 절감) 비용 절감(약 5천 5백만 원)
O	• 수술 전 정보 제공을 통한 수술환자의 만족도 향상	정보 제공 만족도 66점→91점
P	• 검사환자 이송 프로세스 개선	이송 완료시간(-)5분→(-)10분
Q	• 원활한 수술 진행을 위한 효율적인 지원 방안	Circulation Nurse Call 감소 8.7건→3.4건 년간 1천2백만 원 절감
	• 수술 취소율 감소	수술 취소율 6.6%→4.1%
	• 수술환자의 수술장 내 대기시간 단축	수술방 입실까지 12분→9분(3분 단축) 마취시작까지 7분→4분(3분 단축)
	• 의료보험 진료비 청구 시 주사약제비 조정금액 최소화 방안	보험인정 초과건수 107건→51건 입원일수 초과 113건→72건 처방전 누락 200건→92건 반납 누락 159건→13건
R	• 수술 전 정보 제공을 통한 교육효과 증진	정보 이해도 증진(5점 만점) 2.93→3.65
S	• Over Time 관리를 통한 비용 절감	Over Time 초과율 73%→45%

자료: 박연기, 병원의 가시적인 성과 창출을 위한 Six Sigma 경영혁신 추진방안 및 사례, 2010 메디컬 경영 컨퍼런스, 아라컨설팅, 2010. 3. 14, p.54-55.

표 17-3 해외 의료기관의 six sigma 성과

기관	개선내용	재무성과(달러)
Mount Carmel Health System, Ohlo	403개의 개선 Project	1,160만
Thiboudaux Regional Medical Center, Louisiana	수익증대, 현금흐름 개선, 비용절감	400만
Good Samarian Hospital, LA	기록 비용 절감	660만
Rapid Regional Medical Center, Louisiana	환자 대기시간 단축	96만
Valley Baptist Health System, Texas	수술시간 단축	130만
Yale-New Haven Medical Center, Connectkut	혈류 감염률 축소	120만
Boston Medical Center	진단 촬영 처리량 개선	220만
Pittsburgh Medical Center	시간당 환자수용능력 증대	520만
Providence Health System, Seattle	4개 지역 통합경영	4,000만

자료: Mckinsey Healthcare. Report, 2010 메디컬 경영컨퍼런스, Nemo Partners 발표자료.

D. S대학병원의 TQM 사례

① 간호활동에서 인수인계 방법의 개선

② 임상 사서제 도입

③ 표준진료지침서 개발 및 적용을 통한 재원일수 단축

→ 단기간에 실천이 가능한 문제를 선정하여 TQM(Total Quality Management: 종합적 품질관리)이 가진 '시작부터 결과까지 장시간이 걸린다'는 문제점을 보완(2~4개월 이내에 개선 완료)

E. 미시건 대학병원의 TQM 사례

① 경영진의 TQM 활동에 대한 투자와 지속적인 지원

② TQM 활동에 대해 전체 조직 차원에서 부서별 계획, 개인별 실천계획 수립

③ TQM 활동을 집중화하기보다 부서, 부서간 팀들로 분산시켜 TQM 활동의 일상화

④ 조직의 성장단계와 조직구성원의 요구에 부합되는 TQM 교육과정 실시

연습문제

1. QA의 정의
2. 의료 질 관리 개념
3. 의료 질 관리 중요성
4. 질 관리의 활동 단계
5. 질 향상 기법
6. 브레인 스토밍
7. 관리도
8. 환자의 서비스 만족도 평가 기준
9. QI 사례
10. CQI와 TQM 사례
11. 의료기관 평가 요소
12. JCI 의의와 필요성
13. 의료기관 인증제
14. 의료기관 인증 사례
15. 질 향상 성공요인

제 18 장 의료서비스 마케팅

1. 의료서비스 마케팅의 의의

마케팅 개념은 주로 영리를 추구하는 기업에서만 적용되어 왔지만, 우리나라 의료기관에서도 의료서비스마케팅 개념이 도입되기 시작하여 대학, 박물관, 교회와 같은 비영리 조직의 전략에서도 중요한 요소가 되고 있다.

의료기관에서 마케팅 개념의 도입이 필요한 이유는 다음과 같다. 첫째, 의료에 대한 고객들의 기대와 욕구가 증가하였다. 전반적 소득수준의 향상과 의학지식의 대중화와 권리 의식의 향상에 따른 의료 이용자들의 능동적인 역할 변화는 의료서비스에 있어서도 고객의 욕구와 선택이 중요한 요소이다. 둘째, 의료기관 간 경쟁의 심화이다. 국내 의료계는 경쟁 심화 및 병원 간 양극화 현상이 나타나고 있고, 법적 제약 및 규모에 따른 제약으로 서비스가 주요 변수가 된다. 의료가 '서비스업'이라는 인식도 강해져 이용자들도 점차 시설이 더 좋고 깨끗한 의료기관을 선호하게 되어 재투자 비용도 부담이 될 수 있다.

의료업은 서비스산업이므로 의료서비스마케팅은 환자의 요구나 불만을 가능한 신속하고 정확하게 파악해야 한다. 이에 따라 의료행위나 서비스를 강구하여 환자가 만족할 수 있는 방법, 장소, 수가, 시간, 진료행위(진료과목 클리닉) 등을 제공하는 것이다.

2. 의료서비스 마케팅의 방법

마케팅 전략을 달성하기 위해 유용하게 사용되는 방법들은 다음과 같다.

① 인터넷 또는 SNS 마케팅

인터넷 사용자의 폭발적인 증가에 따라 병원도 홈페이지, 블로그, 카페, 페이스북, 트위터 등 온라인을 통한 마케팅이 중시되고 있다. 병·의원의 홈페이지 제작과 디자인이 필수가 되어 최근에는 홈페이지의 Quality와 체계적인 관리가 필수적이다. 아울러 Keyword 검색어 통한 마케팅 방식도 보편화되고 있다.

② 입소문 마케팅

서비스업은 구전에 의해 강력한 파급효과가 발생한다. 환자에게 따뜻한 마음을 펼치는 친절, 쾌적, 신속 정확한 서비스를 제공하는 병의원의 경우 광고비를 줄이고 고객 수를 늘릴 수 있을 것이다.

③ 시각 마케팅

개원 시에는 병의원 내의 인테리어를 환자를 위해 편안한 느낌으로 장식을 하여 다시 찾을 수 있는 병의원이 되도록 하여야 한다. 초기 투자시 이에 대한 관심이 중요하다.

④ 연계(Networking) 마케팅

서비스업의 대외 개방을 앞두고 국내 지향의 병의원 경영은 한계에 부딪히게 된다. 따라서 기관끼리 정보를 공유하고 결합함으로써 시너지효과를 발휘할 수 있는 연계 마케팅에 관심을 두어야 한다. 전문분야를 더욱 특화시키고 사업을 견고하게 하기 위해서는 상호이익의 극대화 측면에서 의료기관간, 지역간, 산학협력간, 나아가서 글로벌 차원으로의 연계마케팅에 관심을 가져야 한다.

3. 마케팅 믹스전략

마케팅 믹스(Marketing Mix)는 의료이용자들에게 서비스를 제공하는 것으로 4P의 과정을 거쳐 어떤 이미지로 전달할 것인가를 결정하는 과정이다. 일반적으로 4P에서 Product는 고객 가치(customer value), Price는 고객의 비용(cost to the customer), Place는 편리성(convenience), Promotion은 커뮤니케이션(communi cation)의 의미이다. 최근 4P's에 인력(people), 물리적 환경요소(physical evidence) 및 과정(process)을 추가하고, 정치적 요소(politics)와 여론(public opinion)을 포함하기도 한다.

① 제 품

가. 의료서비스의 의의

의료서비스(product)는 크게 인력과 장비 중심의 의료서비스로 구분된다. 전통적으로 서비스마케팅에서는 인력 중심의 의료서비스를 강조해 왔지만, 최근의 병원은 장비 중심의 의료서비스도 중요한 제품으로 인식하고 있다. 대형의 첨단의료기관이 신설되고, 중소병원에서도 전문화된 영역의 첨단시설에 많은 투자를 하고 있어 장비 중심의 의료서비스에 따라 고객의 반응이 달라지기 때문이다. 인력과 장비이든 의료서비스는 의료기관이 외부고객과 거래하는 최종산물로서 전체 의료기관의 수익성을 결정한다.

그리고 의료서비스를 생산하기 위해서는 인력과 장비에 대한 고가의 비용이 투입되어야 하며, 합리적인 의사결정이 요구된다. 또한 의료서비스는 의료기관의 이미지를 결정짓는 핵심적인 요소로서 병원의 신뢰도에도 크게 영향을 미친다.

일반적으로 모든 의료서비스 품질이 같다고 여기는 경향이 있으나 서비스에는 그 병원의 핵심서비스인 것도 있고, 지원, 이미지 상승 및 선도서비스도 있다. 지원서비스는 고객 편의시설의 제공과 행정 지원서비스이고, 이미지 상승서비스는 병원의 이미지를 향상시키거나 환자들에게 인지도를 높이는데 중요한 역할을 하는 서비스이고, 선도서비스는 해당 병원에서 환자 유치에 결정적인 기여를 하는 서비스이다. 경쟁이 심화된 환경 하에서는 자원의 한계에 따라 선택과 집중에 의한 투자전략 서비스믹스의 결정이 중요하다.

나. 새로운 서비스 개발

최근 블루오션(blue ocean)이란 개념이 부각되고 있는데 마케팅에서 새로운 시장과 서비스를 발굴하려는 노력이다. 적절한 시기에 새로운 의학기술을 도입하여 의료기관의 핵심역량을 강화하고 기존 서비스에 대한 이미지 상승효과의 창출과 의료기관의 위상 제고에 강력한 영향력을 제공한다든가, 유능한 의사에 대한 이미지가 전체 의료기관의 이미지에 미치는 영향을 고려하여 우수한 의료진을 확보 또는 기존 의료서비스 내용 중 핵심적인 편익을 유지하거나 일부를 변화시키면서 유형서비스나 확장서비스의 내용을 변화시키는 것이다.

다. 의료서비스의 유형화 전략

서비스의 가시성을 증가하기 위한 노력이 필요하며, 서비스를 이용하였을 때 고객에게 돌아가는 편익이 중요하다. 그리고 의료기관 브랜드명의 가치를 서비스에 부가함으로서 신뢰감을 고취할 필요가 있으며, 서비스 제공자인 의료전문인에 대한 인지도를 제고하여야 한다.

② 가 격

가. 가격(의료수가)의 의의

가격(price)은 마케팅믹스의 요소 중 유일하게 이익을 가져다주는 요소이다. 반면 의료서비스의 특성상 의료수가에 대한 정부의 통제로 인해 마케팅믹스전략을 수립하는데에 가장 제한적인 것이 가격이기도 하다. 그리고 항상 본인부담이 발생하는 바 의료수가에 대한 고객만족을 창출하기가 쉽지 않다.

그 이유로 통제된 수가 이외의 수가 결정을 할 수 있는 의료서비스의 경우에도 신중해야 한다. 일반적으로 가격은 원가인 하한선과 가치인 상한선의 범위에서 경쟁이라는 변수가 작용하면서 형성된다. 원가는 적지만 고객이 느끼는 가치가 크고 경쟁상 우위를 점하고 있을 때가 가장 바람직한 상황이 된다. 따라서 개별 의료서비스의 가치를 높게 인식시키는 노력이 필요하다.

나. 의료수가의 관리전략

새로운 의료서비스의 수가를 결정하기 위해서는 기본적으로 3C 즉, 원가(cost), 경쟁상대(competitor) 및 고객(customer)의 분석이 필요하다. 하지만 의도적으로 고가정책이나 저가정책을 사용하는 것도 상황에 따라 접근이 가능하며, 새로운 의료서비스인 경우에는 고가정책이 유효한 경우가 많다. 왜냐하면 새로운 서비스일수록 고객이 인지하는 가치가 높고 새로운 것이 우수하다는 일반적인 견해가 시장을 지배하기 때문이다.

그리고 여러 종류의 의료서비스를 묶어서 각각의 합보다 낮은 가격으로 제공하는 묶음수가전략이나, 의료수가와 관련된 의료이용자들의 의료이용행태를 심리학적으로 분석하여 수가를 결정하는 단수 수가결정(odd pricing), 위신수가결정(prestige pricing), 유도 수가결정(leader pricing) 방법도 응용할 수 있다.

이밖에 시간적 수가결정방법으로 서비스 이용시간, 예약시기 및 의료서비스 이용시간에 따라 수가를 조정하는 방법 등이 있지만 일반조직과는 다르므로 적용함에는 한계가 있다.

③ 접근경로

가. 접근경로의 의의

접근경로(place)는 어떠한 과정을 거쳐 고객에게 서비스를 할 것인가 하는 문제를 다루는 마케팅 영역이다. 즉, 의료이용자들이 의료서비스를 원활하게 이용할 수 있도록 지원하는 활동의 총칭이다. 의료서비스 분야에서 접근경로는 서비스 전달과 생산이 동시에 발생하게 되어 접근경로가 짧고 재고가 존재하지 않는다는 특성과 고객인 의료소비자가 서비스전달 과정에 참여하며, 의료소비자가 서비스 경로를 스스로 통제하기 어렵고, 공공재의 특성과 국민의 의료정보에 대한 제한성을 보호하는 입장에서 각종 정책적 규제가 접근경로에 작용하게 된다는 특성이 있다.

이 접근경로의 범주를 크게 두 가지의 경로로 구분하면 첫째, 물리적, 시간적 및 정보에 대한 접근이 있다. 둘째, 의료기관들과의 관계와 의료이용 경로에 대한 접근경로인 환자 의뢰체계(referral system), 프랜차이즈 시스템, 집단개원 및 병원 합동관리제도 등이 있다.

나. 접근경로의 관리전략

의료서비스 장소로서의 물리적 시설을 병원의 이미지와 인지도 향상에 기여할 수 있도록 하는 방법이다. 이 물리적 시설은 서비스의 강력한 증거로서 고객의 인상과 기대에 큰 영향을 미칠 수 있으며, 타 병원과의 차별화를 추구하는 요소로도 작용한다. 병원 전체의 온도, 조명, 향기, 색상과 같은 환경적 요소는 물론 공간 배치와 기능성, 사인물과 심볼 등이 고려될 수 있다.

그리고 의료서비스의 시간 접근성으로서, 진료시간이나 대기시간 및 예약시간에 대한 관리전략으로 접근경로를 관리할 수도 있으며, 의료서비스의 정보 접근성 향상을 위해 의사에 대한 정보 제공이나 건강상담서비스를 이용할 수도 있다. 이밖에 최근에 대형병원과 중소형병원간에 이루어지고 있는 협력병원체계나 환자 후송병원체계를 구축하면서 지역개원의와 연계관계를 강화하는 것도 접근경로를 확보하는 전략이 된다. 즉, 의료이용자에게 정보를 제공하고 의료이용을 촉진하기 위해 중간상을 친밀하게 활용하는 전략으로서 마케팅에서는 이를 'push 전략'이라 한다. 일부 개원가가 중심이 되어 프랜차이즈시스템과 같은 방법으로 의료기관간에 관계를 형성하고 있는 것이나 다양한 전문과목간 협진 체제를 유지하며 개원하는 의원가 개원방식도 접근경로 확보를 위한 방안이 될 수 있다.

④ 촉 진

가. 촉진의 의의

고객들이 원하는 서비스를 개발하고 적절한 가격정책을 수립하더라도, 고객들에게 서비스를 알리고 호의적인 태도를 갖도록 설득하며, 최종적으로 서비스를 이용하도록 하는 매출액 증대 노력이 촉진(promotion)이다. 이는 기존 고객뿐만 아니라 잠재고객에게도 서비스를 알리고 설득하여 향후 자신의 의료기관을 이용할 수 있도록 하는 마케팅 활동으로서, 4P's 중 많은 병원들이 가장 쉽게 접근하는 방법이다.

나. 촉진의 관리전략

촉진활동에는 대가를 지불하고 비인격적 대중매체를 활용하여 정보를 알리는 광고, 제품이나 서비스를 대중매체에서 뉴스 또는 화제를 다루는 것이다. 이로서 고객에게 제품이나 서비스를 알리는 활동인 홍보, 광의의 개념에서 모든 촉진활동으로 정의하기도 하고, 비광고 분야와 직접우편만을 의미하기도 하며 모든 이미지 창출활동으로 보는 PR이 포함된다. 이 외에도 구전이나 병원이미지 통일화(hospital identity program)를 활용하여 촉진활동을 수행할 수도 있다. 촉진은 해당 의료기관의 특성 즉, 의료기관의 설립연도, 의료서비스의 특징, 의료서비스의 수명주기 및 고객들의 준비상태 등을 고려하여 촉진방법과 방향을 설정함이 바람직하다.

4. 서비스 디자인과 이노베이션

① 서비스 디자인

서비스 디자인이란 고객 중심으로 모든 것을 바꾸는 것을 의미한다. 즉 서비스 디자인은 디자인 방법으로 개발하는 분야이다. 기존의 디자인과도 다르고 기존의 서비스를 개발하던 방법과도 다른 특징을 가진다.

표 18-1 서비스 디자인 개념

구분	기존의 개념	차별점
서비스 개발 방법	• 서비스 사이언스, 서비스 엔지니어링, 서비스경영, 서비스마케팅 등 • 생산성과 효율성 향상에 초점을 두는 공급자 중심의 개발 방법	• 서비스디자인 • 감성, 심리, 경험에 집중하여 서비스를 기획하는 수요자 중심의 개발 방법
디자인 방법	• 커뮤니케이션디자인, 제품디자인, 환경디자인 등 • 제품 등 특정 대상물을 실제화 하는 역할	• 서비스디자인 • 서비스를 구성하는 유무형의 요소를 통합적으로 기획하고 개발하는 역할

자료: 윤성원, 디자인진흥원 서비스 디자인팀, 서비스디자인과 병원경영, 한국병원경영학회 추계학술대회, 2014. 11. 21.

② 이노베이션 방향과 사례

병원에서 왜 디자인을 생각할 것인가?

Naver의 경우 새 경영원칙을 통해 강한 벤처정신을 일깨우고 있다.

첫째, 인간 중심(Empathy)의 서비스 디자인을 위한 최적의 접근 방법이다.

• 디자인적 사고의 기본은 인간에 대한 깊이 있는 이해에서 시작

• 어떤 산업보다도 인간의 욕구, 심리, 감성을 섬세하게 배려해야 함

둘째, 검증된 의료서비스 이노베이션 방법론이다.

• 미국 및 유럽의 선도 병원에서 이미 검증

 - Mayo Clinic, Cleveland Clinic, Kaiser Permanente, UCLA, MSKCC

• 타 산업의 글로벌 업체들도 다학제적 디자인 부서를 운영

 - IBM, GE, 엑손모빌, 인텔, 필립스

셋째, 통합적 사고를 통한 시너지 효과이다.

• 전략적/분석적 사고와 디자인적 사고의 융합

• '모니터그룹'(현재 딜로이트컨설팅)은 이노베이션디자인 회사인 'Doblin'을 인수

• 엑센추어는 영국 서비스디자인기업인 피요르드를 인수

아이디어 창출과 혁신을 위해서는 실패에 대한 두려움을 없애고 자율적인 분위기 속에서 즐겁게 구성원들이 직접 Project를 수행하도록 함이 중요하다. 이노베이션 디자인의 업무 유형은 [그림 18-1]과 같다.

그림 18-1 이노베이션 디자인의 업무 유형

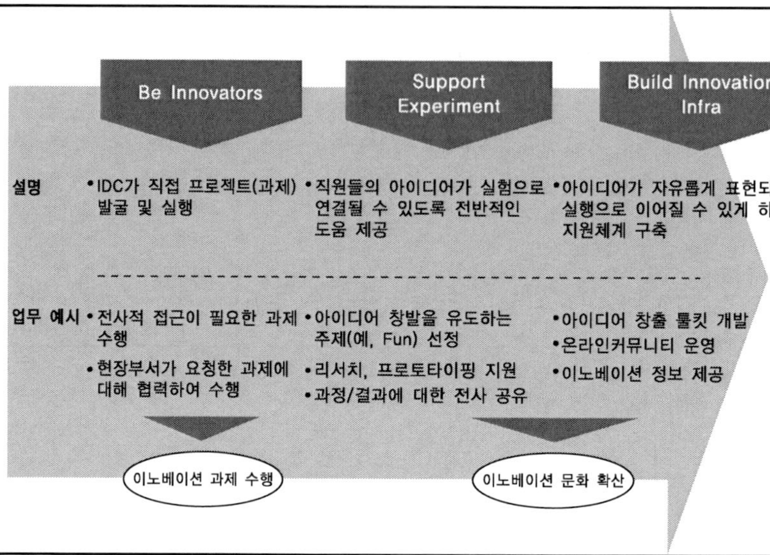

자료: 이경미, 의료서비스 디자인 사례. 한국병원경영학회 추계학술대회, 2014. 11. 21.

퇴원 후 문의 사항으로 고객의 불안감, 간호사 업무 부담에서 이노베이션 사례는 다음과 같다.

그림 18-2 이노베이션 사례

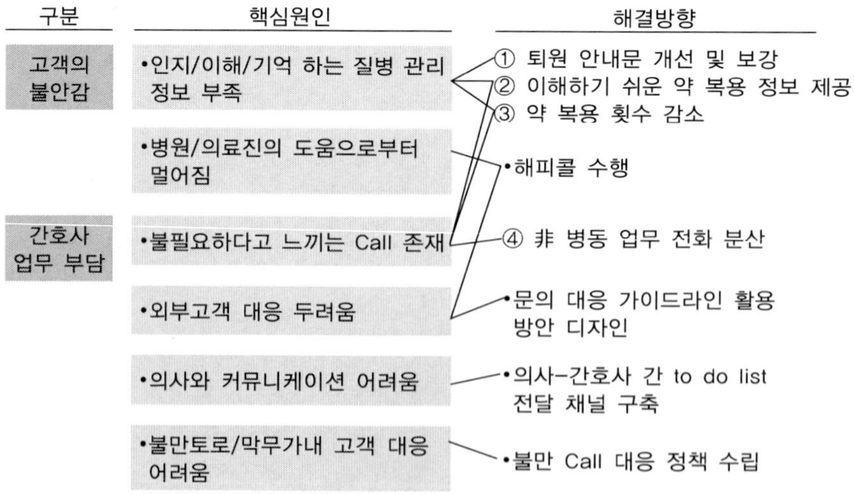

자료분석을 통한 이노베이션 사례는 다음과 같다.

표 18-2 이노베이션 조사 사례

구분	조사내용
콜 data	81일간, 53개 병동
녹취자료	259건, 4개 병동
전자설문	병동간호사 806명
인터뷰	의사 2명, 간호사 15명, 환자 9명
VOC, VOE 제안	Customer, Employees의 욕구 반영

고객은 정보를 이해하지 못하고 의사와의 커뮤니케이션 활동에서 어려움이 있었으나 간호사는 가이드라인 제시, 약사는 시스템적으로 구현되어 개선이 되었다.

표 18-3 이노베이션 결과 사례

<table>
<tr><th colspan="2">구분</th><th colspan="2">결과</th></tr>
<tr><td rowspan="2">고객</td><td>복약횟수</td><td>50% 감소</td><td rowspan="2">환자 안전 강화</td></tr>
<tr><td>일생동안</td><td>41일 창조</td></tr>
<tr><td rowspan="2">간호사</td><td>투약횟수</td><td>30% 감소</td><td rowspan="2">복약관련 문의
감소</td></tr>
<tr><td>1일 1명당</td><td>9분 창조</td></tr>
<tr><td rowspan="2">약사</td><td>라벨 부착
및 검수업무</td><td>1% 감소</td><td rowspan="2">라벨 수기
작성 없어짐</td></tr>
<tr><td>1일 복약
설명시간</td><td>10분 창조</td></tr>
</table>

환자 눈높이에 딱 맞춰 설계한 병동, 병원이 확 달라졌다.

고려대 안암병원 디자인 혁신

고려대안암병원(병원장 김영훈)이 '환자최우선 디자인'으로 병원의 혁신을 이끌고 있어 의료계 안팎의 관심을 모은다. 안암병원은 환자가 병원에 들어서는 순간부터 나갈 때까지 경험하는 모든 상황과 프로세스를 환자 눈높이로 설계한 '암치유 희망병동'과 '글로벌HUB 외국인병동'을 최근 문 열었다. 암환자와 호스피스환자, 외국인환자들을 위한 전용 공간이다.

환자 눈높이로 설계한 암치유 희망병동

암치유 희망병동과 글로벌HUB 외국인병동은 150병상 규모다. 이들 병동은 안암병원이 '환자최우선 디자인위원회'를 신설하고 지난 1년여 동안 수십 차례 회의와 시뮬레이션, 해외 유수 암병원에 대한 벤치마킹을 지속한 노력의 결실이다. 병동은 집처럼 푸근하고 아늑한 공간으로 꾸며졌다. 가구배치에서 환자와 보호자의 동선을 배려했고, 벽과 바닥의 색상, 조명 등 곳곳에 환자 한 사람 한 사람에 대한 배려가 녹아 들어 있다. 병동 내부는 부드러운 곡선과 공간 배치로 시야를 넓히고 개방감을 키워 '병원은 답답한 곳'이란 통념을 깼다. 낮 시간 동안 내 집 거실처럼 휴식과 여가활동을 할 수 있는 휴게실(Day Room)도 병동마다 마련됐다.

암치유 희망병동은 모두 3개의 병동으로 나뉘어 있다. 희망을 갖고 질병과 겨뤄 이길 수 있도록 돕겠다는 의미의 '희망겨룸 병동', 희망으로 사랑을 나눈다는 뜻의 '희망나눔 병동', 희망으로 건강을 이어간다는 취지의 '희망이음 병동'이 그것이다. 이곳의 의사와 간호사 등 인력은 모두 암환자 전문교육과 실무 과정을 거쳤다. 16병상의 호스피스병동도 마련됐다. 국내 대형병원들이 돈이 안 된다는 이유로 호스피스병동을 줄여 나가고 있는 것과 대조를 이룬다. 외국인전용병동은 33병상 규모로 날로 증가하는 외국인 환자의 눈높이에 맞춘 것이다. 각기 다른 종교에 맞춘 기도실과 식단을 갖추고 있으며, 아랍 환자 가족실이 딸려 있다. 영어 몽골어 러시아어 중국어 등 통역 서비스와 비자 발급신청, 숙소 안내까지 원스톱서비스를 제공한다. 안암병원은 최근 2년 연속 의료관광 우수 유치기관에 선정됐다.

안암병원의 환자 중심 행보는 '환자경험의 날' 지정으로도 이어졌다. 이 병원의 신규 직원은 본격적인 근무에 앞서 가상환자가 돼 실제 환자들과 똑같은 프로세스를 경험하고 그 과정에서 개선사항을 수집해 병원 시스템 개선으로 연결하고 있다.

(자료: 김영훈, 고려대 안암병원장, 한국일보, 2015. 1. 27)

5. 감성마케팅

① 감성마케팅(emotional marketing)의 의의

고객이 물건을 구입할 때 100% 이성적인 면이 작용하는 것은 아니다, 감성적인 면이 상당한 영향을 미친다. 성능이나 용도를 따지는 것은 이성, 디자인이나 느낌을 선호함은 감성적인 면이다. 옷, 방, 신발, 자동차의 선호도에서도 감

성적인 면이 작용하게 된다. 인간은 많은 제품과 브랜드 중 자신을 연출하는 데 필요한 것을 선택하게 되는데 이런 행위의 기초가 되는 것이 감성이다.

감성마케팅(emotional marketing)이란 물질적인 자극뿐만 아니라 소비자들의 마음을 상대로 하는 감각정보를 통해 소비자의 감성 욕구에 부응하자는 것이다. 인간은 본래 시각, 청각, 미각, 후각, 촉각 등 오감에 기초하여 정보(information)를 받아들인다는 점을 핵심으로 하여 감성적 측면에 소구하는 마케팅이다.

인간의 왼쪽 뇌는 논리적이고 이성적인 판단을 하고 오른쪽 뇌는 직관적이고 감성적인 판단을 하는데 사용된다. 소비와 관련해서 이성적인 왼쪽 뇌는 가격과 품질과 효용을 합리적으로 검토하게 하고 오른쪽 뇌는 정서적 만족감과 감각적 측면을 주관한다. 따라서 소비자들의 감성(오른쪽 뇌)에 어울리는 또는 그들의 감성이 좋아하는 자극이나 정보를 통해 제품에 대한 소비자의 호의적인 감정 반응을 일으키고 소비경험을 즐겁게 해줌으로써 소비자를 감동시킴으로서 기업의 목표를 달성하고자 한다.

즉 감성마케팅은 눈에 보이지 않는 감성이나 취향을 눈에 보이는 색채, 형태, 소재를 통해 형상화시키는 것이다. 이러한 감성마케팅의 특징은 자극을 통해 소비자의 무의식적인 반응을 이끌어 내고 이를 매출 증대로 연결하는데 있다. 이성에 호소하기 보다는 직관과 이미지를 중시하는 감성을 자극하는 편이 더욱 쉽고 직접적으로 소비자에게 매력이 될 수 있으므로 업계에서는 이러한 감성마케팅에 관심을 가지고 있다.

감성마케팅 중 가장 일반화된 것은 후각을 자극하는 향기 마케팅, 셔츠, 신발은 물론 최근에는 수신음이 울리면 장미, 커피 등의 향기가 나오는 휴대폰 및 화면 영상에 걸 맞는 향이 뿜어 나오는 TV도 개발되어 동시에 복합적으로 여러 감각을 충족시킬 수 있게 됐다. 그 외에도 기분전환에 효과가 큰 엔톨 성분을 함유한 사탕, 시간대에 따라 다양한 음악을 들려주는 백화점의 경영기법 등 이러한 추세는 확산되어 있다.

② 감성마케팅 적용 방법

병원에서도 일반기업과 같이 감성마케팅이 적용이 가능하다.

예를 들면, 포근하고 안락한 분위기 있는 병원, 서비스 혜택, 정서음악을 틀어 주는 병원, 꽃으로 단장한 공간을 갖춘 병원이다.

이에 따라 오감을 자극하는 감성마케팅에 대해 풀어 보고자 한다.

첫째, 『감각(Sense)』에의 호소이다.

시각, 청각, 촉각, 미각, 후각 등 5감에 호소하는 광고, 커뮤니케이션, 제품, 브랜드, 환경, 접점요원을 개발해 가는 것이다. 감각적 체험을 창조할 목적으로 이 같은 체험 제공수단들을 동원하여 고객을 유인하고 가치를 추가하고, 제품을 차별화 해 가는 것이다. 초콜릿의 디자인을 하트모양으로 바꾸고 사과에 「합격」이란 글자를 넣는 것 등이다.

둘째, 『감정(Feel)』에의 호소이다.

제공되는 제품이나 서비스와 관련되어 고객에의 즐거움과 강한 자부심을 일으키는 전략을 구사하는 것이다.

고객에의 감정이입을 위한 브랜드(예: 해피화장품)를 만들고 배려하고 이해하며 칭찬하는 커뮤니케이션기법을 개발하고 고급스러운 점포나 분위기를 만들어 보는 것 등이다.

셋째, 『행동(Act)』에의 호소이다.

고객의 육체적인 체험을 요구하는 것이다.

즉 육체적 경험을 할 수 있도록 다양한 방법이나 라이프스타일을 보여줌으로써 실제 행동으로 유도하는 것이다.

유명한 운동선수의 모델 사용, 우유 소비 촉진 캠페인, 이주일 씨의 금연캠페인 등이 그것이다. "Just do it"의 캠페인이 대표적 사례이다.

넷째, 『관계(Relate)』에의 호소이다.

일정 집단이나 사회, 문화 등의 구성원으로써의 경험을 만들어 가는 것으로 이상적 자아를 성취시켜 줌과 동시에 다른 사람에게 긍정적으로 인식되고 싶은 욕구까지 자극하는 것이다. 더 넓은 사회적 관계 속에서 제품이나 서비스에 대한 공동체적 경험을 갖도록 하는 것이다. 각종 마일리지 혜택을 통한 관계 형성, 고객정보에 따른 특수 관계 형성시스템 등이다.

③ 감성마케팅 사례

'필(feel)'을 꽂아라! '재미 + 디자인' 감성마케팅

미국 시카고에 있는 루터교 소아종합병원은 '가상환경 체험 시스템'을 갖춘 독특한 방사선 진료실을 열었다.

어린이 환자가 컴퓨터단층촬영(CT)을 받는 동안, 벽면과 천장에는 캐릭터 동영상이 비치고, 음악과 조명이 편안한 분위기를 연출한다. 모형 CT 장치로 장난감 내부를 찍는 놀이도 체험하게 한다.

환자의 여린 감성까지 생각한 이 시스템의 모든 검사는 15분이면 끝난다.

인간의 감성이 소비를 결정짓는 사례가 늘고 있다. 패션산업에 이어 전자, 의료서비스, 주택, 외식 등 거의 모든 산업분야로 '감성 마케팅'이 확산되는 추세이다.

이는 품질이 거의 비슷해져 기술만으로는 차별화가 어렵기 때문에 나타난 현상이다.

'이거 내 스타일? 아니면 안 사!'

"브랜드를 보고 살 때도 있었지만, 지금은 내 스타일에 맞는 것을 선택한다."

김 씨는 "루이비통과 샤넬 등 명품 브랜드의 위세가 과거만 못하다"며 "브랜드로 자신의 능력이나 지위를 과시하기보다는 '나만의 감성'을 표현할 수 있는 제품을 고른다"고 말했다.

이러한 감성소비는 세대도 뛰어 넘는다.

④ 고객심리 이용한 오감(五感) 감성 마케팅

프랜차이즈 점포를 운영할 때에는 고객의 감성적인 면에 호소함으로써 고객의 구매행동에 많은 영향을 미치게 된다. 즉 인간의 청각, 후각, 촉각, 미각, 시각 등 오감에 호소하는 감성 마케팅기법을 심리계절에 맞게 효율적으로 활용하여 자주 찾아오고 싶은 편안하고 매력 있는 점포나 병원을 창출할 수 있다.

우선 청각과 관련하여 음향마케팅기법이 있는데 계절, 요일, 날씨, 시간에 따라 다양하게 개발되어 있다.

계절별로는 봄에는 화사하고 경쾌한 느낌의 왈츠, 여름에는 레게 등 시원한 느낌의 장르, 가을에는 고독한 분위기에 빠져들게 하는 샹송 · 칸초네, 겨울에는 따뜻한 분위기를 연출하는 발라드가 주로 선곡된다. 시간에 따라서는 일반적으로 오전에는 차분한 클래식과 경음악을, 오후에는 발랄하고 경쾌한 팝송을 주로 사용하고 세일기간 중에는 매장 회전율을 높이기 위해 빠른 템포의 댄스음악을 사용한다.

또한 회전율 본위의 음식점 같은 곳에서는 식욕과 연계시키도록 내장을 밝은 난색계를 사용하면 좋다. 색의 시인성(視認性)이란 색을 보는 정도의 차이로서 일반적으로 밝고 강렬한 색은 어둡고 약한 색보다 눈에 많이 띄며, 색의 배합에서도 난색계통이 한색계통보다 눈에 잘 띈다. 따라서 외장이나 간판을 설계하거나 매장이 넓은 점포를 설계할 때 시인성을 잘 고려할 필요가 있다.

이와 같이 고객의 오감에 호소하는 변화 있는 감성적인 점포 운영은 단골뿐만 아니라 신규 고객에게 매우 역동적이고 매력적인 점포 분위기와 쾌적함을 느끼게 하여 매출의 지속적인 성장과 좋은 평판을 얻게 할 것이다.

⑤ 감성마케팅의 흐름과 전망

감성마케팅의 목표는 고객의 감성에 맞는 상품 개발(product development)이다. 이를 위해서는 자사의 비즈니스시스템을 요소별로 파악하고 현실에 맞는 기획을 해야 하며, 감성마케팅에 필요한 투자계획(investment plan)을 세워야 한다. 또한 소비자의 감성을 자극하고 새로운 트렌드를 형성하거나 제품을 개발하여 새로운 사업영역을 개척하기 위해서는 경영진의 역할이 중요하다.

특히 불황을 극복하기 위한 신상품을 개발할 수 있는 전사적인 경영전략을 수립하기 위해서는 제품개발 담당자만으로는 한계가 있으며, 경영진이 주도적인 역할을 수행하여 부가가치(added value)를 창출해야 한다. 이를 위해서는 경영진이 논리적인 사고 능력과 창의적인 경영이 요구된다.

우선 자사 상품에 대한 기본적인 경쟁력을 갖춘 후 감성마케팅전략이 필요하다. 이와 같은 감성마케팅이 기업 성장의 원동력이 되어 매출 증대로 이어지게 된다. 상품은 품질과 기능 향상이 기본이며, 품질(quality)이나 기능에 대한 조건을 소홀히 하고 감성으로만 승부하려 해도 성공할 수 없다. 이는 기업의 기본역량이 감성마케팅 이상으로 중요하다는 것이다.

6. 병원서비스 마케팅의 방향

① 사업영역의 선택과 집중전략

병원이 경쟁에서 우위를 확보하기 위해서는 사업영역에서 선택과 집중을 하여야 한다. 그 이유는 고객들은 전문화된 의료서비스를 선호하고 전문화에 의해 병원경영의 효율성과 생산성이 향상되기 때문이다.

현대에는 의사 1인이 병원을 운영하는 1인 의원 시대는 한계가 있다. 또한 의사들끼리 자본과 의료기술을 묶는 공동 개원이나 병원끼리 정보와 시설을 공유하는 네트워크가 필요하다.

② 협력체계의 구축

병원에서 협력체계의 구축은 두 가지 측면에서 필요하다.

첫째, 병원이 서비스 영역을 선택하고 집중하여 병원간에 서비스 영역이 전문화됨에 따라 수평적 상호협력의 필요성이 제기되고 있다. 둘째, 의료기관간 수직적 협력체계의 필요성이다. 즉 의료전달체계, 환자후송체계와 같은 의료기관의 기능 분담을 통해 해당 의료기관에 적합한 유형의 환자를 진료함으로써 전체적인 의료자원 활용의 효율성을 높일 수 있다.

③ 구성원의 적극적인 참여 유도

고객이 만족하는 의료서비스를 제공하기 위해서는 의료서비스 생산 주체이며, 내부고객인 구성원이 고객지향적인 의식을 갖고 고객이 원하는 서비스를 제공하여야 한다. 이를 위해서는 고객의 욕구를 파악하고 제도적 장치가 필요한데 구성원들의 능력을 개발할 수 있는 교육훈련, 업무의 권한 위임, 내부고객 만족을 위한 후생복지, 공정한 업무평가와 성과에 기초한 보상시스템 등이 마련되어야 한다.

④ 업무과정의 개선

업무과정의 개선을 통하여 의료서비스의 질을 향상시키고 효율성을 증대시키는 접근방법이 총체적 품질관리(TQM), 지속적 품질관리(CQI)이다. TQM · CQI는 고객중심의 사고 속에 창의적인 구성원들의 적극적인 참여로 지속적으로 업무과정을 개선하여 의료서비스의 질 향상과 업무의 효율성을 증대시키는 것을 의미한다.

가. TQM(Total Quality Management)

고객중심과 인간중심의 경영체제를 지향하는 업무처리 기법이다. 이는 충분한 교육과 훈련을 받고 지속적으로 질 개선 메커니즘의 기능을 수행할 것이라고 신뢰하고 구성원들의 능력을 강화시키는 것이다. 즉 구성원과 경영자가 같이 협력하여 생산성이나 질을 지속적으로 개선시키려는 그들의 능력에 의지하는 기업운영의 협동체계이다.

나. CQI(Continuous Quality Improvement)

제품이나 서비스 질의 높은 수준을 성취하고 선의의 경쟁을 위해서는 잘 정의되고 계획된 지속적 질의 개선기법을 요구한다. 개선이란 병원조직의 모든 서비스의 단위나 운영활동이 부분으로써 요구되어지는데 더욱 좋은 질을 제공하기 위한 목표와 효율과 반응의 필요에 의해 행동해야 한다.

⑤ 통합 정보시스템의 구축

21세기에는 의료기관이 당면하게 될 수익성과 고객 중심의 경영을 위해서는 경영과 관련된 자료, 정보의 전산화가 필수적이다. 미래의 의사결정, 성과평가와 보상과 관련된 정보들은 병원 내 모든 분야의 활동에 대한 자료에 의해 통합적으로 생산되어야 하므로 잘 설계된 전산시스템의 지원을 받아야 한다. 또한 고객을 관리하는 데에서도 정보시스템의 활용이 요구될 것이다. 향후 고객에 대한 접근도 고객 개인의 특성에 적합하게 고객별로 이루어져야 하므로 의료기관 내에 있는 고객에 관한 자료가 통합된 데이터베이스의 필요성이 증가하게 될 것이다.

※ 의료서비스 차별화 전략 사례

차년도 사업계획 중점(차별화) 추진전략의 개요는 다음과 같다.

우선적으로 공간 활용을 통한 서비스 차별화 전략을 설정하고 처음 오신 내원객에 대해 전용창구의 신설 및 로비의 개선이다(초진환자 유치 및 편의 제공: 본관 3개 창구, 별관 2개 창구).

가. 처음 오신 분 상담 및 직접 안내 서비스

나. 수납 대기시간 없이 접수 수납

다. Open Card 등록 유도: 편의성 강조

라. 특화된 창구 운영: 오픈카드, 장애인, 외국인 등

마. 진동형 대기표 도입: 이용객 혼선 방지 및 편의 제공

바. 창구 디자인 작업: VIP식 상담문화 정착(좌석식 창구 운영)

사. 고객위주의 대기공간 마련: 휴식과 수납대기 공간의 고급스러운 분위기 연출

아. 고객 동선을 중심으로 한 의자 배치

2015년도 사업계획 중점(차별화) 추진 전략

■ 병원 이용 편리성 확보를 통한 서비스 차별화 전략

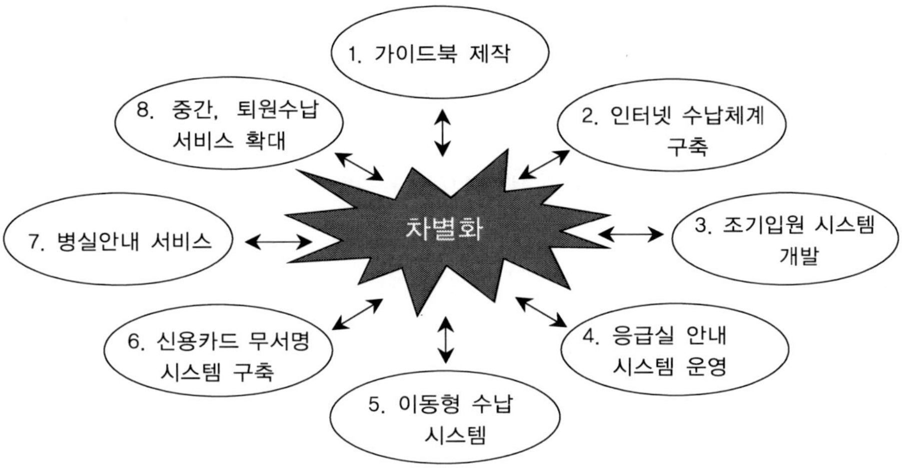

2015년도 사업계획 중점(차별화) 추진 전략

■ 병원 이용 편리성 확보를 통한 서비스 차별화 전략

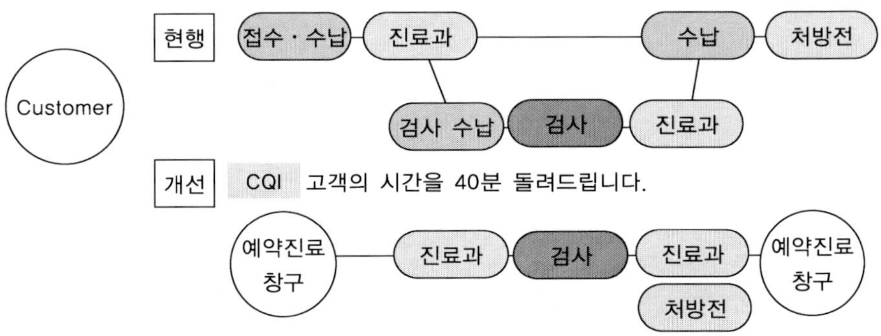

신용카드 open	신용카드 정보를 미리 입력금 후 진료가 다 끝난 후 결제하는 시스템
open card등록	Open card 사용에 다른 환자의 인적 사항 및 카드 입력 후 원무일 1회 방문으로 완료
가상계좌 입금	개인별 가상계좌 입금 후 진료, 검사-출금시 원무일 방문

2015년도 사업계획 중점(차별화) 추진 전략

■ 병원 이용 편리성 확보를 통한 서비스 차별화 전략

진 료
- 종양내과 오승근, 호흡기내과 박상철, 소화기내과 홍원빈

입원결정
- 조기입원장 발부(주치의), 조기입원 설명 및 동의서 사인(해당 진료과)

원무팀 접수
- 조기입원 동의서 원무팀 제출 – 입원 설명

입원전일
- 조기입원환자 입원예약 메시지 발송(원무팀) –17시~18시
- 조기입원화자 의료진(각 과별) 대표번호로 문자 발송

입원당일
- 오전 10시 환재 내원 – 원무팀 수속(병실결정) –입실전 검사
- 입실전 검사: 채혈실 1번 창구 – 30분 이내 검사결과 확인(cbc검사)
- 진단검사의학과에 검체 접수시 해당 진료과 대표번호로 문자 발송
- 결과에 따른 진료 실시 – 반드시 12시 이전 처방 입력

입실
- 12시이전 병실청소 완료–병동에서 입실 안내 메시지 발송
- 처방에 따른 진료 시작

퇴원전일
- 전일퇴원 order –17시 이전 입력(주치의)
- 전일퇴원에 따른 환자 안내(간호사)–퇴원약, 각종 서류 등 확인

퇴원
- 9시까지 처방(간호) 마감 후 심사, 계산 마감
- 10시 까지 수납 후 퇴원

2015년도 사업계획 중점(차별화) 추진 전략

■ 병원 이용 편리성 확보를 통한 서비스 차별화 전략

목적 대기하는 보호자 및 환자를 위해 환자의 진료/검사상황 경과를 실시간 보여 줌으로써 치료에 대한 안정감 및 대기시간 불만 해소

시스템 대기환자 및 보호자를 위한 진료상황 안내

[응급실 및 보호자 대기공간 LCD 모니터 설치]

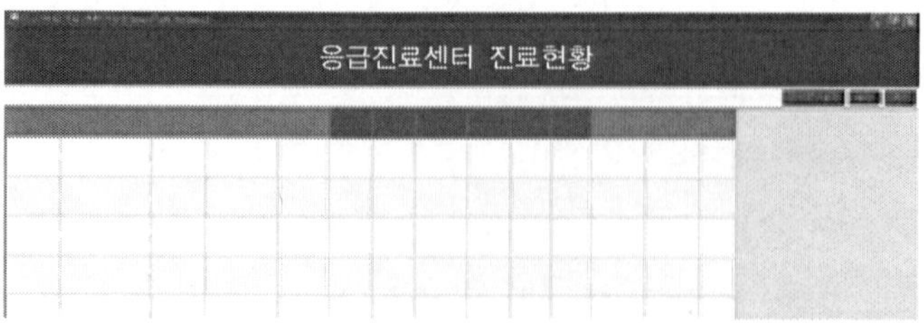

연습문제

1. 의료서비스 마케팅의 의의
2. 의료서비스 마케팅의 방법
3. 마케팅 믹스전략
4. 감성마케팅
5. 병원에서 감성마케팅 사례와 적용 방안
6. TQM
7. CQI
8. 의료서비스 차별화 전략 개념과 사례

제19장 병원코디네이터 관리

1. 병원코디네이터의 의의

급변하는 의료계 환경 하에 고객만족을 위한 서비스 전문직이 병원서비스 코디네이터이다. 미국 등 선진국에서는 이미 보편화된 직종으로 양질의 진료와 서비스를 보급하고자 노력하고 있다.

예를 들면, 수술을 해야 한다는 의사의 말을 듣고 진료실을 나온 환자의 얼굴에는 근심이 가득하다. '수술은 어떻게 하고', '비용', ' 입원기간', '마취', '수술 후에는' 등이다.

이 경우 환자의 궁금증을 풀어주고 확신과 신뢰를 심어주는 상담전문가가 병원코디네이터의 모습이다.

우선 'Coordinator'의 의미는 조정자로서 분야간, 부서간을 연결시켜주는 윤활유 같은 역할을 하는 사람이다.

병원은 다른 어떤 조직보다도 많은 사람과 부서가 만나서 일하는 노동집약적인 특성을 가진다. 환자 만족을 높이기 위해서는 각 부서 간, 인력 간의 일관성이 중요하며, 이를 위해 중간의 연결고리의 역할을 담당하는 병원코디네이터가 병원에서 의사와 환자, 환자와 직원, 의사와 직원의 관계를 원활하게 조정하고 최적의 시너지 효과가 창출되도록 한다.

코디네이터는 조정자 역할로서 진료진이 환자를 돌보거나 환자가 진료의 내용을 이용하는데 있어 좀 더 쉽고 부드럽게 접근시켜 주는 역할을 한다.

예를 들면, 환자의 과거 병력을 체크한다거나 가족력 또는 병원에 이용하게 된 동기, 의료 상담도 받게 된다. 코디네이터들은 의료기관장의 입장에서는 전지전능하기를 바란다. 구성원들의 친절교육은 물론 내부 인테리어, 진료환경 조절과 나아가 화장실의 휴지관리까지 하기를 원한다. 따라서 일반 비즈니스 경영의 마케팅과 서비스 개념이 병원에 도입되고 고객만족을 추구함으로써 환자와 직원간의 새로운 관계 정립이 필요하게 되었다. 즉, 무한경쟁의 시대적 상황이 병원서비스 코디네이터를 필요로 하고 있으며, 병원서비스 코디네이터를 정의하면 진료에 몰입해야 하는 의사나 간호사가 병원에서 관리하기 어려운 부분을 맡아 환자에 대한 상담과 사후관리를 하며, 직원에 대한 친절 서비스 교육을 하는 등 병원 관련 모든 업무를 원활하게 하며 병원의 이미지를 개선하도록 하는 전문직이다.

2. 병원코디네이터의 직무분류 및 역할

급변하는 의료환경, 의료정보의 홍수 속에서 환자들의 의료서비스에 대한 요구가 증가되고 있으며 의료기관은 환자만족 중심의 병원으로 바뀌어 가고 있다. 의료시장에서 병원코디네이터 직업의 도입은 우리나라 의료산업의 진료서비스 질에 많은 향상을 가져왔다.

병원코디네이터는 병원의 조정자로서 고객 만족을 위해 의료서비스에 대한 기획, 관리, 개선의 업무를 담당하며, 나아가 고객 상담, 조직관리, 병원마케팅, 직원교육 등의 세분화된 업무를 담당하는 병원서비스 품질 전문가이다. 구체적인 업무에 의한 코디네이터를 분류하면 다음과 같다.

① 기획: 의료계의 변화와 시장조사, 병원의 문제점 파악, 고객분석, 홍보마케팅 담당, 의사소통 조율자
② 상담: 치료계획 수립, 의사치료가 원활하게 이루어지도록 의사와 진료팀간 원만한 중재자. 진료 전・후 상담과정을 통한 전체적인 조망, 치료 결정 유도
③ 리셉션: 예약 업무, 전화 응대와 상담을 통한 고객관리, 병원환경조성 관리
④ 마케팅: 의료계 시장조사와 병원 내외부 홍보 마케팅 기획
⑤ 이미지: 병원 내외부 이미지관리, 고객 및 병원의 전반적인 이미지 컨설팅
⑥ 통역: 외국인 내원에 따른 치료의 전반적인 조망, 의료진과 고객간의 원활한 의사소통 유도
⑦ 텔레마케팅: 전화를 통한 지속적인 고객관리, 치료효과 측정 및 개선전략

그림 19-1 서비스 리더십의 가치관

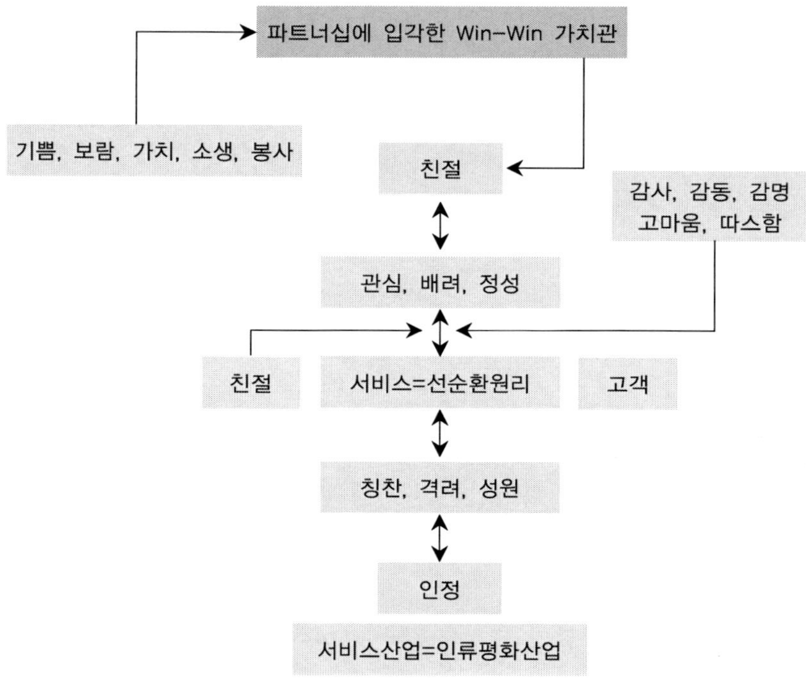

자료: 전신철, 병원코디네이터(2판), 포널스출판사, 2012, p.71.

도출, 고객 예약관리

⑧ 홈페이지 관리: 홈페이지 기획 및 관리, 온라인을 통한 고객 상담, 예약관리, 의료계 및 병원의 전반적인 뉴스 제공

⑨ 재무: 병원의 재무, 세무관리, 보험관리, 연간 사업계획 수립과 실행 및 관리

[그림 19-1]과 같이 기쁨과 봉사로 파트너십에 입각한 상생의 가치관을 통해 감사, 감동의 산물로 나타나 서비스는 친절, 인정을 바탕으로 서비스산업이 바로 인류평화산업에 공헌하는 것이다.

병・의원에서 처음으로 고객과 만나고 서비스 개선을 통해 병원의 이미지까지 변화시키는 코디네이터의 역할은 다음과 같다.

① **진료와 업무에 대한 전체적인 흐름의 파악**: 고객과의 상담과 서비스를 원활하게 제공하기 위해서 업무 내용을 이해해야 한다.

② **인간적인 유대감 형성**: 환자가 내원했을 때의 두려움을 없애고 병원에 대한 신뢰감을 형성하기 위해서 충분한 상담으로 인간적인 유대감을 형성해야 한다.

③ **차별화된 서비스**: 환자 상담 및 사후 관리를 통해서 차별화된 1:1 서비스를 제공해야 한다.

④ **병원 이미지 개선**: 병원 내 서비스 개선을 통해서 병원 이미지 확립에 기여해야 한다.

⑤ **원활한 의사소통**: 의사와 직원사이, 의사와 환자 사이의 원활한 의사소통을 통해 더 좋은 진료서비스를 제공하고, 직원들의 팀워크를 향상, 유지시켜야 한다.

⑥ **실무적인 업무 수행**: 병원의 수납과 예약 업무 등을 하면서 생동감 넘치는 병원 문화를 이끌어나가야 한다.

3. 병원코디네이터의 기본 요건

병원코디네이터가 되기 위해서는 신뢰와 가치를 주는 병원고객 상담테크닉이 핵심이다. 또한 컴퓨터 활용능력, CRM(고객관계관리), 마케팅 마인드, 전문지식, 컴프레인 해결능력, 외적 표정 등 감성적 능력이 따라야 한다.

보건의료관련 전공자와 비전공자를 구분하기보다 능력과 리더십의 측면에서 자질이 평가되고 역할의 범주도 확장되어 가고 있다. 의료서비스 품질전문가인 병원코디네이터로서 갖추어야 할 기본 요건은 다음과 같다.

- 긍정적 사고와 밝은 성격
- 친절하고 상대편 입장을 이해하는 역지사지 할 줄 아는 따뜻한 마음가짐
- 원활한 커뮤니케이션 능력
- 봉사정신과 투철한 직업의식
- 조직의 융화를 이끌어 내는 리더십
- 신뢰를 주는 전문가다운 용모와 호감 가는 이미지
- 정보 수집, 수집된 정보 적용 및 컴퓨터 활용 능력

- 병원실무행정 및 의료 관련 지식에 대한 이해
- 병원 경영에 대한 이해와 경영 마인드

4. 병원코디네이터의 전망

병원코디네이터의 수요와 공급 모두가 증가하고 있는 추세이고, 가치 있는 직종이다. 이제 병원도 경영 마인드가 없으면 경쟁력을 갖기 어려운 시대이다. 이러한 환경에서 중요한 역할을 담당하는 병원코디네이터는 도입 초기에는 치과, 성형외과, 피부과, 한의원 등의 1차 의료기관에서 주로 활성화되었으나, 현재는 종합병원에서도 병원코디네이터의 도입이 증가하고 있다.

병원코디네이터 고용에 대한 성공사례들이 의료시장에 확산되면서 병원코디네이터를 채용하려는 병의원이 증가하고 있으며, 사설 교육기관이나, 여러 대학교의 보건의료관련 학과에서도 병원코디네이터 양성을 위한 교육을 진행하고 있다.

① 코디네이터의 목표

경영자와 함께 변화하는 의료 환경에 대응, 환자 감동의 서비스를 제공하여 많은 신규 고객과 단골 고객을 확보, 진료서비스가 주차부터 병원 문을 나가 퇴원까지 단절되지 않고 원활하게 진행되도록 지원하는 것이다.

② 코디네이터 리더십의 정의

어떤 주어진 상황에서 목표를 달성하기 위해 개인 또는 집단 활동에 영향을 미치는 과정 및 결과(예: 오케스트라 연주)로서 사람을 이끌고 따르게 하는 스킬이다. 즉 리더십이란 목표 지향성, 영향력, 상호작용으로서 리더와 조직 구성원(추종자) 및 상황 변수들의 함수 관계라는 다음 식으로 설명된다.

$$L = F(l, f, s), \quad L = \text{Leadership}, \ l = \text{leader}, \ f = \text{follower}, \ s = \text{situation}$$

(추종자) (상황)

③ 코디네이터의 장점

가. Service: 환자에게 양질의 서비스 제공

나. Consulting: 병원 컨설팅에 기여

다. Relative: 원만한 대인관계 개선

라. Class: 간호사, 병원 근무인력의 품격 향상

④ 코디네이터 리더십 패러다임 전환

경쟁요소가 토지-자본-정보와 지식-창의력으로서 기업의 인재관으로 변화되었고, 연공서열, 파괴경쟁력 개념으로 변화되어 원가와 품질-서비스, 시간으로 변화되어 21세기는 조직의 허리인 중간계층이 중심이 되어 조직의 변화를 주도하고 이를 상하로 확산해 나가는 링커형 리더십이 필요한 시대이다.

⑤ 코디네이터 역할

첫째, 팀의 목표를 달성하기 위해 팀원을 언제든지 자신의 지시대로 움직일 수 있도록 훈련시키는 역할로서 조직의 목표라면 가능한 일정 기간 내에 달성해 내는 일을 한다.

둘째, 조직보다는 상사의 업무 목표를 달성하기 위해 팀의 모든 역량을 집중시키는 역할로서, 자신의 개발보다는 팀원에 대한 교육과 개발로 자신의 업무를 달성하고자 한다. 조직 내외의 중요한 정보의 총괄 관리자로 정보를 통제하고, 전반적으로 팀원에 대한 지시자로서 역할을 한다.

※ 병원코디네이터 관리 사례(미국)

① 환자의 인격은 최대한 존중한다.

주치의 제도로 환자와 의사 스태프 사이의 관계는 로얄티가 형성된 사이로 환자와 의사는 서비스 수요와 공급자의 견고한 신뢰관계로 형성되어 있다.

② 병원 팀원 모두가 본인의 권리를 숙지하고 있다.

이에 의무를 철저하게 지킨다. 불합리한 대우를 받을 경우에도 메니저나 코디네이터에게 업무상 조율과 처리를 요청할 수 있다. 상호 이해와 작용을 통해 진취적인 틀을 마련한다.

③ 의료산업이 자본주의 원리로 운영된다.

고가의 민간의료보험을 채택하고 서비스를 받는 환자는 많은 선택권이 있다. 환자의 기본적 서비스의 질적 요구에 충족되지 못하는 병원은 환자로부터 신뢰를 받지 못한다. 환자 1명이 바로 지속적 재방문으로 고가의 수요를 창출한다.

연습문제

1. 병원코디네이터의 의의
2. 병원코디네이터의 역할
3. 병원코디네이터 업무에 의한 분류
4. 병원코디네이터의 기본 요건
5. 병원코디네이터의 전망
6. 병원코디네이터의 관리 사례

제20장 원무행정의 경영전략

전략은 전술의 상위개념으로 전술을 이끌어가는 방향, 전술은 전략의 하위개념으로 전략을 달성하는 수단이다. 전략은 거의 불변하지만 전술은 변동성이 있다.

경영전략이란 병원이 경영목표를 달성하기 위하여 병원이 갖고 있는 각종 자원(인력, 시설, 물자, 자금, 의료기술 등)을 효과적·효율적으로 동원, 운용하는 방법이다. 이를 위해 전략계획을 수립하여 집행, 통제하는 경영방식, 전략계획(strategic planning)은 미래에 발생할 수 있는 여러 가지 상황을 예측, 고려하여 적절한 방안을 개발, 선택하고 집행에 관한 기본방향을 설정하는 것이다.

1. 미래 의료산업 경영전략

1.1 미래의 경쟁우위 전략

병원은 급변하는 경쟁 환경 속에서 생존을 위한 적응과 고객의 가치 창조를 통한 경쟁우위의 선점전략이 필요하다.

표 20-1 미래의 경쟁우위 전략

구분	기 술	구 조	시 장
핵심역량 강화	TQM, R&D 동종·이종 → 합종·연횡(협력과 교류)	전략 조직화	특성화 전문화 새로운 시장 창조
혁신	Ubiquitous, 가치창조: BSC	학습조직 (Learning, Creative)	지식경영, 다각화, 브랜드파워, 니치 마켓 공략

고객만족	분석능력 마케팅 CSM(환자만족경영)	고객접점(MOT) 확대, BPR(업무 프로세스 개선)	욕구 창출 인간친화적 서비스

1.2 원무관리 행정에서 미래 의료산업 경영전략

병원산업에서도 성장과 글로벌경영의 쌍두마차 정책이 필요하다.

병원은 생명공학(BT), 신약, 첨단의료기기 등 고부가가치 미래 유망기술이 개발, 활용되는 공간으로서 산업성장의 엔진으로서 의미도 매우 크다.

신기술의 발달은 산업의 중심을 굴뚝산업에서 서비스 산업으로 이전되고 있다. 고용을 창출하고 부가가치를 생성하는데 있어 미래 산업의 중심이 서비스 산업으로 전환하고 있다.

정부는 지식정보화 시대의 고부가가치 기술로 5대 전략기술을 지정하고 차세대 성장동력으로 육성하는 것을 추진 중이다. 5대 전략기술이란 생명공학(BT), 나노 기술(NT), 정보기술(IT), 환경기술(ET), 컨텐츠기술(CT)이며, 이 중 생명공학 산업이 가장 급성장할 것으로 예측되고 시장규모도 급속하게 성장하고 있다.

생명공학 기술은 다른 기술과 연계하여 시장을 확대하고 있으며, 미국은 하버드 의대와 메사추세스 공대가 합동으로 교과과정을 운영하고 있다. 이는 생명공학, 전자 · 기계공학과의 교류를 통한 신기술 개발을 촉진하기 위함이다. 한국생명공학연구원(2000년) 자료에 의하면, 미래에 생명공학 분야는 2013년에 1,400억 달러의 시장이 될 것으로 전망하였다.

그 중 의료산업은 대표적인 서비스 산업이다. 직접 사람을 대면해 필요한 것을 채워주고 만족을 극대화시키는 것이 목표이기 때문이다. 적절한 치료로 환자의 고통을 덜어주는 것도 중요하지만, 의사의 진료시간이나 설명, 대기시간 등도 중요한 요소가 되고 있다. 의료소비자들은 자신의 효용을 극대화할 수 있는 병원을 미리 선별한 뒤 가장 근접한 병원을 찾는 경향이 있다.

의료서비스 산업은 성장 잠재력이 크고 제조업이나 다른 서비스 산업에 비해 파급효과도 크다. 따라서 이미 저 성장 기조에 들어선 국내 산업의 성장엔진이 될 수 있다. LG경제연구원은 고령화시대에 유망한 산업으로 장기요양서비스, 의료서비스, 건강서비스 등을 예측했다. 즉 50대 이상이 전체인구의 30%에 근접하고 이

계층의 소비 규모가 118조원에 이르러 중고령층이 소비의 중심이 될 것이다.

정부는 의료산업 육성에 전력을 기울이고 있다. 영리법인 병원과 프리랜서 의사 허용 등 의료에도 경쟁의 원리를 도입함이 정부의 입장이다.

사회 전 분야가 경쟁을 통한 효율성 제고, 부가가치 창출의 극대화를 핵심으로 추구하고 있는 상황에서 의료산업에 대한 정부의 각종 규제가 있었는데, 이제는 이러한 규제가 완화되었다.

의료산업화란 의료사업(고부가가치, 기술집약형)을 차세대 국가 성장 동력화하기 위하여 부가가치가 높은 의약품, 의료기기 등 생산재 부문과 의료서비스 부문을 집중 육성하여 경제발전에 기여하고 고용을 창출하며, 아울러 경쟁을 통한 의료의 질 향상으로 다양하고 고급화된 소비자의 의료욕구를 충족시키고자 하는 정책적 목표이다.

글로벌화가 빠르게 진행되고 있고 이에 따라 외부로부터의 개방 압력에 대응해 의료산업 측면에서 병원의 경쟁력을 강화해 나가야 한다.

의료서비스를 산업적 측면에서 접근시, 생명공학(BT), 제약산업, 의료기기산업 뿐아니라 u-Health 등 정보통신 분야 역시 파급효과를 갖는 중요한 핵심 산업이다.

즉 의료서비스를 판매, 수출하여 국부를 키우는 국가전략이 필요하다. 의료산업은 무공해산업이면서 관광과 연계하면 시너지효과가 큰 산업이다.

우리나라는 GDP의 5.6%만을 의료비로 지출하면서도 상당한 건강성과를 내고 있다. 캐나다의 조사기관(Conference Board in Canada)은 암 사망률 등 건강성과 측면에서 OECD 국가를 비교한 결과, 우리나라가 5위라고 발표한 바 있다. GDP의 15%를 의료비에 지출하고 있는 미국이 22위인데 비해 뛰어난 성과이다.

일부 암과 한방기술은 한국은 선진국 수준의 의료기술을 보유하고 있고 가격 경쟁력도 있다.

무역협회 보고서에 의하면, 한국인에게 많이 발생하는 6대 암 치료기술이나 미용·성형분야에서 미국 등 선진국에 근접한 기술을 보유하고 있으며 가격도 현재의 수가제도 하에서는 경쟁력이 있는 것으로 평가하였다.

경쟁국들이 국제의료시장을 선점하기 전에 우리도 해외로 진출해야 한다. 이를 위해서는 의료산업에 대한 국민들의 개방적인 인식과 정부의 적극적인 지원책이 무엇보다 필요하다.

싱가포르, 태국, 말레이지아 등 동남아 국가들은 '의료 허브'를 목표로 하여 의료관광산업을 국가전략산업으로 삼아 적극적인 홍보에 나서고 있다.

반면 외국 유수의 병원들과 경쟁해야 하는 국내 병원들은 의료법 등에 묶여 외국환자 유치에 신중해지게 된다.

이는 "누구든지 영리를 목적으로 환자를 의료기관 또는 의료인에게 소개, 알선, 유인하는 행위 및 이를 사주하는 행위를 해서는 안 된다"는 의료법(제25조 3항)의 규제 때문이다.

우리나라 현 의료시스템은 가격·수요·공급이 모두 통제되고 의료기관의 영리도 제한되어 있어 의료산업을 위한 자본투자를 기대할 수 없다.

서비스산업의 한 축인 의료산업의 경쟁력을 확보하면서 증가하고 있는 의료서비스 수요에 대응하기 위해서는 의료기관 자체의 자본 확충과 우리의 의료서비스 산업에도 시장원리를 도입해 효율성과 효과성을 높일 필요가 있다. 물론 의료서비스에 공공성이 강하다는 점을 감안, 공공 의료체계 확충과 계층별 형평성을 높일 수 있는 방안을 함께 검토하고 추진해야 한다는 점을 정부도 충분히 인식하고 있다.

영리법인이 허용되면 병원산업에 대한 자본참여가 활성화 될 것이며. 또한 병원들간의 네트워크 형성이 용이하게 되어 영세성을 탈피하고 규모의 경제와 통합의 시너지 효과를 창출할 수 있게 되고, 중소병원의 전문화를 통한 경쟁력 향상에도 이바지할 것이다. 의료도 국가경제의 신성장산업의 하나이며 수출산업이다.

이제 국내시장 개방과 더불어 국제경쟁이 치열해지는 시대를 맞아 의료도 해외에 수출할 수 있는 산업으로 인식하고 준비해야할 시점이다.

국내 의료기관이 외국으로 지출하여 외국인을 대상으로 의료서비스를 공급하거나, 고소득의 외국인을 국내로 유치하여 외화를 획득하는 산업으로 성장시켜야 한다. 의료가 유망한 수출산업으로 성장 가능한 이유는 다음과 같다. 첫째, 고부가가치 산업이라는 점이다. 즉 의료는 의료인의 전문기술과 하이테크를 기반으로 하는 서비스업이므로 일정한 물적 자원을 투입하여 고가의 진료수익을 얻을 수 있다.

둘째, 국내 의료기술의 우수성을 강점으로 사업화가 가능하다. 셋째, 의약품, 의료기기, 디지털 기술, 병원경영 노하우 등 수출대상 아이템 측면에서 유리하다는 점이다. 일본에 비해서는 가격 대비 기술면에서, 중국이나 동남아에 비해서 우수한 기술성을 보유하고 있기 때문에 경쟁력이 있다.

결국 미래 성장전략산업으로 의료산업을 육성하고 생명공학, 건강식품산업, 유비쿼터스산업 등과 연계하여 R&D 투자와 정부의 의료기관장의 적극적인 지원과 투자가 중요하다.

이를 위해 정부차원의 생명공학 산업과 의용공학산업, 연구개발비에 대한 투자로 국가 성장산업으로 육성할 필요가 있다. BT단지에 대한 투자 강화와 투자기금 조성, 연구개발 센터 증설, 해외환자 유치센터 설치, 확고한 의료관광 허브 실천 방안의 마련으로 국가와 지역경제 발전에 기여하도록 한다.

의료는 전체 산업 가운데 미래 고부가가치의 차세대 동력산업으로 충분한 준비로 대응하고 높은 수준의 국내 의료서비스의 강점을 활용한다면 해외 진출 전망도 밝다고 본다.

1.3 전략의 종류

전략수준별 목적과 전략 유형은 다음과 같다.

표 20-2 전략수준별 목적과 전략 유형

전략수준	목적	전략유형
Corporate (의료원, 병원)	• 신규산업 진출 • 기존사업 구조조정	• 다각화 • 수직적 통합, 아웃소싱 • M&A, 전략적 제휴
Business (진료과, 센터)	• 경쟁전략 수립	• 원가우위 전략 • 차별화 전략
Function (지원조직)	• 기능별 개선전략 수립	• 인력관리 전략

1.4 전략분석 방법

거시환경분석 내용, 산업 분석, 과거 성과, 내부역량분석 내용을 요약하여 기회, 위협요인으로 정리하고 내부의 강약점을 분석하여 전략적 시사점을 도출한다.

그림 20-1 사업 전략 수립

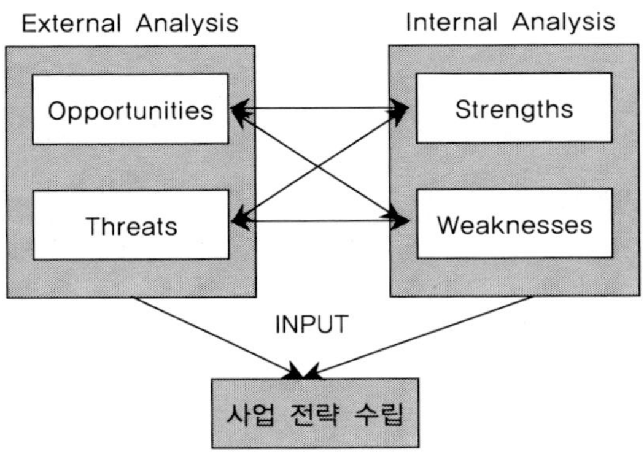

- 외부환경: Opportunities, Threats
- 좋은 쪽으로 작용하는 것은 기회, 나쁜 쪽으로 작용하는 것은 위협으로 분류
- 위협 또는 기회를 결정하는 주요 요인은 환경변화에 우호적인 역량을 보유하고 있느냐에 달려있음.
- 내부환경: Strengths, Weaknesses
- 강, 약점의 내용(보유하거나, 동원 가능하거나, 활용 가능한 자원)
- 역량의 강약 여부는 경쟁자 대비 역량으로 파악되어야 함.

1.5 새로운 병원으로 목표와 실천전략

목표: 외래환자 3,000명, 병상가동율 95%

1) 부서별 목표 설정 및 실천 방안 마련
2) 인프라 구축(주차/공간/프로세스/문화)
3) 선택과 집중을 통한 병원경영
   -스타급 교수 초빙, 핵심 진료영역 발굴, 인재 육성
4) 의료환경 변화에 따른 대응
   -러시아 시장 개척을 발판으로 국제병원 도약
   -의료산업화 대비책 마련
   -의료-ICT시장 개척 및 해외 의료서비스 수출 영향력 제고

2. 업무 효율화전략

업무 프로세스의 통폐합으로 one stop service에 의한 관리가 중요하다. 예를 들면, 물품 구매시 가격조사 · 결재 · 계약 · 검수 단계 등의 관리와 절차 간소화가 필요하며, 전자상거래를 통한 재료비 절감 방안도 있다.

또한 환자서비스 수준 극대화, 진료생산성 극대화를 위해 의료정보시스템을 도입하고, 이로 인한 관리비를 절감하고, 의료정보화 설비에 투자하고 DATA BASE 구축으로 업무 효율화를 기하는 것이다.

업무 효율화의 주요 내용은 다음과 같다.

- 업무프로세스 개선(BPR)으로 최적의 업무 프로세스 구축
- 자동화를 위하여 BPR(Business Process Reengineering)을 통해 경영혁신 수행 효과
- 업무흐름의 실시간 통합으로 업무처리 효율화
- 업무처리, 보고시간 단축으로 신속한 업무의 추진
- 업무 중복 방지를 위해 'One Fact One Place' 실현

3. 고객만족 서비스 극대화 전략

경쟁력 있는 병원이란 병원이 제공하는 서비스가 얼마나 환자와 가족, 지역사회 주민을 만족시키는가에 달려 있다. 즉 최고급의 의료기술, 정보화된 원무서비스와 같은 노하우가 필요하다. 이를 위해서는 단순한 경영 능률보다는 환자만족도의 향상에 중점을 두어야 하며, 경직화된 구조, 규정, 절차에 의한 경영보다는 다양한 상황에 대응할 수 있는 경영정책이 확립되어야 한다.

특히 환자중심 진료가 필요하며 유사한 질환을 가진 환자들을 대단위로 묶는 것이 중요하다. 진료업무 단위를 적절하게 확대하여 일상적인 업무 부담을 줄이고, 급격한 의료인력 소요의 변동을 줄이며, 독립된 업무단위로 원활하게 할 수 있기 때문이다.

이를 위해서는 정기적 이용자 만족도 조사, 고객 불만요인 창구의 개설도 지속적으로 개선하려는 최고 경영자의 의지도 중요하다.

결국 핵심 서비스전략으로는 3S, 즉 Speed, Sincerity, Service를 기본 이념

으로 고객 중심의 구체적인 서비스 전략은 다음과 같이 구체화된다.

가. one stop service, one place service의 실현

나. 기존 업무 프로세스의 혁신

다. coordinator의 활용

라. 맞춤형 서비스(customization)의 개발

마. 개인의 특성에 맞는 교육, 상담 서비스 제공

바. 정보시스템의 개발 및 활용

실천적인 서비스 극대화 전략은 다음과 같다.

CS 강좌, 소단위(Cell 조직) 접점부서 서비스 활동계획 → 소단위 서비스 CQI 활동계획, 서비스 매뉴얼, 자체 서비스 향상을 위한 교육자료 등의 확보이다.

① 고객만족전략

구 분	내 용
내부고객	• 근무환경 개선 • 복리후생 • 주인의식 고취와 일체감 조성 • 경영참가 • 신바람 경영
외부고객	• 진료환경 개선(진료절차 등) • 전산화(OCS 개발 등) • 진료 전문화

② 개인별 CS 기본 지침

가. 기본예절 지키기 Check list 정기 평가

- 친절 5대 항목 지키기: 전화, 인사, 용모, 복장, 보행
- 먼저 인사하기: 고객, 직원

나. 신속 정확한 업무처리

- 능동적인 서비스 제공
- 최대한 한 창구에서 민원 해결
- 대기시간 최소화 운동

다. 병원 중심적 사고에서 고객 중심적 사고로의 전환

- 고객에 최우선 가치 부여

라. 자기업무에 대한 자긍심 갖기 운동

- 업무에 만족한 직원이 고객도 만족시킴

③ CS 성공을 위한 도입전략

- 리더의 교육 참여
- 중간관리자에 권한을 부여하고 부서별 목표 설정
- 서비스 품질에 영향을 주는 프로세스를 개선(고객 지향적 품질기준 마련)
- 고객 피드백 시스템 개발
- 인정과 인센티브를 위한 시스템의 개발

④ 토요진료 활성화 방안

STEP 1 방향설정	STEP 2 동기부여	STEP 3 인적지원	STEP 4 지속적관리
선택진료 확대 토요진료 확대 진료과 확대 진료과 특화	방향설정에 따른 과별, 의사별 맞춤형 인센티브제 도입	진료과별 필수 진료지원인력 검토 후 투입	홍 보 FEED – BACK

⑤ CS 경영

마케팅 관리

CS 경영

- 3S Movement
  - Smart Service: 간단하고 편리한 절차, 알기쉽고 정확한 설명
  - Smile Hospital: 친절한 고객대응, 신바람 나는 직장생활
  - Spirit Practice: 창립정신 실천, 사명과 비전 실천
- 지속적 교육
  - YSA
  - 6-Sigma
  - 학습조직 및 CQI
- 브랜드 파워 강화
  - 한국 동서의학의 효시
  - 의학은 A대학교
  - 사명실천총괄팀 봉사

4. 생산성 향상전략

① 병상 가동률 증대와 퇴원 예고제

가. 목 적

• 입퇴원 환자들의 대기시간 단축 및 진료계획의 원활한 수행
• 효율적인 병상 운영 가능으로 가동률 증대
• 적절한 퇴원계획을 통한 불필요한 재원일 감소(입원 증대)
• 퇴원 환자수 파악으로 병동 인력의 탄력성 증대

나. 방 법

• 재원환자의 퇴원일정을 1~3일전에 관련부서(환자, 병동, 원무)에 알림

<조기퇴원 심사 → 조기퇴원 → 조기입원 → 재원일 단축 → 병상회전율 증대 → 수익 증대>

다. 효 과

• 환자가 치유의 만족을 먼저 얻음
• 병동에서는 환자 퇴원 전에 준비사항을 사전 점검을 통해 만족한 서비스를 제공
• 원무에서는 병상현황의 조기 파악으로 효율적인 병상 배정

② 병상관리의 효율화 방식

병상관리의 효율화 방식으로 중앙집중식과 분산관리방식이 있는데, 장단점을 비교하면 다음과 같다.

표 20-3 병상관리방법의 효율화(중앙집중식)

구분	중앙집중식 관리	분산 관리
통제방법	특정 부서	진료과 또는 계열별로 분산
장 점	• 병상의 효율적 이용 가능 • 소수의 행정인력으로 수익 제고 • 자격관리 등 업무 전산화 • 공병상 최소화 • 병상 이용의 융통성	• 진료의 효율성 제고 • 진료과별 책임 운영으로 병상이용율 증대 기대(해당 진료과)

단 점	• 진료과 또는 계열별로 병상을 운영하는 경우 타과 환자 입원 시 어려움	• 병상의 사유화 및 입원 기피 • 불필요한 재원일수 증가 • 인력 낭비 증가 • 환자 증감에 따른 적응력 저하 • 업무의 전문화가 어려움 • 전체 병상이용률 저하 • 융통성 결여

5. 병원정보화 전략

미래지향적 병원경영에서 병원정보화는 당면 과제이다. 고객 지향적이면서 수익성도 추구해야 하고 경영의사결정, 성과평가, 보상 등과 같은 정보의 전산화가 필요하다. 고객에 대한 접근에서 고객 특성에 맞게 계층별로 이루어져야 하므로 의료기관 내에 있는 고객에 관한 자료가 통합된 데이터베이스의 필요성이 증가하고 있다.

또한 병원 내부에서 생산되는 정보 이외에 다른 의료기관에 대한 정보도 필요하며, 경영성과와 비교하여 구매와 관련된 정보를 교류하는 등 병원간 정보공유의 수요도 점차 증가할 것이다.

병원을 찾아 온 환자들이 진료나 치료를 받기 위해 대기해야 하는 시간은 병원이 환자들에게 제공하는 서비스의 질과 많은 관련을 갖고 있다. 환자들이 진료를 받기 전에 대기해야 하는 이유는 병원이나 의사들의 수가 부족한 이유도 있지만, 차트나 진단기록과 같은 환자들에 대한 정보를 찾아 의사들에게 전달하는데 소요되는 시간도 그 이유가 된다.

PACS, OCS, ECS(전자차트시스템)의 활용은 업무의 전산화를 통해 소요되는 시간을 단축할 수 있다. 이러한 의료정보화는 고객 서비스의 질 증대와 인건비 절감효과가 있고, DSS(Decision Support System) 도입으로 환자에게 제공되는 의료서비스의 질의 증대를 가져오므로 병원 정보화에 최대한 투자와 지원이 필요하다.

최근에는 병원에서도 빅데이터를 활용한 고객관리에 관심을 갖게 되었다.

병원 정보화 도입시 효과는 다음과 같다.

- 환자 편의성 향상에 따른 고객만족 및 매출 증대
- 경영상의 Loss 절감에 따른 재무구조 개선

• 경영상태 예측 및 개선
• 업무의 편리성 향상에 따른 생산성 증대

6. 의료의 질 증진방안

의료의 질과 환자 중심 서비스, Total Quality Control, 의학기술을 최대한 활용, 최고 경영층의 의지가 의료의 질 증진을 위한 기본 요소가 된다.

여기서 환자와 관련된 주요 품질경영 내용은 다음과 같다.

• 환자와 보호자가 느끼는 편안함
• 환자의 위치와 진료 상태에 대한 정확한 자료
• 투약, 간호사, 의사의 주의, 관심 등 의료적인 사항
• 음식, 입원실, 개인 용무, 치료 등의 의료적인 사항
• 의료비 청구, 보험 처리 등의 재정적인 사항
• 불필요한 치료, 투약, 검사 등에 대한 사항

서비스 산업에서는 친절서비스는 기본이다. 높은 성과와 이윤으로서 지름길은 서비스의 질에 좌우된다. 경쟁자보다 서비스의 우위를 차지함은 고가 의료기술을 구입하는 것보다 비용측면에서 저렴하고 무형의 가치로서 병원운영의 계속성을 유지하는데 강점이 되기 때문이다.

위와 같이 이용자들의 주요 불만 요인으로 구성원들의 불친절, 진료결과에 대한 의사 및 간호사의 설명 부족, 장기 대기시간 등이다. 친절 서비스의 제공을 위해서는 업무 절차의 지속적인 개선과 교육, 내부고객인 구성원의 사기 앙양, 부서간 커뮤니케이션 기능 강화, 친절한 서비스 병원 이미지 구축, 의료사고와 분쟁 예방에 적극적 관심 등이 중요하다.

7. 전문화 전략

선택과 집중의 경영전략을 응용하여 의료와 서비스를 선택적으로 전문화, 특화함이 중요하다. 병원과 의사들은 의료시장에서 유리한 고지를 선점하기 위해 첨단기술을 사용하고자 하며, 서비스 경쟁에서도 신속과 정확성을 기본 이념

으로 인적, 물적 자원의 효율적 활용에 최대한 노력을 기울일 것이다. 이에 따라 병원은 한개 이상의 과목을 선택적으로 전문화하고 병원의 브랜드 가치를 창출하기 위해서도 전문화의 필요성이 강조되고 있다.

즉 핵심역량의 강화, 의료기술의 향상 및 개발, 병원 및 진료기능의 특성화, 병원 브랜드 이미지 구축, 병원 특성화 위한 지원체계 구축이 선결사항이다.

이에 따라 대학병원은 편의적 서비스에서 나아가 진료 서비스의 전문화에 집중하고 있다. 내과, 외과, 산부인과, 소아과 등 각 임상과목별로 구분되어 있는 대학병원 외래진료실 구조도 변화가 필요하다. 이러한 과별 구분에서는 임상과간 학문적·인적 교류가 어려워져 최상의 진료를 위한 협진이 어려워지게 된다.

종합병원과 전문병원에 대한 선호도 조사 결과, 응답자의 77%가 전문병원으로 종합병원 23%보다 전문병원을 더 선호하였다. 그 이유는 전문성과 정확성, 진료시간 단축 등으로 나타났다. 대학병원의 경우 특정 장기나 질병에 대한 난이도 높은 의료기술을 보유하기 위해서도 [그림 20-2]와 같이 세부 영역별 전문화가 필요하다.

그림 20-2 종합병원과 전문병원 선호도 조사 결과

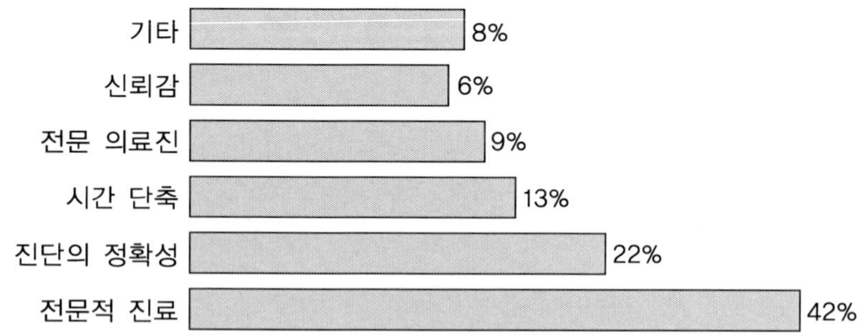

자료: 한국 갤럽, 1999. 7.

① 전문센터 운영의 특성

- 의료기관 특성에 따라 다양한 형태로 운영
- 전문센터의 대상: 질병, 장기, 진료과 특정 시술·처치 등
- 시설: 독립된 공간을 가진 경우와 기존 진료과에 설치된 경우

- 운영체계: 운영의 독립성을 유지하는 경우와 기존 진료과 운영에 귀속된 형태
- 대부분 공급자 중심의 전문성을 강조하기 위한 수단으로 활용
- 고객 중심의 운영시스템을 가진 경우는 많지 않음

② 전문센터 운영체계

가. 기본 방향

- 효율적인 전문센터의 운영을 위해서는 기존 병원 운영시스템과 다른 형태의 운영체계 필요
- 전문센터 운영의 독립성 부여
- 조직 운영의 유연성 확보가 중요
- 책임과 권한, 평가와 보상의 개념 도입 필요
- 전문인력, 부서간 조정 및 통합에 관심
- 팀 개념에 의한 접근

나. 전문센터 운영현황

의료기관별 전문센터 운영현황은 다음과 같다.

표 20-4 전문센터 운영현황

의료기관	전문센터
A병원	심장, 장기이식, 부인암, 유방, 안과, 이비인후과, 류마티스, 응급의료, 종합건강진단
B병원	암, 심장혈관, 장기이식, 뇌졸중, 감마나이프, 무혈수술, 통증관리, 건강의학
C병원	노인병, 뇌신경, 심장, 폐, 관절, 건강증진
D병원	척추, 노인병, 호흡기, 유방암, 주산기, 내시경, 외국인 진료, 응급진료, 종합건강검진, 당뇨병
E병원	소화기병, 폐 및 호흡기 유전체, 신장, 어지럼증, 심혈관, 인공심장, 무수혈, 레이저

그림 20-3 전문센터의 방향

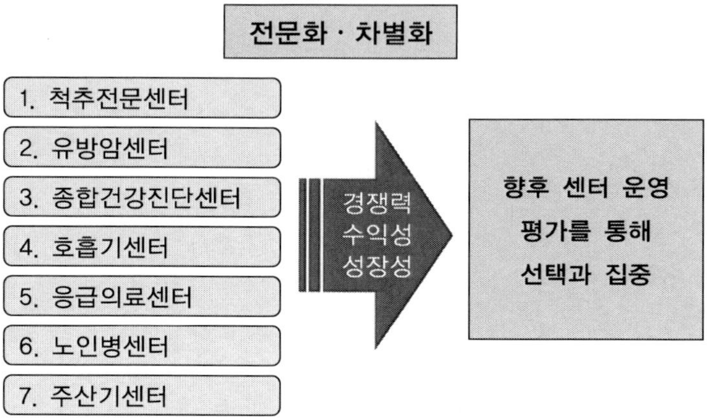

<표 20-5>와 같이 진료과에 집중 투자하고, 새로운 시술 및 연구에 대해 개인 및 진료과에 집중한다.

표 20-5 집중투자와 전문화 · 차별화

진료과 및 질병별		전문화 · 차별화 내용
진료과	내과	내과부 승격 검토: 소화기, 심장, 내분비, 호흡기 분야 등 수익성 평가에 의한 투자, 향후 수익성이 기대되는 세부 전문분야(종양, 류마티스 등) 신설
	치과	치과부 승격 검토: 수익성 평가에 의한 투자(보험, 약관절, 소아교정 등), 인근병원과의 경쟁력 확보를 위한 고급화 추구
질병	암	질환 중심의 통합 운영(유방암, 폐암, 소화기암, 부인암 등), 고난이도 질환 치료로 경쟁력 확보
	뇌신경 질환	개원의가 적고 고난이도 분야의 뇌신경질환 선정, 신경과, 신경외과, 소아과 의료진의 전문적 협진 진료 가능, 장비, 인원, 공간 등 기 투입자원 활용

8. 병원 CRM의 특성과 구축전략

① CRM 정의

CRM이란 고객관계관리라는 뜻으로 기업이 상품이나 서비스를 고객으로 지속적으로 구매하도록 하기 위해 고객과의 커뮤니케이션을 최적화해가는 마케팅적 사고방법이다.

CRM이 각광받기 시작한것은 1990년대 들어서인데 지속적인 성장유지를 위해 수익성 높은 고객들을 파악, 획득 및 유지하는 일련의 활동이 경쟁이 심화하고 있던 시대적 흐름에 부응하기 때문이다.

CRM은 또한 단순한 전산시스템만 구축하는 것이 아니라 전사적인 경영혁신과 연동해서 기업활동의 중심에 제품 대신 고객을 대체하는 것이다.

경제 과정에서 필수품이 부족하던 시절에는 단순한 기능의 규격화된 상품을 대량으로 생산하여 매스컴을 통해 광고하면 상품이 판매되었지만 시간이 지나면서 필수품에 대한 수요와 공급이 균형을 이루고 품질의 차이도 거의 없어지게 되자 고객들은 자기 기호에 맞는 상품을 찾기 시작했다. 기업들도 고객의 요구가 다양하게 변화한다는 사실을 인식하고 세분시장에 맞는 상품을 기획생산하기 시작했다. 집중적인 마케팅을 전개함으로써 효과를 극대화 시키고자 CRM이 필요하게 되었다.

이러한 CRM에 있어서 세 가지 주요 요소는 새로운 고객의 확보, 기존 고객으로부터의 수익성 강화, 고객의 유지이다.

이들 요소는 고객 관계에 각각 다른 영향을 미치며 회사와 고객의 삶을 더욱 강화시킬 수 있다.

CRM에 있어 핵심은 고객이다.

일본과 미국 등에서는 의료분야에서 이미 CRM 개념이 널리 확산되고 있다. 국내에서는 보건의료정책의 규제 때문에 CRM을 자유롭게 할 수 없었지만 병원평가제 도입으로 인해 각 병원들이 자체 홍보를 할 수 있도록 허가되는 등, 의료산업에도 CRM을 위한 환경이 점차 조성되고 있다.

병원 CRM을 일반 CRM과 같은 형태로 접근하는 솔루션 업체들이 많이 있지만 병원 CRM은 기업과 다르게 접근해야만 한다. 그 이유는 병원의 업무 프로세스와 고객의 특성은 일반 기업과 질적 측면에서 다르기 때문이다.

② 병원 CRM의 특성

첫째, 병원 CRM에서 핵은 의료컨텐츠이다.

고객의 특성에 따라 유형별 세분화 정책을 잘 수행하여, 고객 개인에게 적절한 의료컨텐츠를 제공해야 한다.

단, 의료고객은 매우 다양한 특성을 가지고 있으므로, 일반화하기 어렵다. 따라서 고객정보의 기준과 분류체계를 정확히 할 필요가 있다.

둘째, 모든 병원에 같은 CRM을 동일하게 적용할 수 없다.

즉, 병원의 LEVEL(1차, 2차, 3차)에 따라서 CRM전략과 접근방안을 달리 수립해야 하며, 병원의 진료과별로 형식과 내용이 달라져야 한다. 예를 들면, 우리나라의 병원 특성상 3차 병원은 소극적 마케팅으로도 고객이 찾아오도록 되어 있으므로 홍보·마케팅 차원보다는 고객 만족도 제고, 아웃바운드 마케팅 보다는 인바운드 서비스 관리를 강화해야 한다.

하지만 1차병원과 2차 병원의 상황은 다르다. 이들 병원은 지역 특성과 각 진료과별 의료 진료수준에 따라 고객 유치가 좌우되므로, 각 클리닉별 홍보·마케팅이 강화되어야 한다. 외과는 치료가 중요하며, 내과는 예방이 중요하듯 각각 다른 형태의 CRM을 적용해야 한다.

셋째, 병원은 OCS, ERM, PACS라는 의료전문시스템이 있다.

이 시스템의 연계도에 따라서 CRM의 성패를 좌우한다.

③ 병원 CRM 구축전략

병원만이 가지는 특수 환경의 여러 가지 고려사항을 감안하지 않고 일반적인 CRM 패턴으로 구축한다면 구축 후의 실행효과에 대해 많은 손해를 감수해야만 한다.

대부분 병원 CRM을 구축하기 위해서는 DW(Data Warehouse)가 우선이라고 생각한다. 이는 고객 수가 많은 대형 종합병원에서 CRM을 운영하기 위해 방대한 고객정보 획득과 관리를 위해서 우선적으로 준비해야 할 것이다. 그러나 일반병원(준 종합병원 이하, Clinic)은 전체 고객수가 대부분 10만명을 초과하지 않기 때문에 즉시 DW 또는 데이터마트 등을 구축하지 않고도 일반 DBMS 수준으로 운영이 가능하다.

따라서 DW나 데이터마트를 구축하는 것은 우선순위가 아니다. 이들은 먼저, 병원특성에 맞춘 의료용 전문 CRM 솔루션을 도입하여 고객정보 획득, 관리 및 홍보, 마케팅을 실행하여 병원 수익을 높이고 고객 수를 확장 한 후, 이를 통해 고객 데이터가 축적되면 종합적인 CRM 운영을 위해 데이터마트를 구축할 수 있다.

9. 병원서비스 차별화 전략

의료시장 개방에 대비하여 각 의료기관들이 치열한 의료시장에서 살아남기 위해서는 환자중심으로, 환자를 위한 독특하고 개성 있는 의료서비스를 제공하여야 한다.

환자의 정서 안정이 치료에 도움이 되므로 최근에는 의료기관에서도 개발에 많은 노력을 투입하고 있다. 실제로 환자의 심리에 안정을 주고자 음악, 향기, 그림 등의 서비스를 실행하는 사례도 있다. 이제 환자의 치료는 의술과 긍정적 심리가 진행될 수 있는 다양한 서비스가 병행되는 입체적 결합이 이루어진다면 고통을 겪는 환자에게 치료효과를 높일 수 있다.

안정적인 서비스의 필요성은 다음과 같다.

첫째, 환자는 심리적으로 불완전한 상태이고 검사와 치료의 지극히 수동적인 대상이기 때문에 무력감에 빠져들기 쉽다. 이에 따라 이들에 대한 서비스는 획일화 보다는 개별적 차별화에 집중하여야 하며, 환자의 입장에서 관찰된 서비스가 필요하다.

둘째, 이러한 점에서 환자 안정의 서비스를 환자의 입장에서 모니터링하여 본질을 분석하고 실체에 맞는 서비스의 실행이 중요하다. 환자에 대한 서비스의 초점은 심리적 편안함과 안정감에 있다. 진료와 치료과정에서 연결되는 모든 사람, 그들의 표정과 행동은 환자의 심리에 큰 영향을 주게 된다.

셋째, 이러한 사람들의 이해와 배려가 담긴 대화 구사, 행동의 표현 등의 전문적 실행의 실체화가 선행되어야 하며, 실행자의 적극적 봉사 자세가 병행되어야만 유기적 조화를 통해 효과를 극대화시킬 수 있을 것이다.

그 방법으로 다음과 같이 세 가지를 제시할 수 있다.

첫째, 서비스 제공 직원의 절대 공감대 형성과 입장 전환의 이해이다. 진정한 상대 심리 이해를 위한 공감대 형성을 말한다.

둘째, 사례 연구이다. 안정심리 제공을 위한 표현 등의 자기 습득이다.

셋째, 자연스러운 조화이다. 서비스가 부자연스럽지 않도록 자기 습득과정을 말하며 이 과정이 유기적인 조화를 이루도록 하는 것이다. 이 과정은 외래부터 진료와 치료, 입원, 통원의 모든 과정에 적용된다.

10. 병원 브랜드 마케팅 전략

10.1 이미지 메이킹전략

① 고유 브랜드, 이미지 각인

진료과를 불문하고 병원경영자라면 성공한 병원들의 성공요인에 대해서 정보를 알고 싶어 한다. 일반적으로 동종 진료과의 동문, 학회 또는 지역사회 내의 다양한 모임을 통해서 정보를 얻고 이를 본인의 병원에 적용해 보기도 한다.

병원의 경영사례는 한 병원의 성공요인을 분석하고 다른 병원에 새롭게 적용해 보는 창의력이 더해질 때 효과적인 벤치마킹의 대상이 된다.

예를 들면, A소아과에서는 대기표를 나눠주고 본인의 번호가 전광판에 들어오면 차례로 진료실로 가도록 되어있다. 하지만 차별화 전략과 다양한 마케팅 분석을 한 후 "이름표 스티커"를 만들어 환자의 왼쪽 가슴 편에 붙일 것을 제의했다. 환자나 보호자에게 "○○번 환자분 들어오세요"라는 말만 던지기 보다는 이름표를 본 모든 직원이 환자나 보호자에게 "○○안녕?, ○○○어머니 안녕하세요?" 라고 인사하도록 했다. 자주 이름이 호명될수록 환자나 보호자들은 소아과 분위기를 편하게 느끼게 되었다.

하지만 처음부터 이렇게 쉽게 적용되는 것은 아니었다. 직원들이 훈련되고 이와 같은 제도가 정착되기까지는 컨설턴트의 지속적인 모니터링이 필요했다.

다른 병원의 사례를 접하게 될 때 고려해야 할 세 가지는 창의력(creativity), 소비자(consumers), 적용가능성(applicability)이다.

가. creativity: 핵심성공요인(KSF: Key Sucess Factors)을 자신의 병원에 적용하게 되면 어떤 요건이 될 수 있을까 하는 창의력이 무엇보다 중요하다.

나. consumers: 성공한 사례의 병원에 집착하다 보면 가장 중요하게 생각되는 목표시장 환자들에 대한 이해나 배려를 간과하기 쉽다. 이에 사례를

중심적으로 목표시장 환자에게 맞는 전략을 구상해야 한다.

다. applicability: 사례라고 하는 것은 기성복과 같이 이미 알려져 있는 것이다. 하지만 무조건 성공요인에 대해서 필요는 없지만 시장상황이 서로 다르기 때문에 자신에게 맞는 맞춤복을 입어야 한다.

② 가치경영과 사회공헌 활동

병원 · 구성원(주주) · 국민 가치를 제고하기 위한 가치경영으로 모두에게 만족이 되는 가치 창출에 노력할 필요가 있다. 아울러 병원은 인간의 생명을 다루는 산업으로 인류의 생명과 행복에 공헌해야 하며, 지역주민에도 밀착하는 서비스의 촉진과 국가와 사회봉사 활동에도 적극적으로 활동함으로써 이미지 구축을 정립할 수 있다.

10.2 브랜드 마케팅 전략

브랜드 마케팅에 있어 가장 중요한 개념이 S(Segmentation, 세분화), T(Targeting, 목표설정), P(Positioning, 위상정립)이다. 이 STP전략의 핵심은 고객들에게 차별화 된 브랜드 가치를 전달할 수 있도록 해당 브랜드의 마케팅 전략을 수립하는 것이다.

병의원 의료서비스 시장에서도 STP전략 개념은 매우 중요한데 이것은 의료서비스 시장이 성장하고 산업구조가 고도화되면서 기능과 속성이 비슷한 의료를 제공하는 경쟁 병원이 등장하게 됨으로써 공급이 수요를 초과하게 되었다.

이러한 병원 의료서비스 환경변화에 따라 병의원들은 시장 내의 모든 고객을 대상으로 하는 마케팅과 의료서비스의 제공이 한계에 직면하게 되었다. 따라서 경쟁 병원에서 대응하기 위해서는 차별화된 이미지와 브랜드로 정립되어야 지속적 병원경영이 이루어질 수 있을 것이다.

10.3 이미지 메이킹 전략

이미지 메이킹 전략에도 블루오션 전략이 있다.

몇 년 전 선거에서 당선된 A시장은 '이미지 정치인'으로 인식되는 것에 안타까움을 표명했다. 사람의 업적이나 능력을 충분히 분석하지 않고, 외모나 이미지로 평가하는 것은 분명 위험한 측면이 있다. 그러나 사람은 이성적인 동물이면서도 감정에 많은 영향을 받는다. 매력적인 사람에게 끌리는 것은 자연스러운 현상인 것이다.

특히 요즘같이 영상 미디어가 발달한 시대에는 시각적인 요소가 차지하는 비중이 높아지고 있다. 캘리포니아 대학의 심리학과 교수인 메러비언(Mehrabian) 교수가 자신의 실험을 통해 밝힌 바와 같이, 사람의 인상을 좌우하는 것은 그 사람이 말하는 내용이 아니라, 청각적 · 시각적인 이미지다. 성공한 사람 100인의 설문조사를 바탕으로 저술한 '평범한 그 친구는 어떻게 성공했을까'라는 책에서도 모두가 외모가 성공에 중요한 영향을 준다고 답했다.

하지만 오해하지 않아야 할 것이 있다. '외모가 경쟁력'이라는 말에 얽매여 획일적인 모습으로 바뀌어 가는 것은 오히려 경쟁력을 떨어뜨릴 수 있다는 것이다. 모두가 다이어트에 혈안이 되어 있고, 직장인들도 주말을 활용하여 성형수술을 하는 경우가 많은 시기에 외모에도 블루오션 전략이 필요하다. 태어날 때부터 경쟁력 있는 외모를 갖고 있다면 더 바랄 것이 없겠지만, 만일 그렇지 못하다고 해서 그것만을 동경하고 따라한다면, 아무리 노력해도 최고가 되기는 어렵다. 실제로 성공하는 외모와 단순히 눈을 즐겁게 하는 외모에는 차이가 있다.

이러한 경쟁력 있는 외모를 만들기 위해 실천해야 할 몇 가지 방안들이 있다.

첫째, 업무의 성격과 조직의 문화에 맞는 스타일을 찾아라. 아무리 개성 있고 멋진 옷차림이라도 유별나게 튀는 차림이라면, 이를 반겨주는 동료는 없을 것이다. 사람은 자신과 지나치게 이질감을 느끼게 되면 호감을 갖지 않는다. 따라서 조직의 이미지에 부합하는 세련된 스타일, 어색하지 않으면서 자연스럽게 멋을 드러내는 것이 중요하다.

둘째, 자신감 있는 태도를 갖추어라. 사진 한 장을 찍을 때도 자신감 있는 표정으로 카메라를 바라보고 찍으면, 위축되어 있을 때 찍는 것보다 훨씬 멋있게 보여진다. 어깨와 허리를 곧게 펴고 자신감 있는 자세로 움직이는 사람은 합리적이고 분별력을 가진 것처럼 보인다.

셋째, 패션 정보에 민감해질 필요가 있다. 일반적으로 패션 정보를 무시하는 경우가 많다. 특히 남성 직장인의 경우에는 둔감한 편이다. 그러나 조금만 관심을 갖고 자신의 스타일을 변화시킬 필요가 있다. 외모가 보수에 영향을 미친다는 한 조사결과를 생각한다면, 경쟁력 있는 외모 만들기를 소홀히 할 수는 없을 것이다.

넷째, 목소리에 힘을 실어라. 때로는 못생긴 외모가 주목받을 때가 있다. 어떤 연예인의 경우 평범해 보이는 외모로서 오히려 그들의 외모 덕분에 자기들만의 이미지를 쉽게 각인시켜 성공하는 경우가 있다. 평범하게 생긴 사람이 자신감 넘치는 목소리로 말하면 더욱 시선을 끄는 경우가 많다. 외모에서 주는 기대감이 적었기 때문에 오히려 '아.. 저 사람에게는 뭔가 비장의 무기가 있나보군!'하는 관심을 가질 수도 있다는 점을 기억하자.

다섯째, 운동을 꾸준히 하라. 운동은 몸매 관리 뿐 아니라, 삶의 에너지를 불어넣는데 효과적이다. 따라서 운동을 열심히 하면 생동감 있고 당당한 외모를 갖는데 도움이 된다. 절대적으로 시간이 부족하다면, 헬스장이나 수영장에 가지 않더라도 바른 자세로 자주 걷거나 퇴근 후 스트레칭만이라도 한다.

여섯째, 무엇보다 마음껏 웃어라. 웃는 얼굴은 그 무엇보다 아름답고 당당하다. 이러한 방안들을 지속적으로 실천하면서 자신만의 스타일을 만들어 간다면, 조직 속에서 자연스럽게 돋보이는 경쟁력 있는 외모를 갖출 수 있게 될 것이다.

11. SNS 마케팅 전략

11.1 SNS 의의

스마트폰의 보급과 함께 트위터가 새로운 '소셜 네트워크 서비스(Social Network Service)'의 수단으로 활발하게 이용되고 있다. SNS는 온라인에서 친구나 선후배, 동료 등과의 인맥을 이어주는 서비스다. 최근에는 인맥 관리의 차원을 넘어 미디어 서비스의 수단으로도 확대되고 있다.

SNS는 1999년 시작된 미니홈피 싸이월드처럼 인터넷에서 개인 정보를 공유할 수 있게 하고, 의사소통을 도와주는 1인 미디어 또는 1인 커뮤니티라 할 수 있다. 그러나 이제는 카페, 블로그, 트위터, 페이스북, 마이스페이스, 링크드인, 카카오톡, 밴드 등으로 진화하고 있다.

카페나 동호회 등의 커뮤니티 서비스가 특정 주제에 관심을 가진 집단을 그룹화하는 폐쇄적인 서비스였다면 SNS는 개인이 중심이 돼 자신의 관심사와 개성을 함께 하는 것이다.

SNS의 대표주자로 부각되고 있는 트위터는 140자로 느낌이나 의견을 주고받는 단문 블로그이고, 페이스북은 싸이월드와 비슷한 인맥 관리 사이트로 친구

들끼리 대화나 정보를 주고 받는다. 최근에는 카카오톡을 통한 정보 공유와 메신저 활용도가 급증하고 있다.

그동안 SNS는 인터넷 PC에 머물렀다. 하지만 스마트폰의 보급과 함께 무선 인터넷이 일반화되면서 언제 어디서든 서비스가 가능해졌다. 단순한 정보 교환이 아닌 서로의 느낌을 나누고 즐길 수 있게 됐다.

11.2 병원에서 SNS 활용 실태

페이스북의 기업가치는 93조원을 넘어섰다. 소셜네트워크라는 새로운 시대적 소통 도구의 파급력이다.

최근 스마트폰의 보급은 이러한 소셜네트워크를 더욱 빠르게 진전, 확산시켰다. 이는 정보의 자유로운 흐름을 촉진한다. 변화를 이끄는 주체가 소비자로 빠르게 이동하고 기업들은 이 변화를 어떻게 받아들여야 할지 혼란스러워 한다. 의료계도 예외는 아니다. 공급자 중심의 의료 경영에 머물러 있던 병원들은 의료 소비자와의 관계에 대해 고민하기 시작했다.

하지만 국내 병원들의 트위터, 블로그 활용도는 낮은 것으로 나타났다.

서울아산병원 e-med팀이 발표한 '국내 병원계의 SNS(소셜네트워크서비스) 활용현황과 과제'에 따르면, 국내 병원들 중 홈페이지를 운영하고 있는 곳은 291개로 97.6%로 나타났으며, 블로그는 19곳(6.4%), 트위터는 10곳(3.4%), 페이스북은 1곳으로 나타났다.

특히 가장 높은 확산율을 보이는 트위터의 경우 S병원이 팔로어(Follower; 트위터 구독자)가 2,333명으로 가장 많았지만 미국 메이요클리닉의 8만 7,647명이나 클리브랜드클리닉 6,283명 등에 비하면 매우 적은 숫자다.

트위터 인기도에서도 S병원이 50.1로 가장 높았다.

트윗(트위터 상의 게시물) 갯수에서는 B병원이 1,900개로 가장 많았다.

향후 SNS의 활용도를 높이면 환자와의 의사소통에 큰 도움이 된다고 평가하며 국내 병원의 SNS 활용 사례가 점차 증가할 것이다.

11.3 지역 의료원의 SNS 실태

A종합병원은 2011년 9월부터 지역 의료계 최초로 병원 공식 트위터를 개설

하고 진료예약, 건강상담 서비스 등을 제공해 지역 의료기관의 모범 SNS 사례가 되고 있다.

공식 트위터를 개설함과 동시에 다이렉트 메시지를 통한 진료예약 서비스를 Follower들에게 제공하기로 했다. 이를 위해 병원 전산 시스템을 보충하고 전담 인력을 배치했다. 진료예약뿐 아니라 건강상담과 병원정보 제공 등 트위터를 이용해 다양한 서비스를 제공할 예정이다.

또한 전 직원 명함에 스마트폰 QR코드를 삽입하기로 했다. QR코드(Quick-Response Code)는 흑백 격자무늬 패턴에 각종 정보를 포함하고 있는 이차원 코드로 기존 바코드의 용량 제한을 극복하고 형식과 내용을 확장한 코드다.

이 종합병원은 QR코드에 병원 정보와 공식 트위터 주소 등을 입력하고 스마트폰 유저들이 간편하게 온 종합병원 트위터를 이용하고 정보를 확인할 수 있도록 할 예정이다. 향후 QR코드를 이용해 병원에서 제공하는 건강정보, 동영상 등 다양한 콘텐츠를 제공하고 모바일 홈페이지 제작도 추진하고 있다.

이 외에도 의료관광 활성화를 위한 외국인환자 유치에도 소셜네트워크서비스(SNS)를 적극적으로 활용해야 한다는 의견도 제기됐다.

2010년 11월 코엑스에서 열린 '2010 대한민국 국제의료관광 컨벤션'에서 우리들병원 국제환자센터 팀장은 "외국인 환자들이 국내 병원을 선택하는 방법으로 SNS를 이용한 고객의 직접 컨택이 앞으로 의료관광에 있어 가장 중요한 요인을 차지 할 것"이라며 "병원 홈페이지나 SNS를 얼마나 효과적으로 구축하고 운영하느냐가 중요하다"고 강조했다.

12. 효율적 조직관리 전략

병원 조직의 효율적 조직관리를 위한 방안은 다음과 같다.

첫째, 리더십의 확립이다. 급변하는 병원경영 환경을 예측하고 대비해야 한다. 또한 미래의 실현 가능한 비전을 제시하고 팀워크에 의한 조직문화의 구축과 산업영역의 선택과 집중, 고객 중심의 조직구조의 개편, 내부고객인 구성원의 경영의사결정에 적극적인 참여, 의료와 행정의 역할 분담과 내부고객 만족을 위한 복지와 성과평가제도에 의한 보상시스템 구축 등이 긴요하다.

둘째, 조직구조의 수평적 조직화로 의사결정 단계의 복잡성을 줄이고 고객

위주의 조직 개편으로 의사결정의 하부에 대폭 위임하여 신속한 원무행정이 이루어지도록 한다.

셋째, 내외부 고객에 대한 불만 창구의 상시 개설과 제안제도 활성화로 지속적이고 창의적인 조직 분위기 창출에 노력할 필요가 있다.

이의 실현을 위해서는 인적자원의 효율적 활용, 내부 고객인 구성원 만족도 향상, 부서간·구성원간 원활한 커뮤니케이션과 협력체계 구축, 모든 구성원이 공정하고 정당한 대우와 자긍심을 느끼도록 하는 환경 조성이 중요하다.

13. 의료협력과 네트워킹전략

13.1 병원네트워킹 전략 의의

병원네트워킹 전략은 의료소비자에게는 의료기관의 접근성과 서비스의 신뢰성을 높이는 장점을 의료공급자에게는 단독개원의 위험을 줄이고 기존 브랜드의 인지도와 신용도를 활용할 수 있다는 장점이 있다. 한편 네트워킹에 참여 후 그 효과에 대한 의무, 가맹비 부담 또는 수익 분배 등의 문제 등으로 탈퇴하거나 불만을 가진 병원도 증가하는 등 부정적인 측면도 있다.

① 병의원 네트워크화의 개념의 발달

일반 기업에 있어서 경쟁우위를 확보하기 위하여 기업 간에 긴밀한 협력을 통한 네트워크를 형성해야 한다는 주장이 1980년대에 급격히 발전한 네트워크 방법론과 연결되어 조직연구의 새로운 패러다임으로 성장하였다(Nohria, 1992). 네트워크 전략은 처음 소수 기업에만 한정되어 활용되어 왔으나 오늘날은 외식업, 유통업, 서비스업 등에 광범위하게 적용되고 있다. 이러한 기업 경영적 방법론이 사회적인 현상과 맞물려 최근 병의원의 경영에도 도입되어 시도되고 있으나 제도적인 제약 등으로 아직 성공 여부는 불확실하다.

② 네트워크의 정의

네트워크의 정의는 학자들의 관점에 따라 다르게 정의될 수 있는데 특히 네트워크를 대상으로 하는 범위에 대한 정의를 3가지로 할 수 있다(Axelsson, 1992). 첫째, 공유된 목적 달성을 위하여 활동하는 일단의 조직사이에 나타나는 관계의 전체적인 패턴으로 정의한 것이다. 둘째, 하나 또는 그 이상의 유대관계나 사회적인 관계를 통해서 느슨하게 연결된 일군의 조직들로 네트워크를 정의하는 것으로 추상적인 조직 환경을 구체화한 개념으로 생각할 수 있다. 셋째, 둘 또는 그 이상의 교환관계로 연결된 관계의 집합으로 정의하는 것인데 네트워크 형성의 주체보다는 주체사이의 관계에 초점을 둔다.

또한 네트워크를 바라보는 관점은 크게 외형적, 전략적, 자원관리의 측면으로 나눌 수 있다. Thorelli(1986), Juga(1996), Cassers(1994) 등은 여러 조직들이 관계를 맺어 그룹을 형성하는 외형적인 측면에 초점을 맞추어 네트워크를 정의하고 있다. Auster(1990)와 Keegan & Green(1997) 등은 경쟁우위를 차지하거나 조직의 목표를 달성하기 위한 것으로 네트워크를 정의하고 있어 전략적인 측면에 초점을 맞추고 있다. Jarillo(1988), Powell(1990), Gulati(1995), Rickne(2001) 등은 자원, 정보, 지식 등의 자원을 공유하는 자원관리의 측면에 초점을 맞추어 정의하고 있다.

13.2 외국의 네트워킹 병원전략

① 미 국

미국병원은 한국과 다른 제도를 가지고 있지만 네트워크와 계열화 및 연계 측면에서 유사한 측면이 있다. 시카고의 Advocate Health Care System을 보면, 크리스트병원 외에 7개의 병원과 외래진료센터로 61개의 의원급 의료기관이 속해져 있다. 이들 의원 중에는 이 시스템의 소유로 되어있는 곳도 있으나 대부분 의사 개인이 소유하고 있으며 시스템과 환자의 후송 등과 같은 계약을 맺고 매우 친밀한 관계를 유지하고 있다. 그리고 5개의 건강 및 정신과 상담센터, 17곳의 가정간호센터, 5곳의 장기요양시설, 8곳의 양로원, 5개의 학교가 있고, 여러 장소에 총괄본부 사무실이 있어 이들 의료기관에 경영자문을 하게 된다.

이와 같은 수평적, 수직적인 합병 또는 연계로 인하여 환자를 서로 후송하고 약품, 의료장비를 저가에 대량구입 할 수 있으며, 전산시스템을 공동 이용하여 HMO(건강유지기구, Health Maintainance Organigation) 등 보험자단체와 계약시 보다 유리하다. 뿐만 아니라 마케팅비용을 줄이며 총괄본부의 경영전문가들로부터 수준 높은 경영서비스를 받는 등 규모의 경제로부터 오는 시너지 효과를 최대로 향유하고 있다(박기수, 병원의 경영혁신을 위한 네트워크 구축에 관한 연구, 인제대학교 경영대학원, 석사논문, 1998).

OCA(Orthodontic Centers of America)는 미국의 대표적인 MSO로서 1989년 설립된 의료컨설팅회사로 전세계 365개 치과 체인망을 소유하고 있다. 정보기술(IT) 기반을 바탕으로 공동구매 프로그램 등을 이용해 수익을 창출하여 나스닥에도 상장되었다.

② 일 본

일본은 병원경영 방식에 있어서 한국과 유사한 점이 많다. 영리추구는 인정되지 않고 네트워크와는 성격이 다르나 계열화는 인정되고 있다. 예를 들면, '덕슈가이' 의료법인은 1972년 병원을 개설한 후 38개의 병원을 보유하고 총 8,000병상으로 동경과 오사카에 본부를 두고 있다. 데이케어, 홈케어, 방문간호, 양로원, 노인복지건강센터, 진료소 등의 제도를 도입하여 의료광역화를 이루고 있다. 소수 정예의 간소한 조직으로 구성되어 공동구매를 통한 원가절감을 많이 하는 등 의료의 계열화와 네트워크화의 긍정적인 효과를 누리고 있다.

13.3 네트워크 병원의 경영전략 요소

① 접근성: 시장 지향으로 고객과의 접촉을 최대화

주로 지하철의 역세권이나 교통이 편리한 곳, 오피스, 빌딩 밀집지역에 입지하며 주차장 확보를 기본으로 하고 있다.

② 효율성: 비용의 최소화로 위험부담과 비용을 공유, 분담화

의료 물품의 공동구매와 의사의 직원에 대한 공동 훈련으로 비용 절감을 하며 경영관리 부분의 공동 아웃소싱을 통한 비용절감을 추구한다. 이를 통하여 불확실성을 극복하고, 급속한 시장 환경의 변화와 유동적인 수요의 변동에 대응할 수 있다.

③ 정보, 서비스 및 첨단 기술의 공유

임상과 경영에 대한 다양한 학술 모임과 세미나를 통한 지식 공유와 노하우를 창출하며 외부의 학술기관과 연계함으로서 지속적인 첨단 기술이나, 정보, 서비스 향상을 지향한다.

④ 경영 전문화: 진료와 경영의 분리

진료는 의사에게 홍보, 재무관리, 리스 업무 등의 병원 경영은 컨설팅 회사 등의 전문 경영인에게 맡겨 경영 효율을 높이는 데 주력한다.

⑤ 차별화 전략

네트워크만의 독특한 경영 마인드를 공유하고 공동 이미지를 형성하면서 다른 병원과는 차별화된 전략을 추구한다. 또한 진료과목에 있어서도 모든 과목을 진료하는 것이 아니라 전문진료영역을 확보하여 특성화 하고 전문화된 진료를 통한 경쟁력을 확보한다. 실제로 대부분의 네트워크 병원들은 기존의 병원과 차별화되고 전문적인 진료과목에 주력하고 있다.

⑥ 영리병원화

지속적으로 영리병원에 대해 논란은 있지만 미래에는 피할 수 없는 상황으로 본다. 즉 주식회사 형태의 병원 설립의 추진이다.

주식회사 병원이란 병원을 기업화해서 소유 주식을 인정하고 이익을 배당하는 형식으로 열악한 자본구조를 가지고 있던 병원들이 자본 투자를 받을 수 있게 되어 병원의 경쟁력을 높이는 방안이다. 따라서 필요한 기술이나 설비에 집중 투자하여 중점 분야를 육성함으로서 '전문화 병원'으로서 특화될 수 있으므로 주된 네트워크 병원들이 주식회사 형태의 병원 설립을 추진하고 있다.

⑦ 적극적 해외시장 진출

대다수의 네트워크 병원들이 중국, 베트남으로 진출하고 있는 추세이며, 대부분 피부과, 성형외과 위주로 진출하고 있다. 주로 고급의료 서비스를 원하는 현지의 부유층과 그곳에 진출한 한국인들을 주 고객으로 하는 경우가 많다, 이들 국가의 대부분은 공산권 국가였으나 자본주의의 도입으로 적극적으로 시장을 개방하고 있는 나라들이다.

13.4 이해관계자와 협력 네트워킹전략

① 의료전달체계와 협력병원

가. 협진의원 및 협력병원 체계 구축

나. 전국적 협력 네트워킹 구축

② 기업체와 협력

가. 대기업 등 의무 지원

나. 금융기관, 호텔, 백화점 등 협력업체 발굴

③ 지역사회와 협력

가. 무료 건강검진

나. 이동진료 봉사

다. 건강세미나 개최

13.5 협력전략 예시

① 1차 의료기관과 협력

- 의원급 직원 CS 교육 강화
- 의원과 Hotline 수준 연계(검사 및 수술) 및 치료 후 역의뢰

② 3차 의료기관과 협력

- 악성 질환 의뢰 및 양성질환 역의뢰 시스템 구축
- ex) 유방수술: 양성 - 3차 → 1차, 악성 - 1차 → 3차 응급의료

③ 집중치료 후 care

- 대학병원과 직접 연계 시스템 구축
- 1차 의료기관과 Hot line 수준의 연계
- Attending system 도입

④ 긴밀한 의료전달체계 구축

- 지역주민 신뢰: 원활한 응급진료로 신뢰 구축
- 1차의료기관: 지역의원환자 응급진료 및 역의뢰
- 3차의료기관: 지역환자 transfer 시스템 구축

14. MSO 구축전략

14.1 MSO 의의

MSO는 Management Service Organization 의미로 '병원경영지원회사'라 한다. MSO는 기본적으로 의료법인 또는 의료인이 출자를 하여 설립하고 MSO는 이들 의료기관에 경영 전반에 대한 서비스를 제공하며, 의료기관으로부터 그 대가로 매출액 또는 이익의 일정비율을 제공받는 형태를 취한다.

MSO는 병원 혹은 의원에서 상대적으로 취약한 경영전반에 관한 서비스를 제공하며 가능한 서비스 분야는 인력파견 교육 등의 인사관리, 통합 콜센터 운영 등 고객관리, 마케팅, 공동구매 등이 있다.

MSO의 서비스를 통하여 병원경영의 취약한 부분이 해결된다면 원가절감 및 생산성 향상을 통한 병원경영의 효율화, 의원급 의료기관의 네트워크화를 통한 병상 구조조정, 고가 의료장비의 효율화, 새로운 수익모델을 창출, 민간 건강보험시장의 활성화 등의 다양한 효과를 기대할 수 있다.

반면 MSO가 도입될 경우 MSO 가입여부에 따른 의료기관의 양극화, 독점화, 또한 의료기관의 경쟁이 심화되는 등의 문제점도 노출될 수 있다.

일반적인 서비스 형태로는 마케팅, 의료장비 구매, 인력관리, 진료비 청구 업무, 경영컨설팅 업무를 포함한다. MSO의 내용으로 공동브랜드 사용, 고객 DB, 치료기술 노하우 공유 등 지원회사로서의 제한된 기능을 갖는 MSO가 도입되어 있다. 국내에도 여러 회사들이 MSO를 추구하고 있으나 아직까지 활성화되지 않고 있다.

14.2 MSO의 특성

가. MSO의 소유형태는 의사, 병원, 공동투자 및 민간투자자 소유의 혼합된 형태를 가지고 있다. 이는 MSO의 지주회사가 어떤 형태인가에 따라 결정된다.

나. 이들이 제공하는 서비스의 범위는 소유의 형태에 따라 다양하지만, 주로 의료 서비스를 위한 의사, 시설, 장비, 인력, 서비스, 투자자본을 제공한다.

다. MSO는 1980년대 초 캘리포니아주에서 managed care에 대응하기 위해 처음 출현하였으며, Physician Hospital Organization(PHO, 병원과 주치의가 결합한 조직)이 진보한 것이다.

라. MSO는 계약관리서비스와 영업관리 서비스를 동시에 제공한다

• Managed care의 점유율이 높은 지역에 있는 MSO는 주로 계약관리서비스에 초점을 맞추고, 낮은 지역은 주로 영업관리 서비스에 초점을 맞춘다.

마. MSO를 위한 초기 자본액이 소규모 MSO의 경우 100만불 정도이며, 몇개의 주 또는 국가적인 규모의 MSO의 경우에는 1억불 정도가 필요하다.

14.3 MSO 유형

MSO의 유형으로는 원가절감형, 네트워크 추구형, 산업연계형, 자본조달지원형의 형태가 있다. 이 외에도 비의료인이 합법적으로 이윤 회수 및 의료기관을 실질적으로 소유하고, 복수 의료기관 운영, 의료인력 공급과 환자 의뢰, MSO를 통한 유리한 수가 협상, 실질적으로 병원을 상속 및 양도 등의 기타 목적으로의 활용도 가능하다.

첫째, 의사채용 대행회사의 모델이다. 의사가 의료산업의 가장 중요한 요소가 된다. 의사들의 진로가 다양화되고 있고, 의사인력의 지역적 편중, 의사인력의 빈번한 자리 이동, 의료시장 개방, 의료인력의 국내 유입 및 국외 유출의 가능성 증가로 인하여, 의사인력의 효율적 운영의 요구가 높아지고 있다. 일반적인 고급인력의 채용형태는 헤드헌팅회사를 통해서 인재를 채용하는 경향이 많다. 하지만, 의사의 채용 및 구직 실태는 의사가 필요할 때, 구인 구직 게시판 혹은 선후배를 통해서, 주위사람이나 본인의 말만 듣고 의사를 채용하며, 체계적인 인력관리가 이루어지지 않고 있다. 실제로 일부 취업사이트 업체가 의사채용 대행회사를 목적으로 운영되고 있으나 대부분 게시판 기능에 그치고 있다.

이에 새로운 MSO의 형태는 원가절감형, 네트워크 추구형 및 산업연계성 모델을 통합한 주식회사 형태로 주주회원(회사의 설립에 직접 투자한 회원, 배당 및 캐쉬백 모두 가능함) 및 일반회원(의사 고용에 따른 수수료의 캐쉬백을 받는 형태의 회원)으로 구성하고, 일반적인 헤드헌터 회사의 모델을 도입하여 의료인력 공급에 유통의 개념을 도입하는 것이다. 의사 채용 대행회사는 병원에 가치가 평가되어 있는 의사를 안정적으로 공급하며, 병원으로부터 수수료를 받는 수익구조

를 검토할 수 있다.

둘째, 의료관광회사의 모델이다. 관광사업은 매우 부가가치가 높은 무형가치 산업으로 우수한 한국의 의료기술을 접목하여 의료관광의 강점을 살리자는 것이다.

즉 기술 및 가격 경쟁력에서 우위에 있는 국내 의료 인프라를 해외 수요층에게 안정적으로 공급할 서비스 법인을 만드는 것으로 비자 발급, 공항 이동 및 관광에 이르는 기본적인 여행사의 업무와 수술 및 치료를 담당하는 클리닉의 업무를 조합하는 것이다. 초기 단계에서는 재외 거주 한국인 교포를 대상으로 하며, 장기적으로는 전세계인을 대상으로 확장한다. 나아가서는 보험과 금융상품도 연계하여 사업을 확장해 나갈 수 있다. 회사는 여행 및 의료 기관소개료로 수익을 얻으며, 금융, 보험, 여행상품을 이용하여 수익을 창출할 수 있다.

MSO의 설립가능 형태는 원가절감형, network 추구형, 산업연계형, 자본조달지원형의 4가지로 나눌 수 있다.

① 원가절감형

4가지 형태 중 가장 단순하며 현재도 이루어지고 있는 형태이다. 의약품, 의료기기, 의료소모품 등의 공동구매, 의료장비, 의료시설의 공동이용, 인력관리, 법률, 회계 등 경영지원 등을 통해 원가를 절감하고 경영효율화를 도모할 수 있다. 이는 특히 국내 의료기관의 80% 이상을 차지하는 중소규모 병원의 경영효율화에 기여할 여지가 크다. 이러한 형태의 MSO는 단순 컨설팅 형태로 도입될 가능성이 있으며 이 경우 네트워크로 제한하지 않더라도 경영지원, 컨설팅 등이 이루어질 수 있게 된다.

② Network 추구형

가장 많이 만들어질 것으로 생각되는 형태의 MSO이며, 현재 피부과, 치과 등 일부 진료과에서 network병원 형태로 이루어지고 있다. 복수 의료기관의 지분출자를 통해 MSO가 설립되고, 이를 통해 원가절감형에서 이루어지는 공동구매, 경영지원뿐만 아니라 공동 브랜드, 의료기술, 진료연계 등의 서비스가 이루어진다. 가맹 의료기관은 브랜드, 의료기술 공유, 진료연계서비스 등을 통해 수평적 네트워크를 형성하게 되며 이는 원가절감형보다 높은 구속력을 가지게 된다. MSO는 각 병원에서 발생하는 이익의 일정부분을 consulting fee 형태로 받아 이를 바탕으로 서비스가 이루어지게 되고, 발생한 이익은 지분참여 정도에 따라 주주들에게 배당된다.

③ 산업연계형

Network 추구형에서 더욱 발달된 형태이다. Network 추구형이 주로 의원급 의료기관의 참여를 바탕으로 하여 이루어졌다면 산업연계형은 의원급, 병원급 의료기관의 동시 참여를 통해 기존 network 추구형에서 이루어지던 경영지원과 더불어 의약품. 의료기기 등의 연구개발, 관광, 보험 등의 수익사업 확대까지 폭넓은 형태의 업무를 수행하게 된다.

개별 의료기관이 수행할 수 있는 연구개발, 수익사업 등에는 한계가 있으므로 각각의 자본, 기술을 모아 MSO를 통해 연구개발, 수익사업 등을 합리적・효율적으로 수행한다는 전략이다.

이는 비급여 중심 민간의료보험이 활성화될 경우 가격 협상 및 진료비 청구 등과 관련된 업무를 수행할 수 있는 MSO의 필요성이 증대하는 점, 의료법인의 수익사업이 확대될 경우 MSO를 통해서 관광, 금융서비스 등과 같은 연계상품의 개발 및 투자를 통해 수익다각화를 할 수 있는 점 등 미래의 정부정책에 비추어 볼 때 필요하다고 본다.

④ 자본조달형

의료기관 설립시 자본조달의 문제점을 해결하기 위한 형태의 MSO이다. MSO가 외부자본을 유치한 후 이를 통해 병원시설 임대, 리스, 경영위탁 등을 시행하는 형태이다.

14.4 MSO 설립방안과 정책

① 시장메커니즘을 통한 의료서비스 다양화

의료공급체계 효율화 면에서는 의료기관 network화, 의료기관 구조조정, 의료기관 회계 투명성 확대, 의료기관 질 평가체계 구축, 혁신형 연구중심병원을 통해서 효율화를 추구하고 다양한 의료수요 측면에서는 의료기관 수익사업 허용, 신 의료기술 평가체계 구축 등이다.

② 의료기관 네트워크화를 통한 경영 효율화

MSO를 통해 의료자원을 공동으로 이용할 경우 비용 절감, 규모의 경제로 효율성을 증대하도록 한다. 이를 위해 정부는 개인 병의원 개설시 Network화를 지원하기 위한 관련 규제에 대한 개선이 요구되며, Network 병원에 대한 서비스 분야 규제 합리화를 위해 비전속진료(프리랜서 의사) 허용, MSO에 속한 의료기관이 제공하는 의료서비스에 대한 광고 허용, 장비 공동이용 활성화를 위한 제도 개선 등이다.

③ 다양한 의료기관 자금조달방법 추구

자금조달을 위헤 의료채권을 발행할 수 있도록 한다. 정부는 서비스산업 선진화의 일환으로 관련 제도 정비 작업을 거쳐 비영리법인 의료기관, 의료법인도 회사채 성격의 의료채권을 순 자산액의 4배까지 발행할 수 있도록 허용하기로 했다. 이에 따라 금융권 대출 외 다른 자본조달 수단이 없는 병원들도 신규 자금수요, 유동성 위기 등에 효율적으로 대응할 수 있을 전망이다.

④ 의료기관 구조조정 방안 마련

현행 의료법은 의료기관 청산과 관련하여 "시 · 도지사 허가" 사항으로 규정할 뿐 인수, 합병의 구체적 요건 및 절차관련 규정은 없는 상태이다. 정부는 의료법에 비영리 의료기관의 인수합병 근거 및 절차를 마련 중이며 또한 공급과잉인 소규모 병상(30병상 이하)에 대한 시설, 인력 등의 관리기준을 강화해 서비스 질 개선 및 자율적인 구조조정을 유도하는 방침을 마련 중이다. 아울러 의료법인간 합병 시 해산사유로 인정하고, 법인이사 정수의 ⅔ 이상의 동의를 시도지사의 허가로 바꾸는 등 합병 절차를 2010년도에 마련했다.

그 취지는 "학교법인 · 사회복지법인은 합병규정이 마련돼 있다"면서 "그러나 의료법인은 합병 규정이 없어 경영상태가 건전하지 못한 의료기관이라 하더라도 파산 시까지는 운영할 수밖에 없는 구조"가 개정 이유가 된다.

⑤ 의료서비스 연계상품 개발 지원

현행 의료법상 금지되어 있는 유인 알선행위(의료법 제25조 3항) 완화로 보험, 관광 등 다양한 의료서비스 연계상품의 개발이 요구된다. 이는 의료를 이용한 다양한 부가가치 창출을 가능하게 하는 장점이 있다. 즉 의료법상 유인과 알선

금지조항 완화를 통해 상품개발을 위한 유연성 제고가 필요하다는 것이다.

⑥ 의료법인 수익사업 허용을 통한 신시장 영역 개발

현행 의료법상 의료기관이 시행할 수 있는 부대사업에는 교육, 조사연구, 장례식장업, 주차장, 노인복지시설, 음식점이 있다. 미래에는 의료법인이 R&D, 해외진출 등 관련산업에 투자 확대를 지원할 기회를 늘리고 의약품, 의료기기, 관광, 보험 등 의료관련 산업간 연관효과를 극대화하기 위해 공익성을 해하지 않는 범위 내에서 의료법인의 수익사업을 허용할 것이다.

⑦ 의료관광 MSO 전략

그림 20-4 의료관광 토탈 비즈니스 스트럭처

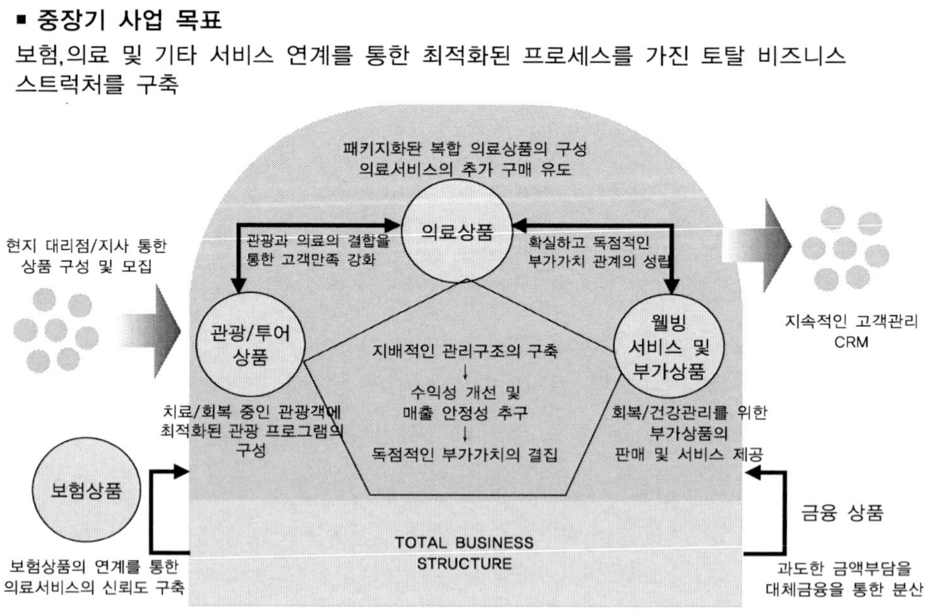

가. 의료관광 MSO로서의 신개념

medicine + resort의 합성어로 'mesort'라고 지칭하기도 한다.

리조트는 단위지역 내에서 관광과 체험, 체류가 이루어지는 것을 의미하며, 여기에 더하여 의료행위를 포함하여 'mesort'라는 개념을 만들었다. 의료행위가 기존의 단조로운 건물이 아닌 리조트 형태인 공간에서 이루어지며 환자 본인 및 가족의 체류가 동시에 이루어지는 공간을 창조한다. Sight seeing이 관광이 아닌 리조트 내의 체험 및 healing rest의 신개념의 의료관광을 도입한다.

나. 국가별 목표시장

A. 중국, 동남아, 중동, 러시아: 중상위 층 이상의 질 높은 해외여행을 활발하게 하는 부유층 대상

B. 고령 인구

C. 미주지역 재미교포: 재미교포의 무보험률 30%가 자영업자 비율이 높아 발생하며, 건강검진 등 보험 대상자들도 비용 대비 효용이 높아 귀국하여 진료를 받고 있다.

※ 병원 경영컨설팅 사례

이슈에 대한 해결 방안 제시 및 컨설팅 피드백 내용은 다음과 같다.

(1) 이슈와 조직의 문제점

① 현재 병원 내 발생되는 여러 문제점들은 내부 시스템의 문제라는 다수 직원들의 인식

② 시스템의 문제로 인해 본인의 업무에 과부하가 걸린다고 생각하는 다수 직원들의 인식

③ 시스템만 개선되어지면 문제점들이 해결될 것이라고 생각하는 직원들의 인식

④ 병원 전체 업무 프로세스의 원활하지 못한 흐름

⑤ 각 파트의 업무 분야에 대한 권한과 책임 소재 불분명

⑥ 직원들의 업무 파악 및 실행 능력 부족

⑦ 각 부서 팀장들의 리더십 부족

⑧ 부서 팀장간의 상호 커뮤니케이션 미흡
⑨ 접점 별 고객(환자)관련 정보 공유 단절
⑩ 중간 관리자들간의 적극적인 협조 부진
⑪ 직접적인 친절 서비스 응대 실천 취약

(2) 해결방안 제시 및 컨설팅 피드백

컨설팅 제안: 핵심 선행 과제 7가지

① 응대 및 업무 매뉴얼의 간소화

• 현재 확보하고 있는 매뉴얼은 상당히 구체적이고 잘 작성되어 있다. 문제는 이 매뉴얼 자료를 실제 상황에서 제대로 적용하고 있지 않다는 것이다.
→ 모든 아이템들을 한 번에 일괄 적용하기는 상당한 부담이므로 가장 시급한 우선순위를 정해서 진행, 또는 손이 가장 덜 가는 쉬운 일부터 실천하여 가시적인 성과를 보인다.

(예 1) 1개월에 2가지 아이템 정도를 천천히 교정

(예 2) 건강검진 상품과 가격표 등을 A4 1장 분량으로 코팅해서 환자와 접촉하는 접점마다 비치해놓고 잘 모르면 그것만 들춰보면 알 수 있게 하는 방법으로 대처

② 각 진료 프로세스 별 업무 체크리스트 작성

• 초진 및 재진 환자 내원시 각 접점별 업무 체크리스트 확인
→ 아주 구체적인 업무 프로세스와 정보 공유를 같이 할 수 있는 작업표(업무 체크 + 종료 시간 기록)를 통해서 어느 부분에서 환자가 오래 대기하고 있는지 또 왜 그 접점에서 시간이 지체되는지를 파악하여 계속 수정, 보완해가도록 통계화한다.
→ 이 방법이 가장 환자의 검사가 누락되거나 환자에 대한 정보 전달의 에러를 방지할 수 있고, 가장 쉽게 바로 시작할 수 있는 현실적인 대안이다.

③ 기본 인사 1가지 실천

• 기본 전제로 대다수 직원들이 직원으로서의 기본적인 소양이나 자질은 갖추고 있는 것으로 판단. 그러나 이를 고객(환자)들이 체험할 수 있고, 만족

(감동) 할 수 있도록 하는 행동 표현은 거의 미흡한 상태이다.

(예) 환자와의 eye contact 안 됨, 환자와의 응대시 굳어있는 표정과 말투, 단지 업무적인 접근과 처리만을 하고 있음

• 가벼운 small talk 정도만으로도 서로 여유를 가질 수 있지만 이 부분이 여건상 되지 않는다면 환자가 내원시 "안녕하세요?"라는 기분 좋은 인사 1가지만이라도 실천

④ 1층 대기실에 상담 간호사 배치

• 원무과로 진료 상담과 관련해서 방문 및 전화 문의가 많이 오는 경우 원무과 직원이 이를 수용해 처리하는 데에는 업무적 한계가 있으므로 전문 간호사 1명이 배치되어서 고객 진료 상담 업무를 보도록 한다.

(예) 환자가 많이 집중되는 오전 시간대 1시간~1시간 30분 정도 상담 간호사 배치

⑤ 대기실 조정자 필요

• 대기실에서 고객(환자)이 심하게 불평을 하는 경우 적극적이고 부드럽게 처리 응대할 수 있는 조정자가 필요하다

(예) 불만 사례에 따라서 원무팀장 · 원무계장 · 수간호사가 조정

⑥ 안내 도우미 배치

• 대기실 환자가 오래 기다리지 않도록 진행을 돕거나 원무과에서 다른과로 이동할 때 도우미가 안내를 해 준다.

(예) 신규 직원 채용 또는 기존 직원들이 교환 업무로 진행

⑦ 원무과 인수 인계 관리

• 원무과 직원의 출산 일정에 따라서 업무 인수 인계 방법 및 절차 고려, 원무과장이 이에 대한 통제 및 보고 시스템을 만들어야 한다.

(예) 앞으로 일정 기간 동안을 두고 일일 업무보고 체계를 구축한다.

(3) DR. 정의 1 : 1 컨설팅 사례

① 개원 초기 가장 큰 위기가 있었다면 무엇이고 현재 경영상 어려운 점은 무엇인가(직원관리와 환자관리를 중심으로)?

역시 기대했던 바와 다른 매출 감소가 가장 큰 스트레스다. 물론 경기 불황으로 인한 절대 환자수의 감소가 가장 큰 원인이라고 본다. 환자 수가 감소된

상황에서 내원한 환자들에게 최대한 진료의 필요성을 인식시키고 매출을 증가시켜야 하는 압박감이 많았다.

개원 초기의 가장 큰 어려움은 무엇일까요? 개원 초기에는 경험 부족에서 오는 모든 것에 대해서 두렵고 낯설게 됩니다. 하지만 경영적인 측면으로 볼 때 개원 초기의 어려움은 '시스템'의 부재에 있다. 그렇다면 시스템이란 무엇입니까? 컴퓨터를 예로 들어 볼까요? 도스나 윈도우는 모두 컴퓨터의 하드웨어를 움직이기 위한 운영체제의 대표적인 예이다.

즉, 아무리 좋은 최신 컴퓨터를 마련했다 하더라도 윈도우 같은 운영체제가 없다면 컴퓨터는 부팅조차 하지 못하는 쇠붙이에 불과할 수 있다.

개원 준비과정을 생각해 보자. 준비 시에는 원장님의 능력과 투자 가치관에 따라 얼마든지 인테리어, 기기, 장비들을 갖출 수 있다. 하지만 막상 개원과 동시 절실히 필요한 것은 이러한 하드웨어뿐만 아니라 효율적으로 운영될 수 있는 병원시스템이다. 즉 직원 채용과 직무 분담이나 교육 등 스탭 관련 시스템, 환자의 약속을 관리하고 효율적으로 진료 흐름을 만드는 스케줄 관리가 필요하다. 또 신환이나 상위 환자 등 각종 고객을 관리하는 고객관리 시스템까지 모든 것이 꼭 필요한 시스템들이다. 이러한 시스템을 충분히 갖추지 못하게 되면 개원 초기에 어려움을 초래할 수 있다.

② 상담 코디능력 제고방안

내원한 환자가 병원에 대해 좋은 소문을 듣고 익히 알고 있는 경우가 모르고 있는 경우보다 훨씬 상담 동의율이 높을 것이다. 따라서 상담 부분의 능력을 보강하는 것도 필요하지만 전체적인 병원의 신뢰를 올리고 좋은 소문이 나도록 전체팀원들의 공동 노력이 선행되어야 할 것이다. 따라서 계약률이 떨어진다고 판단하여 상담직원의 교체를 바로 하기 전에 먼저 우리 병원의 신뢰도를 파악해 보는 것이 필요하다.

한 가지 방법으로, 상담 노트를 만들어 본다. 모든 상담내역을 기록하고 분석해 볼 필요가 있다. 이 때 동의가 이루어지지 않더라도 상담 스태프에게 압박을 줄이고 문책을 하지 않는다는 느낌을 주는 것이 중요하다. 상담 노트를 만들어 보면서 그 결과에 대해 담당 스탭과 같이 분석해 보고 피드백을 해주면 스태프도 조금 더 문제의식을 느끼게 되고 집중력을 올릴 수 있다.

③ 상위고객의 분류는 어떤 기준으로 하는가? 그리고 충성고객으로 만들기 위한 전략과 노하우가 있는지.

내가 생각하는 상위고객은 따로 없다. '모든 환자가 상위 고객이다'는 생각으로 환자를 대한다. 그렇게 함으로써 환자와 의사간의 신뢰로 환자를 충성고객이 되게 노력한다.

모든 고객은 평등하고 똑같이 소중하다는 전제는 '법 앞의 모든 인간은 평등하다'는 말과 같다. 하지만 고객 서비스 차원으로 본다면 함정이 많다. 어느 지역 백화점의 예를 들어 본다.

매년 매출 기준으로 상위 우수고객을 선정하여 <우수고객 증서>를 나누어 주고 대행 주차 서비스부터 기념일을 챙기는 것까지 특별한 대접을 하고 있다. 이 점을 편협하게만 본다면 고객 차별이다. 일요일에 길게 늘어선 차량들 사이에서 우량고객들에게 발렛파킹(대행 주차 서비스)을 해준다면 일반 고객들의 원성을 사기에 충분한 일이다. 하지만 다른 시각에서 본다면 이것은 차별이 아니라 '우량고객을 식별'하는 '식별-추가 서비스'에 속한다.

그동안 백화점에 많은 지출을 해 준 고객에게 이 정도의 서비스를 충분히 제공하는 것이고 고객 자신도 '특별'한 서비스를 받는다는 느낌을 갖게 하는 것이다. 아마 이런 서비스를 받아서 흡족한 경우라면 더 좋은 무엇인가가 있지 않는 이상 다른 백화점은 가지 않을 것이다.

요약하면, 상위고객(우량고객)의 서비스는 반드시 필요하다는 생각을 해야 한다. 이는 제공자의 판단과 무관하게 우량고객이 될 준비를 하고 있는 수많은 가망고객(가능성이 있는 계약 전의 고객)들이 원하는 서비스이다.

특별한 무엇인가를 제공할 때 고객은 유지되고 성장되는 것이다. 그렇다면 병원에서 우량고객은 다음의 3가지로 요약할 수 있다.

첫째, 치료 받은 본인이 이탈하지 않고 재내원하는 경우이다.

둘째, 병원의 추천 치료계획(recommend treatment plan)에 대한 동의(case acceptance)가 큰 환자를 말한다.

이런 환자의 경우 포괄적이고 전체적인 치료(comprehensive and total treatment)를 받아들일 가능성이 높아 병원경영에 직접적으로 도움을 주게 된다.

셋째, 입소문을 내주거나 소개를 해주는 고객이다. 본인의 치료로만 끝나지 않고 소개를 해주고 좋은 소문을 내 줌으로써 치과는 '우량고객'을 연속적으로 파생해 나갈 수 있다.

이러한 소개 고객들은 다시 반복 구매와 큰 구매가 가능한 잠재고객이 될 수 있어 병원경영에 큰 도움이 된다는 것이다. 이러한 고객들에게 치과는 어떤 식별 서비스를 제공해야 할지 끊임없이 질문을 던지고 방법을 찾아야 한다.

연습문제

1. 미래의 경쟁우위 전략
2. 원무관리에서 미래 의료사업 경영전략
3. 업무 효율화 전략
4. 고객만족 서비스 극대화 전략
5. CS 경영
6. 병상 가동율 증대와 퇴원 예고제
7. 병원 정보화 전략
8. 의료의 질 증진 방안
9. 전문화 전략
10. CRM 정의와 병원 CRM 특성
11. 병원 서비스 차별화 전략
12. 병원 브랜드 마케팅 전략
13. SNS 마케팅 전략
14. 효율적 조직관리 전략
15. 병원 네트워킹 전략
16. MSO 구축전략
17. 병원 컨설팅 해결방안과 피드백

제 21 장 의료관광과 외국의 의료정책

1. 관광경영과 관광자원의 정의

관광자원이란 관광의 주체인 관광객으로 하여금 관광동기나 관광의욕을 일으키는 목적물인 관광대상을 의미한다. 이제까지는 관광대상이 될 수 없었던 자원도 대중관광의 보급과 함께 새로운 매력을 가진 관광자원으로 각광을 받기도 하고, 반면 관광적 매력을 상실해가는 자원도 있다. 유형물, 무형물, 인공물, 자연물이든 그것이 관광객을 유인할 수 있고 관광수입을 올릴 수 있는 경제성이 있는 한 관광자원으로 볼 수 있다.

관광자원은 자연 관광자원, 인문 관광자원으로 대별할 수 있으며, 자연 관광자원에는 산악·구릉·해양·도서·하천·호소·산림·수목·화초·동물·온천 등이 포함되며 인문 관광자원에는 문화적·사회적 자원으로서 건조물·사적·예술품·민속·문화적 시설·관광시설·유무형문화재 등이 포함된다. 그러나 오늘날에는 자국의 산업수준을 외국인 관광객에게 인식시켜 타국과의 경제·무역 및 기술교류에 직접·간접으로 기여시키고자 하는 데서 비롯된 산업관광(industrial tourism)이 발달함에 따라 공장·산업시설들이 산업관광자원으로 등장하고 있다(한국의 경우 포항·울산 등). 이 밖에도 현대사회의 급격한 발전과 각종 공해의 만연, 사회 관광의 보급으로 대규모 관광 레크리에이션 수요의 급증에 대비한 레크리에이션 자원 등이 있다.

2. 의료관광의 개요

다른 지방이나 나라에서 인간 건강의 유지, 회복, 촉진 등에 대해 사용되는 의미이다. 2009년 5월 1일 의료법 개정에 의해 한국 대표 관광상품으로 의료관광을 선정, 지원하고 있다. 즉 자국의 의료기술보다 더 나은 의료기술을 갖는 나라는 치료여행을 가거나 경치나 자연경관이 아름다운 곳으로 요양을 떠남을 의미한다.

의료관광의 정의 및 개념은 다음과 같다.

가. Goodrich(1987): 건강과 관련된 서비스나 시설을 의도적으로 촉진(홍보)함으로써 관광자원을 끌어들이는 관광시설이나 목적지를 의미한다.

나. Eric(1996): 건강상태를 개선시킬 목적을 가진 사람이 집을 떠나 행하는 레저 형태라고 의료관광을 정의 하였다.

다. 한국보건산업진흥원은 보건 분야에서 관광자원으로 활용 가능한 부문을 발굴, 개발하고 관광을 상품화하여 서비스 또는 제품을 제공하는 사업으로서 우수한 보건 서비스와 관광이 결합된 보건관광프로그램을 개발하여 외국인에게 제공함으로써 관련 산업분야의 발전을 꾀하고 아울러 외국인 유치를 통한 외화획득 등 국가경제에 이바지하고자 지원하고 있다.

라. 의료 서비스와 휴양, 레저, 문화활동 등 관광활동이 결합된 새로운 관광형태의 신개념 관광으로 의료부분과 접목하여 관광객을 유치하고 일반 의료부분과 성형, 미용, 건강 검진 등 간단한 수술 등으로 찾는 환자와 관광을 연계하여 수준 높은 의료기술과 서비스를 접목하여 관광 상품화한 것이다.

마. 의료관광은 관광객의 체류기간이 길며, 특히 미용이나 성형, 건강검진, 간단한 수술 등으로 찾는 환자의 경우 관광을 연계하여 머물기 때문에 체류비용은 더욱 커진다. 이러한 점에서 의료관광은 21세기 새로운 고부가가치 관광산업이라고 할 수 있으며 대표적인 국가로는 태국, 싱가포르, 말레이시아, 인도 등을 들 수 있다. 이들 국가들은 외화 획득의 주요 수단이 되는 ‘의료관광’에 대규모 예산과 정부 차원의 적극적인 투자 등 지원정책을 집중하고 있다.

바. 우리나라도 의학 기술의 우수성이 널리 알려지면서 한국의 의료서비스를 받으러 오는 외국인이 증가하고 있다. 특히 성형, 미용부분의 의술은 세계적 수준이라 할 수 있을 만큼 높은 수준을 유지하고 있으며 한류를 통한 드라마나 가요로 인하여 동남아시아국가 대부분은 한국의 성형, 미용에 대한 많은 관심을 가지고 있다.

3. 의료관광 활성화와 마케팅 전략

① 의료관광 활성화

최근 서울의 한 병원에서 종전의 방식과 다르게 개발된 음식을 환자에게 제공해 화제가 되고 있다. 음식을 전문으로 만드는 요리사와 환자의 체질에 맞는 음식을 개발하는 사상의학 전문가, 의사가 공동으로 사전 예방 차원의 치료 음식을 개발한 것이다. 이 병원은 한류의 열풍으로 매년 한국을 방문하는 중국인 관광객이 급증하고 있기 때문에 중국인 관광객을 대상으로 한 의료관광 프로그램을 운영하고자 음식을 개발했다.

사상의학 개념을 도입한 음식 개발이라면 교통 접근성이 양호한 대전·충남 지역에서도 중국인을 대상으로 인삼을 이용해 볼 필요가 있다. 중국인은 오래전부터 고려인삼을 선호한다는 사실에 착안하여 중국인이 좋아하는 맛있는 인삼 관련 음식뿐만 아니라 건강 치유를 목적으로 한 먹거리 음식을 개발하는 것이다. 물론 맛도 중국인이 좋아할 정도의 특유의 맛을 개발해야 한다.

미래에는 한방의료관광 차원에서 산청, 제천, 금산인삼시장, 경동약령시장 등의 시장 잠재력이 크고, 대체치유, 자연치유, 한방식품, 뷰티산업이 의료관광과 연관된 산업 내지 프로그램으로 성장 가능성이 높다고 본다.

태국의 경우 의료관광의 목적으로 방문하는 관광객이 연간 200만 명, 싱가포르는 60만 명에 이른다. 아직 한국은 피부과와 성형외과 위주로 형성되어 초기 수준에 그치고 있다. 현재는 서울이나 부산을 중심으로 의료관광에 많은 관심을 갖고 지방자치단체 차원이나 병원에서 마케팅을 하고 있지만 향후 제주도, 중부권지역에서도 의료관광에 관심을 가지면 선도할 가능성이 있다고 본다.

대백제전을 통한 외국인 관광객 유치, 공주·부여지역의 관광자원, 외국인이 선호하는 음식 개발, 대덕연구단지의 IT 등을 복합적으로 연계시킨다면 향후 의료관광의 메카로 떠오를 수 있다. 해외 의료관광의 성공 사례로서, 치과 임플란트를 특화시킨 헝가리 서북부의 인구 55,000명 정도인 소프론(Sopron)이라고 하는 도시가 있다.

최근 정부 차원에서 중국, 일본, 대만, 기타 국가를 상대로 한 의료관광 상품 개발에 많은 관심을 갖고 적극적으로 투자한다는 것을 볼 때 지역의 의료관광에 지방자치단체 차원에서 노력이 따라야 한다. 수도권과의 편리한 교통, 대전・충남지역의 관광자원, 의료관광을 위한 대학 자체의 인력, 병원, IT 융합, 국제회의 시설 등 기본 인프라가 갖춰져 있다는 점을 활용하도록 한다.

의료관광의 메카로 정립되기 위한 전략은 다음과 같다. 첫째, 외국인 의료관광객이 치료를 할 수 있는 병원으로서 특화된 병원이어야 한다. 척추전문, 심장전문 등과 함께 종합병원의 경우 브랜드 가치가 높아 우수한 평판으로 이어지도록 한다. 둘째, 교육이다. 의료관광과 관련한 어학교육, 친절교육, 의료관광교육 등을 중심으로 교육이 이루어져야 한다. 셋째, 서울 및 전국 단위의 여행사와 연계하여 지역의 의료관광 상품을 개발해야 한다. 음식, 체험, 의료, 교통, 서비스 등과 연계하여 외국인이 선호하는 상품을 발굴해야 한다. 넷째, 병원에서도 의료관광에 대한 관심을 갖고 노력을 해야 한다. 병원은 호텔의 개념을 도입하여 병원에 들어서는 순간 호텔 로비와 같은 시설을 도입하고 환자가 방문하는 동안 마치 호텔에 들어오는 것 같은 기분이 들어야 한다.

미래형 관광형태는 의료＋관광＋IT＋문화가 복합적으로 어우러진 관광이라고 볼 때 의료관광은 세계적인 흐름이다. 특히 의료관광 수요자 대부분이 고소득층이라는 것을 감안할 때 더 많은 수요가 발생할 것으로 예측되며, 이는 곧 의료관광산업의 성장 가능성이 매우 높다는 것을 의미한다. 미래형의 관광형태와 관련된 하부구조를 구축한 후 외국인이 선호하는 소프트웨어적인 개발이 필요하다(자료: 김근종, 건양대학교 관광학과, 대전일보, 2010. 9. 1).

② 의료관광 마케팅 전략

한국관광공사에서 발표한 의료관광 유형별 마케팅공식을 <표 21-1>과 같이 제시했다. 즉, 마케팅 대상을 선정 후 관광 의료 중심으로 타깃을 설정하고 지역별 제도와 문화를 고려해야 함을 강조했다.

표 21-1 의료관광 마케팅 유형과 전략

마케팅 유형	마케팅 대상
관광+의료(관광 중심) 중국, 일본, 동남아-근거리시장/원거리 동포시장⇒문화관광 투어+웰빙요소(미용, 건강검진) 첨가 *미용, 성형, 한방 중심	① 여행업자 ② 일반인

의료+관광(의료 중심) 러시아, 몽골, 중동, 중앙아시아 등 의료 후진국⇒낙후된 자국의 의료수준으로 순수 치료 목적 *전문시술 중심	① 정부 관계자 ② 의료기관 관계자 ③ 전문 에이전트 ④ 일반인
의료+관광(의료 중심) 미국, 캐나다, 유럽, 대양주 등 원거리 의료선진국⇒치료대기시간 단축 적정한 치료비 목적으로 방한 *검진, 전문시술 중심	① 의료보험 관계자 ② 전문 에이전트 ③ 일반인

자료: 임형택, 한국관광공사, 대한공공의학회 추계 학술대회, 2011. 3. 12.

4. 의료기관 해외진출 전략

① positioning

기본적으로 높은 의료기술력에 비해 저렴한 의료비용을 활용하여 고품질의 다양한 서비스를 제공한다. 국내 의료기술력은 미국의 76%, 일본의 85% 수준으로 평가 받고 있다. 이에 비해 의료비는 10~15% 수준으로 매우 낮은 편이다. 이와 같은 수준으로 동남아 시장 진입이 가능하다는 의미이다. 또한 지리적 근접성을 고려하고, 서비스 항목에 대하여 현재 국내 의료비에 service fee(20~30%)를 추가해도 의료비는 미국의 50% 이내 수준이므로 의료비용의 저하를 하지 않고 질적인 수준을 유지하며 고급 수준의 서비스, 숙박과 체험형 관광상품을 공급하도록 한다.

② 입지 선정 조건

가. 외국인의 접근성이 용이

나. 해외 브랜드 인지도 고려

다. 연계 기관과의 근거리 이송 거리

라. 자연환경과 경관 등

마. 각종 문화시설의 유치 용이

바. 지방자치단체, 관공서 등 공공기관 협력이 용이한 지역

5. 의료관광 해외홍보 전략

첫째, 현재 우리나라에서는 해외 의료관광객을 유치하기 위하여 상품을 만드는 한편 여러 가지 홍보 등을 통한 해외시장에 접근하고 있다. 우선 일본의 경우 패키지 상품으로 공략을 하고 있다. 패키지상품에는 과거 단순히 스파와 미용만을 제공하던 상품에서 변모하여 피부과와 성형외과의 시설과 의료기술을 더해 메디컬 상품으로의 전문성과 신뢰성을 부각시키며 여행을 겸한 참된 의료관광을 제공하고 있다. 한국관광공사는 일본 대형 여행사인 긴키 니혼 투어리스트와 공동으로 의료관광 상품을 개발하고 일본 유력 매체인 쥬니치 신문 등을 이용해 광고를 실시하며 판촉활동에 나서고 있다. 위의 패키지 상품은 관광공사, 서울특별시, 아시아나항공이 공동으로 상품을 개발하고 프로모션 했다는 점에서도 의의가 있다. 민간기업과 국가가 공동으로 어우러져서 상품을 계획하고 준비한 만큼 더욱 큰 관심을 일본 관광객으로부터 받고 있다.

둘째, 러시아의 접근이 두드러지고 있다. 러시아의 경우는 주민의 지속적인 소득 증가에도 불구하고 현지 의료 환경이 취약해 경제적 여유가 있는 사람들의 치료 목적의 해외관광이 증가하고 있는 실정이다. 더불어 '한국으로의 의료관광'에 대한 현지 설문조사 결과 이 지역의 해외 의료관광 선호도가 매우 높게 나타났으며(94.7%), 그 중에서 한국으로 의료관광을 떠나겠다고 응답한 사람도 무려 80% 이상을 차지하고 있다. 러시아에 근접한 중국이 우리나라의 경쟁상대로 부각되고 있으나, 러시아 부유층의 질 좋은 의료상품을 향한 욕구를 중국에서는 충족시키고 있지 못하고 있고, 일본 등의 국가로는 가격문제로 인하여 우리나라에게 긍정적으로 작용 할 것으로 예상된다. 이러한 그들의 욕구에 부응하여 우리나라에서는 한국관광공사를 중심으로 홍보를 진행하고 있다. 현재 러시아 지역 시내 주요 간선도로 5곳에 한국 의료관광을 홍보하는 옥외 광고물이 설치되고 있으며, 추운 지방에 사는 러시아 사람들에게 스파와 찜질방 등을 연계한 상품을 구상하고 있다.

셋째, 싱가포르를 향한 접근을 시도하고 있다. 싱가포르는 의료관광의 대명사라고 생각될 정도로 의료관광이 활성화된 국가이다. 이는 싱가포르 관광객들을 우리나라 의료관광으로 유치했다는 것은 우리나라 의료관광에 대한 신뢰를 나타내는 것이다. 한국관광공사 싱가포르지사는 싱가포르 최대 신장투석치료

관련 회사인 ARC(Asia Renal Care)와 현지 여행사 공동으로 신장 투석환자를 위한 한국 여행패키지를 개발한데 이어 35명의 환자와 보호자를 유치하는데 성공했다.

넷째, 미국에의 의료관광 접근이다. 미국은 의료기술이 뛰어난 국가이기에 우리나라가 의료관광으로 고객 유치 가능성에 의문을 가질 수 있지만, 미국에 있는 해외교포를 통한 의료관광에의 접근을 시도하고 있다. 하나투어의 경우는 의료관광 상품을 의료보험 혜택을 제대로 받지 못하는 해외교포를 대상으로 미국에서 예약을 하고 한국에 도착한 후 건강검진을 받은 뒤 여행을 하고 다시 병원에 들려 결과를 피드백 하는 상품을 구성했다. 한국관광공사의 경우 뉴욕과 LA에서 현지 의료관광 전문 여행사 및 에이전트 100여명을 대상으로 한국 의료관광 홍보 설명회를 개최하기도 했다.

미국의 경우는 국가의료보험체계가 잘 갖춰져 있지 않아 해외에서 의료서비스를 받는 경우가 많다. 특히 한국의 경우는 건강검진, 미용성형 등이 주변 경쟁국에 비해 의료기술 경쟁력이 있으며 한국의 의료시술은 미국의 약 15~20% 정도의 가격 수준이므로 충분히 가격경쟁력이 있다고 본다.

다섯째, 베트남과 몽골에 대한 접근을 시도하고 있다. 두 나라의 부유층은 자국의 의료시스템에 만족하지 못하는 상태이며 베트남의 경우는 연간 1만 5천명 정도가 의료관광을 목적으로 출국하고 있다. 한국관광공사는 베트남 국영방송인 VTV1 제작팀을 초청해 "한국의 의료와 문화"라는 프로그램을 제작하도록 지원하기로 했으며, 서울시는 몽골의 유명인사 초청 의료관광 팸투어를 실시하여 몽골의 국회의원, 기업체 회장, 의료보건부 정책국을 통하도록 한다.

여섯째, 해외시장개척의 인프라가 필요하다. 최근 의료계 트랜드를 반영하여, 러시아환자 등 해외환자 유치 확대에 집중하고 있다. 즉 one stop service 제공을 위한 기반 마련이며, 중장기적 차원의 마스터플랜 마련을 위해 관련 마케팅 및 능통한 외국어 습득자, 행정전문가가 필요하고, 해외교포 건강검진환자 의뢰 채널의 다양화이다.

6. 외국의 의료정책

6.1 Medical Hub 추진사례

① 중 국

2002년 의료시장을 개방하고 영리병원을 허용하고 있다. 영리병원의 점유율이 10% 공공의료의 비율은 90% 정도를 차지하고 있다. 외자유치 병원은 영리병원으로서 현재 200여개 이상이 외국인과의 합자·합작의 투자형태로 개설되어 있으며 주식시장에의 상장을 통해 자금조달도 가능하다. 그러나 외국인 독자투자 설립은 허가가 되지 않는다. 영리병원 이용 부담은 비영리 국영병원에 비하여 진료비가 10배 정도 비싼 편이고, 일부 외국보험으로 진료 받는 것도 있으나 대부분 진료비를 본인이 전액 부담하는 형태이다. 투자 국가는 미국, 일본, 홍콩, 싱가포르, 대만 국적으로 1일 평균 50~60명의 진료를 하는 중소규모의 의료기관이다. 중국은 자동차, 철강 등 6대 국가육성산업에 보건의약분야가 포함되어 있다.

의료시스템 선진화와 아시아 의료 허브화를 위해 세계 유수기업과 유치협상을 추진하고 있다. '上海 international medical zone'을 2007년까지, '峰林 bio-medical center'를 조성하였다.

특히 중국의 상해 국제의료단지(Shanghai International Medical Zone, SIMZ)에는 MD Anderson, Harvard 의대, 독일 Hanover 의대 등과 제휴를 통해 세계 일류 합작병원과 의대를 설립하였다.

② 싱가포르

영리법인병원이 허용되고, 병원주식이 상장되어 있으며, 병원장은 전문경영인이 관리하고 있으나 영리병원의 개설은 정부의 강력한 통제 하에 두고 있다. 전체 병상 중 공공의료가 80% 이상으로 시장지배력을 형성하고 있고 공공병원이 양질의 의료서비스를 제공하고 있어 의료의 산업화에 따른 폐해는 없는 상황이다.

The ERC(Economic Review Commitee)를 주도록 병원주식 상장, 마케팅 허용, 투자자의 병원지분 참여를 허용하는 등 의료 허브화를 추진하고 있으며, HSWG (Healthcare Service Working Group)이 보건당국에 의료산업화 전략과 행동과제를 제시하고 있다. 의료비 상승, 병원의 영리화, 위화감과 관련 문제도 적극적으로 Co-payment(본인 일부부담금)를 적용, 임상전문의를 위한 Career Track 개발, 서민들을 위한 공공병원에 매년 1조원 이상의 정부보조금 지원 등을 추진하고 있다. 해외환자 유치에 성공한 나라로서 2003년 한해 20만 명 이상이 병원진료를 받기 위하여 싱가포르를 방문했으며, 전체 해외환자의 63% 정도가 인도네시아, 말레이시아인이 차지하고 있다. 최근엔 Raffles hospital[2)]과 Parkway holdings hospital가 합동으로 '진료와 관광'을 패키지로 한 상품까지 선보이고 있다. 특히 유럽, 중동 등의 부유층과 왕족을 위한 특급 진료실 운영 등으로 '귀족 마케팅'도 활발히 시행하고 있다.

싱가포르 정부는 오는 2007년도까지 한해 50만명, 2012년도에는 100만명의 외국 환자를 유치하여 30억 싱가포르 달러(약 2조 1,000억원)의 매출을 달성한다는 전략이었다. 싱가포르 국립의대는 미국의 최고 병원인 Johnshopkins Hospital을 유치한 상태이고, 향후 Merck, Genetech 등 BT관련 첨단업체를 유치하여 복합바이오 클러스터를 조성하고, 주식회사 형태의 대규모 투자를 계속하여 의료경쟁력을 키운다는 계획이다.

③ 일 본

영리기업이 병원을 경영하는 것을 금지하고 있다. 의료기관을 설립할 수 있는 법인은 의료법에 의한 의료법인, 종교법인, 학교법인 등의 공익법인만이 가능하다. 비영리법인인 의료법인은 지분을 인정하고 있으며 잉여잔여지분권도 청구할 수 있다. 일본도 우리나라와 같이 영리법인의 허용과 관련 논쟁이 분분하다. 의료 제공자측과 후생노동성은 강력히 반대하고 있고, 규제개혁 정부부서, 경제계와 산업계에서는 찬성하는 입장이다. 특히 일본의 사회는 주식회사의 의료 참여, 외국인 의사의 진료 허가 등이 큰 쟁점이 되고 있는 상황이다.

한국과 마찬가지로 경제자유구역 지정형태인 '구조개혁특구'를 지정하여 의료시장개방을 추진하고 있다.

6.2 환자의 해외진료

개인이 국내에서 이용할 수 없는 선진화된 의료서비스를 외국에서 받는 것

2) 2003년 7월 한국인 샴쌍둥이 분리수술 성공.

은 개인 선택의 문제일 수 있고, 해외진료가 비교적 보편화된 현실이기 때문에 국가 간 양허비율도 높은 부문이다. 자국과 질적인 측면에서 유사하지만 비용이 낮거나 자국에서 이용할 수 없는 특수 서비스도 제공받을 수 있다. 노인들과 퇴직자들에게는 비용이 낮고 기후가 좋은 국가로 이동하여 국외 의료서비스를 받으려고 할 것이므로 개발도상국은 잠재력이 큰 시장이 될 수 있다. 몇 년 전까지만 해도 환자들은 선진국의 전문치료를 위하여 국외소비가 늘 것으로 예상하였으나 현재는 자국보다는 질과 가격 비율에서 이점이 있는 타국에서 치료받고자 하는 환자 수가 증가하고 있다.

① 긍정적 영향

- 국내에서 받을 수 없는 선진화된 의료기법과 전문화된 치료를 제공받을 수 있다.
- 의료서비스의 비용이 낮거나 국내에는 없는 특수 서비스를 제공받을 수 있다.
- 노인, 퇴직자 및 여행자의 경우 비용이 낮고 기후가 좋은 국가로 이동하여 병원 진료를 받을 수 있어 개발도상국가는 국외진료시장 확대의 기회가 된다.

② 부정적 영향

- 환자가 가족과 떨어지거나 문화, 언어 차이에 따르는 심리적 불안이 있을 수 있다.
- 공공보건시스템이 해외치료를 보상받지 못할 수 있다.

③ 대응과제 및 전망

국외에서 치료비용을 공보험인 국민건강보험에서 부담할 수 있느냐가 문제다. 현재 국민건강보험법상 국외체류 중 진료에 공보험에서 보험급여를 하지 않는다. 공보험에서 국외 진료비에 대한 보전이 이루어지지 않는다면 민간보험이 활성화될 것이다. 생활수준이 향상됨에 따라 국민들은 국외진료, 고급진료, 관광진료 등을 선호하게 될 것이다. 또 부가적으로 민간보험의 가입자가 증가할수록 보험료 부담액이 더욱 증가하게 되고, 이는 공보험의 역할 축소로 이어질 수 있다. 따라서 공보험과 민간보험간의 역할 분담을 어느 수준으로 정할지에 대한 검토가 필요하다. 또한 국내외 환자를 유치하기 위하여 거대 민간보험회사와 영리병원간의 네트워크를 형성하여 생명을 다루는 의술을 상품처럼 광고도 할 수 있고 소비자가 과장광고로 인하여 피해를 볼 수도 있다.

6.3 의료인의 국제 이동

서비스 공급과 관련 의료인의 이동은 일시적 이동(temporary movement)을 의미한다. 서비스의 제공자의 영구적인 인력 이동하는 것이 아니라 제공자의 체류가 일시적이어야 한다는 것이다. 이 부문에서 현재 개도국을 중심으로 일부 회원국은 서비스 협상에서 상당한 관심을 가지고 있는 공급형태이다.

최근 OECD 연구에 따르면, 취업관련 이주가 점차적으로 상당한 비율을 차지하고 있으며, 보건의료인력 중에는 노인들의 간호관련 인력을 중심으로 증가하고 있다. 전문인력 이동은 새로운 해외직접투자(FDI)로 발전한다.

의료인의 국제이동은 선진국보다 개도국에게 부(Wealth)의 창출이라는 큰 혜택으로 보여진다. 개도국은 노동집약국으로서 비교우위를 가지고 있다고 보았다. 이에 따라 일시적인 인력 이동을 통한 서비스의 수출능력이 선진국 시장에서 새로운 기회로 부여될 것이다.

① 긍정적 영향

- 의료기술 전파와 의료활동으로 직업 기회와 인프라를 제공한다.
- 외국인력과 국내인력의 보완적 관계가 형성되어 의료인 부족문제를 해결할 수있다.
- 서비스 공급자간의 경쟁을 촉진하여 낮은 비용으로 양질의 의료서비스를 이용할 수 있다.
- 부족한 특수 의료서비스를 유입할 수 있다.
- 자신의 비교우위분야를 전문화해서 국가의 대외경쟁력을 향상시킬 수 있다.

② 부정적 영향

- 전문의의 유출이 심할 경우 의료이용 접근도가 낮아질 수 있다.
- 고급인력의 유출로 의료서비스의 질이 낮아질 수 있다.

③ 대응과제 및 전망

DDA협상에서 개도국은 인력이동은 호의적인 태도를 보인 반면, 선진국은 다소 우려를 표명하고 있다. 이는 개도국은 수출국이 되지만 선진국은 수입국이 될 가능성이 높기 때문이다. 이에 의료인력의 이동에서는 면허 인정여부가 쟁점사항이다.

외국의 경우 면허의 종류가 다양하여 면허 획득에 따른 불필요한 노력을 줄이고 필요에 따라 면허형태를 조절하는 점이 있음을 고려하여 우리나라도 국민보건 향상에 도움이 될 수 있는 방안을 모색하여야 한다. 의료시장 개방에 대비해서 뿐만 아니라 국민의 생명과 안전을 위해서라도 의료인의 질적인 보장을 담보할 수 있는 기준을 마련하여야 한다.

표 21-2 국내 의료시설에 대한 외국인 투자 유인과 저해 요인

요인	투자 유인	투자 저해
내용	· 의료서비스 시장의 높은 성장 잠재력 · 의료기관에 대한 불신 및 불만 증가 · 비급여 진료의 높은 수익성 · 행위별 수가제 실시	· 영리법인 설립의 규제 · 의료인의 이동 금지 · 낮은 건강보험수가 · 문화적 차이와 언어 장벽

국내 의료기관의 해외진출 사례는 다음과 같다.

표 21-3 국내 의료기관 해외진출 사례

지역명	병원명	개설 구분	설립 방식	병원 구성	특기사항
미국 LA	CHA Hollywood Presbyterian MC.	종합병원	M&A	미국 현지 HC를 통한 인수합병, LA 현지 대중적 병원	가장 성공적이고 대규모 투자형태
중국 상해	Beauty China M.C	병원급	중외합자 의료기구	성형외과, 피부과, 치과, 미용전문병원	병원내 램브란트 치과 진출
중국 북경	북경 SK아이캉의원	병원급	중국 내자 병원	Family care, 성형외과, 피부과	북경 유일 한중합자 허가
중국 상해	Ye Medical Center	문진부	중국 내자병원	성형외과, Family care, SPA	내자병원, 예그룹 투자

	구베이 램브란트치과	문진부	중국 내자병원	치과 전문클리닉	중국 현지병원 지분인수, 한국램브란트치과 운영
	미지원정형외과의원	병원급	중국 내자병원	성형외과, 피부과	내국인 영리병원 지분 인수
	한성미용의학의원	병원급	중국 내자병원	성형외과, 피부과, 치과	중국합자대상자명의 허가
중국 상해	현대치과	진소 (clinic)	중국 내자병원	상해에 2개 진료소 개원	중국인 의사명의
	상해한강백병원	문진부	중국 내자병원	소규모 종합과목 진료소	상해지역 한인대상 진료
	상해우리들병원	병원급	중외합자 의료기구	척추전문분야 및 리조트형 병원	중국 제약회사와 합자
중국 청도	청도 GF병원	문진부	중국 내자병원	Family care (내과, 소아과)	지역 내 한인들을 대상
중국 내 기타 한국인 관련 병원		위는 한국인이 직접투자 및 운영하는 병원들이며, 이외 기존 중국병원 내에 진료소를 차려 진료하는 '원내원(院內院)'방식과 한국인 의사들이 '한국부'라는 이름으로 원정 진료하는 병원이 상당수 있음			

7. 해외환자 유치 사례

해외환자 유치를 위한 방법은 다음과 같다. 첫째, 건강검진의 활성화이다. 둘째, U-healthcare System과 같은 원격진료시스템 구축이다. 셋째, 해외환자 진료 상담이다. 넷째, 미국, 러시아 등 해당 국가별 환자 대상으로 적극적 마케팅의 전개이다. 다섯째, 외국환자용 각종 Signage(표지판)의 설치이다.

국내 의료기관의 해외환자 유치 사례는 다음과 같다.

① A환자센터

본격적인 해외환자 유치를 위해 2005년 12월에 설립하였다.

가. 외국인전용 콜센터 운영(on-off line): 예약 접수, 통역 및 콘시어지 서비스, 공항 픽업 및 교통수단 제공, 병원 내 안내 싸인, 안내 책자, 각종 서류, 수술법 외국어 번역 등

나. 입원수속 편의 제공: 재정문제와 관련된 업무, 예상 진료비 제공, 예치금 관리, 지불수단 다원화, 국내외 보험회사 업무 처리, 중국 환자를 위한 초청장 발급

다. 관광 및 숙박 정보 제공: 환자 및 그 가족을 위한 숙박시설 알선, 관광정보 제공

② B 성형외과

20만명 중 한명당 걸린다는 '희소성 당원병'(glycogen storage disease)으로 어릴 때부터 코의 성장이 멈춰 콧대가 없이 콧구멍만 있는 18세 중국소녀 뤄쌰오옌은 외모에 대한 상당한 콤플렉스를 가지고 살아왔으나, 현지에서는 수술이 불가. 수소문 끝에 한국을 방문하여 성공적으로 수술을 마치고 외모에 대한 자신감을 회복하였다.

또한 2009년 한국에서의 안면 성형수술로 뛰어나 미모를 가지게 된 28세의 중국인 뚜린(여)은 2010년 예전에 중국에서 받았던 부위에 대한 재수술을 통해 모델과 같은 미모를 가지게 된 것에 크게 만족하고, 모친과 친구를 동반하여 한국을 재방문하였다. 모두 한국의 우수한 성형시술에 만족하여 현재는 지인들에게 한국 성형시술을 적극적으로 권유하고 있다. 무엇보다 한국 성형수술의 장점은 자연스러우면서도 세련되게 나타나는 외모의 변화라고 하며, 이러한 점이 많은 중국여성들이 한국행을 결정하게 되는 결정적인 요인이다.

③ J병원

2006년 중국 현지에서 신장암 수술을 받은 56세의 여성환자(중국인)는 이후 2차례의 재수술을 받았으나 2009년 또 다시 재발, 현지에서는 더 이상의 수술이 불가하다는 판정을 받고, 지인의 소개로 한국을 방문하여 정밀진단결과 이미 암의 전이가 심각하게 진행되고 있는 상황이었으나, 병원의 강력한 의지로 여러과의 협진수술과 3차례의 걸친 항암치료를 통해 현재는 건강을 되찾은 상태이다. 현지에서 절망에 빠져 있을 때, 첫 진료에서 'No'라고 말하지 않은 한국의 병원이 무엇보다 고마웠다고 하며, 한국의 앞선 의료기술과 의료진에 만족하게 되었다.

④ M병원

2008년 카자흐스탄에서 개최되었던 한국의료홍보행사를 통하여 한국의 앞선 골수이식기술을 접했던 카자흐스탄의 현지 의사가 보건복지부에서 주관하는 외국의료인력 국내 연수사업에 참가하여 연수를 받고 귀국하여, 카자흐스탄 현지에서 정확한 진단을 받지 못하고(한국에서 백혈병으로 진단) 증상이 악화되고있는 카자흐스탄 5세 여아를 한국의 병원에 진료 의뢰하여 1차 항암치료에 성공하였다. 이후의 후속 치료는 카자흐스탄 현지 병원에서 한국의 병원과 협진 하에 진행하기로 하여 국가 간 환자의뢰(referral)시스템을 활성화시키는 이상적인 사례이다.

⑤ E병원

중앙아시아 국가인 키르키즈스탄의 심장병 수술 성공률은 50% 내외이다. 선천성 심장병을 앓고 있는 생후 4개월 된 남아는 현지에서 성공확률이 낮아도 수술 외에는 방법이 없다고 했다. 하지만 불신한 현지 의료수준으로 인해 한국행을 결심하여 한국의 심장수술 전문병원에서 비수술적 방법을 통해 치료에 성공하고 현재는 건강하게 성장하고 있다. 이러한 사례가 현지 인터넷 커뮤니티를 통하여 전파되고 이후 중앙아시아에서 심장병에 대한 환자 및 문의가 증가하고 있다(자료: 한국보건산업진흥원, 2010년도 외국인환자 유치 주요 우수사례, Medical Korea 정보웹진).

한국형 병원 수출 시대

"그저 병원정보 시스템을 구매한 것이 아니라 문화와 지식을 교류하는 동반자를 얻었네요."

지난달 국내 종합병원과 통신사로 구성된 컨소시엄이 사우디아라비아의 국가방위부 소속 병원과 병원정보 시스템 공급계약을 맺을 때 현지 관계자가 밝힌 소감이다. 그의 말처럼 이번 계약은 의미가 컸다. 앞선 정보기술(IT) · 서비스가 융합된 한국형 병원정보 소프트웨어가 중동시장에 첫 진출해 다방면으로 교류를 넓히는 계기가 됐기 때문이다.

해외 의료 서비스 시장은 아직까지 선진국들의 독무대다. 미국과 유럽연합(EU), 일본이 90%를 점유하고 있으며 그나마 몇몇 기업이 좌지우지할 만큼 시장이 편중돼 있다. 이런 환경에서 국내 병원 · 기업들이 사우디아라비아로 병원정보 시스템을 수출한 것은 힘겨운 도전 끝에 거둔 값진 결실이다. 그동안 정부가 의료기관의 해외진출을 지원해왔지만 진입장벽이 워낙 높아 애로가 많았다. 뛰어난 IT와 의료 서비스 인력에도 불구하고 해외 유수 업체에 비해 프로젝트 수주 · 수행 경험이 부족한 탓도 있었다.

이번 성과는 민관 협력의 첫 작품인 만큼 향후 수출확대를 위한 전범(典範)이 될 수 있을 것으로 기대된다. 먼저 정부 부처 · 기관과 병원, 대 · 중소기업이 처음부터 수출을 목표로 세계 최고 수준의 정보 시스템을 개발했다. 완벽에 가까운 설명 · 시연회도 진행됐다. 수많은 해외 병원 프로젝트 수주를 지원해온 KOTRA는 발주처와 컨소시엄을 현장에서 밀착 지원했다.

사우디아라비아에서는 KOTRA가 프로젝트 발굴부터 실사까지 모든 과정을 성의를 다해 지원해준 데 깊은 인상을 받았다고 한다. 또 컨소시엄 업체가 시스템 설계 · 운용에서 중동 지역의 문화적 특성을 고려해 접근한 것도 발주처에 신뢰를 줬다. 우리나라 업체들이 미국 · 유럽 업체들을 제치고 사업을 따낼 수 있었던 이유다.

이번 계약은 현재 추진하고 있는 베트남 정부의 병원정보 시스템, 몽골의 아시아개발은행(ADB) 제4차 병원 건립, 브라질 병원 건립 등 여타 프로젝트 수주에도 긍정적인 영향을 미칠 것으로 기대된다. 지난 2010년부터 내년까지 병원 턴키 프로젝트 시장이 3,000억달러 규모에 달하는 만큼 놓치지 말아야 할 것이다.

이제 한국형 의료 시스템과 서비스를 수출하는 시대가 열렸다. 이를 계기로 해외 의료 비즈니스를 이끌어갈 인력도 많이 배출되면 좋겠다. 우리나라는 의학 분야에 우수한 인재가 많다. 이들이 해외 의료 서비스 시장의 개척자로 나선다면 의료 인력의 해외진출은 물론 우리나라가 의료관광 허브로 입지를 다지는 데도 큰 힘이 될 것 같다.

(자료: 오영호, KOTRA 사장, 서울경제신문, 2014. 8. 11)

연습문제

1. 관광경영과 관광자원의 정의
2. 의료관광의 개요
3. 의료관광을 지원하기 위한 원무서비스 개선방안
4. 의료관광 활성화 방안
5. 의료관광 해외진출 전략
6. 의료관광 해외홍보 전략
7. 외국 의료관광정책과 사례
8. 국내 의료기관 해외진출 사례
9. 해외환자 유치 사례

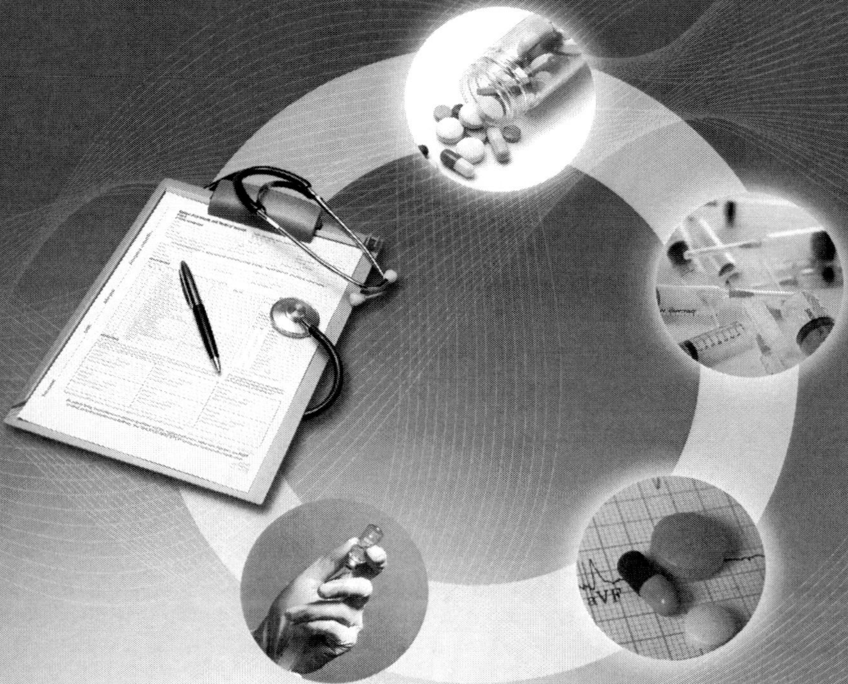

부　　록

[부록] 병원 통계 서식

통계 1. 진료실적(.   .   현재)

구 분		외 래				입 원						
		초진	재진	계	수익	입원	퇴원	평균 일수	재원	병상 가동율	수익	수익 합계
1	토											
2	일											
3	월											
4	화											
5	수											
6	목											
7	금											
8	토											
9	일											
10	월											
11	화											
합 계												

통계 2. 월 진료비 수납 현황

기준년월: (단위: 원)

구 분		총계	외래				입원			
			소계	외래	건진	기타 수납	소계	전입금	중감금	퇴원금
누계	총액									
	현금									
	카드									
	계좌									
1일	총액									
	현금									
	카드									
	계좌									
31일	총액									
	현금									
	카드									
	계좌									

통계 3. 월 유형별 재원환자 현황

(단위: 명, 일, %, 원)

구분	환 자 수						재원 수입	평균 재원 수입	퇴원 수입	평균 퇴원 수입
	입원실	퇴원실	입원 연인원	구성비 (%)	퇴원 연인원	평균 재원 일수				
합 계										
건강 보험										
의료 급여										
산 재										
자 보										
일 반										

통계 4. 월별 진료과별 재원환자 현황

(단위: 명, 일, %, 원)

구분		환자수						재원 수입	평균 재원 수입	퇴원 수입	평균 퇴원 수입
		입원실	퇴원실	입원 연인원	구성비 (%)	퇴원 연인원	평균 재원 일수				
합 계											
내과	내과 소계										
	소화기 내과										
	호흡기 내과										
	일반 내과										
소아과											
신경과											

통계 5. 주치의별 외래환자 예약대기 현황

진료과	주치의	초진	재진	당일접수
소화기내과	홍길동	14일	7일	2명
가정의학과	이승재	12일	6일	3명
소아과	박주영	10일	5일	2명
신경정신과	최종대	8일	6일	3명

주:

1. 기준: 주치의별로 진료예약인원이 진료스케쥴 관리상의 초・재진 정원을 초과하는 날까지는 예약을 못하는 것으로 전제하여 정원을 초과하지 않는 날까지의 환자예약대기 기간
2. 당일 접수: 처방 OCS상에 당일 접수인원 및 가능여부를 휴・대진 관리와 함께 관리하도록 할 경우 전산에 의해 당일접수 가능여부 및 접수 인원을 출력

통계 6. 주치의별 · 세션별 외래환자수(수납 · 시행기준)

(월)~(월)

진료과	주치의	환자수			진료 세션수	휴·대진 수	세션당 환자수			전년대비			전월대비		
		초진	재진	계			초진	재진	계	초진	재진	계	초진	재진	계
소화기 내과	홍길동														
가정 의학과	이승재														
소아과	박주영														
신경 정신과	최종대														

통계 7. 병원별 의사 1인당 진료수익

(2014. 3월 기준)

구분		A	B	C	D	E	F	단위
외래	평균진료비	131,642	161,859	157,955	186,607	136,232	142,773	원
	의사 1인 (1개월)	55,389	95,386	96,284	73,605	61,364	69,333	천원
입원	평균진료비	668,588	740,721	817,359	764,000	675,356	797,706	원
	1병상당 (1개월)	18,473	21,235	23,724	22,033	20,378	22,279	천원
	병상가동률	89.1	92.6	91.5	92.8	90.1	90.1	%
	평균재원일수	6.3	7.5	7.3	6.8	7.0	8.0	일

통계 8. 신환 점유률 추이

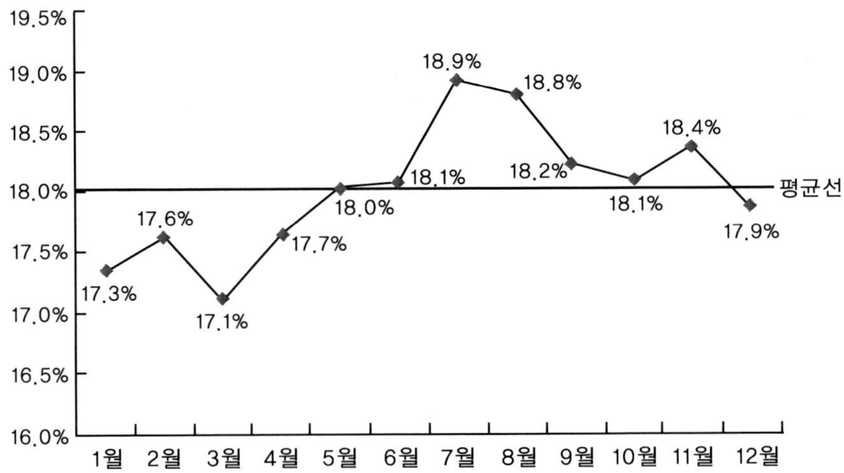

통계 9. 재원일수

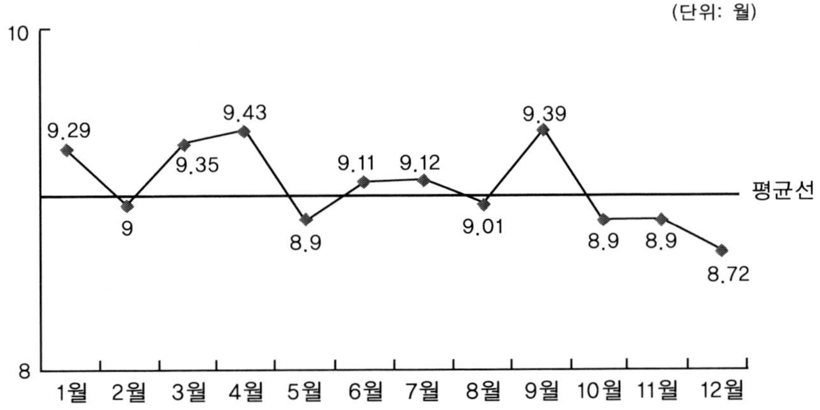

통계 10. 병상가동율

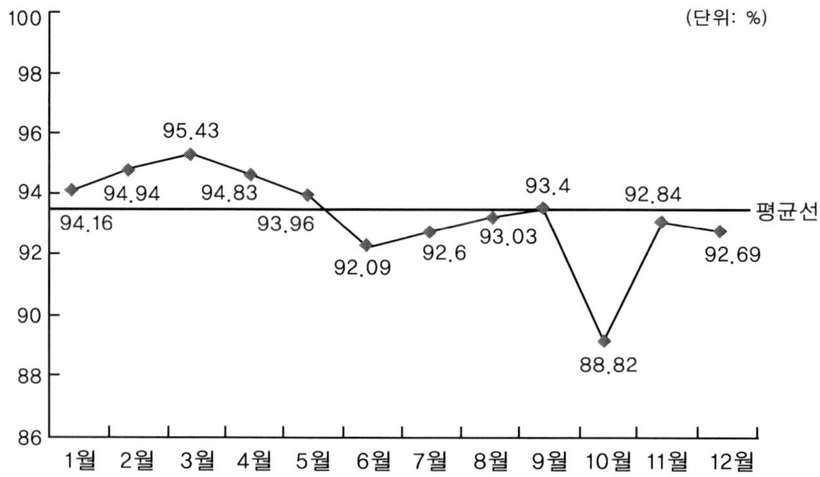

통계 11. 전년 대비 환자수 추이 분석(홍보전략 개선)

적극적 매스컴 홍보전략 강화

① 홍보방안

- 내부 직원(홍보, 소개-주인의식)
- 매스컴, 학회 등

② 환자분포도의 전국적 범위 확대 필요

③ 환자수 감소 진료과에 대한 과별 대책(안) 마련

3월 기준 일평균 수익 및 환자수 평균 증감율(수익 500만원 이상 진료과)

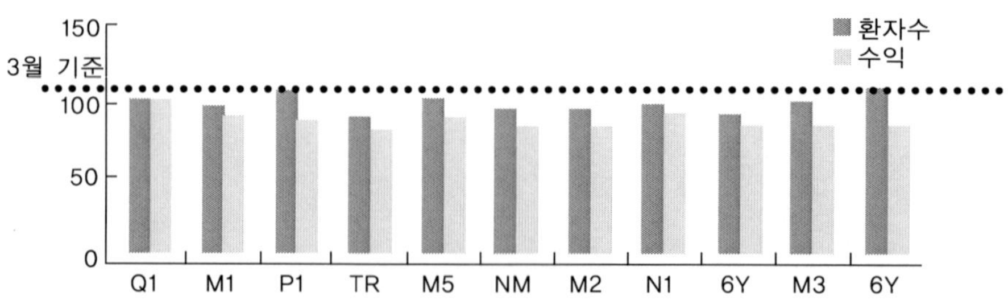

통계 12. 전년 대비 환자수 추이 분석 결과(진료시스템 개선)

1) 외래진료 코디네이터 역량 강화
   - 같은 시간대에 더 많은 환자를 볼 수 있도록 지원
2) 전화예약센터 응대 기대치 향상
   - 응대를 110%를 목표로 상담원 인력 및 역량을 강화하여 미 응대 환자 "0%"에 도전

구분	인입	응대	응대율	목표응대율	목표응대효과
9월	32,672	29,611	91 ⟶	110%	월/36,000건
10월	33,184	30,604	92 ⟶	110%	월/36,500건

참고 문헌

강수원, 병원에서의 의료 서비스 증진에 대한 연구, 수문사, 2006.

고은지, 의료서비스산업의 환경변화와 향후 전망, LG경제연구원, 2005. 10. 24.

권정선외 4인, 병원코디네이터 실무, 한국보건의료교육센터, 2007. 1.

김근종, 건양대학교 관광학과, 대전일보, 2010. 9. 1.

김수배, 원무관리론, 군자출판사, 2005. 8. 15.

김영훈, 고려대 안암병원장, '환자 눈높이에 딱 맞춰 설계한 병동, 병원이 확 달라졌다!', 한국일보. 2015. 1. 27.

김진태, u-Healthcare 현황 및 전망, 이수유비케어, Korea Healthcare Conference, 서울밀레니엄 힐튼호텔, 2007. 11. 14.

남서울대 보건의료개발연구소, 의료경영고위과정, BSC 목표관리, 2006. 9.

대학병원행정관리자협회, '2006년 병원경영 학술대회, 의료산업화와 고령화사회', 2006. 6. 1.

대한병원행정관리자협회, 병원원무관리(장기연수과정), 2002. 4.

대한병원행정관리자협회, '2004년 병원경영 학술대회, 병원경영의 효율화', 2004. 5. 21.

대한병원행정관리자협회, '2007년 병원경영 학술대회, 병원산업 선진화를 위한 글로벌 병원경영', 2007. 5. 25.

대한병원행정관리자협회, '의료산업화와 고령화 사회', 2006년 병원경영 학술대회, 2006. 6. 1.

대한병원행정관리자협회 · 대학병원회, '병원산업 선진화를 위한 글로벌 병원경영', 2007년 병원경영 학술대회, 2007. 8.

매일경제신문사, MBN(매일경제TV), 'Korea Healthcare Conference 2007', 2007. 11. 14.

문승권 외 2인, 감성경영 감성리더십, 넥스비즈, 2005.

문승권, 뉴 패러다임 병원경영학, 대학서림, 2005.

문형남 · 문승권, 섬김 리더십의 모델, 사례 및 적용 방안, 숙명리더십 연구-세상을 바꾸는 부드러운 힘, 제1집 창간호, 숙명여자대학교 숙명리더십개발원, pp.143-176,

2005. 6.

박개성·곽태우·김형규, 의료정책과 병원경영, 몸과마음, 2002. 7.

박기수, 병원의 경영혁신을 위한 네트워크 구축에 관한 연구, 인제대학교 경영대학원, 석사논문, 1998.

박연기, 병원의 가시적인 성과 창출을 위한 Six Sigma 경영혁신 추진방안 및 사례, 2010 메디컬 경영 컨퍼런스, 아라컨설팅, 2010. 3. 14, p.54-55.

박주희, 고객중심의 질 경영을 위한 의료경영론, 대학서림, 1999.

방유성, 병원의 경쟁력 제고를 위한 성과과리 및 보상체계, 대한병원협회지, 2006. 3~4.

백승민, 빅데이터를 활용한 보건산업 신산업 전망 및 정책방향, 보건산업진흥원 보건산업 브리프, 2013. 84:1-20.

병원신문, 2014. 5. 5.

보건복지부·한국보건산업진흥원, 2004 의료기관평가 결과분석 보고서(세브란스병원), 2005. 4.

보건복지부·한국보건산업진흥원, 2006 의료기관평가 지침서, 2006.

빅데이터 전략연구센터, 빅데이터 활성화 오픈 포럼, 빅데이터 페어, 2013.

서울대학교, 보건의료정책최고위과정 발표자료, 2008.

서울아산병원, 2006년도 5개 병원 원무팀 세미나(고객서비스 개선 사례를 중심으로), 2006. 11. 8.

세브란스병원, 2000년도 의료분쟁 예방을 위한 세미나, 2000. 7. 5.

세브란스병원, 2006년도 QI 종합학술대회, 2007. 2. 14.

세브란스병원, 2007년도 서울 5개대학병원 원무학술세미나, 2007. 12. 11.

세브란스병원 외래원무팀, 외래원무관리(원무현장실무), 2004. 9.

세브란스병원 입원원무팀, 2007년도 입원원무관리 학술집, 2007. 1. 26.

연세대학교 병원경영연구소·프러스클리닉(주), 2005 의료지식포럼 「MeKa 2005」, 2005. 4. 17.

연세대학교 의료원, 2003 의료경영아카데미: 연세의료원의 경영혁신과 경쟁력 강화, 2003. 9.

영남대학교 의료원, BEST QA활동, 1998.

오영호, KOTRA시장, 한국형 병원수출시대, 서울경제신문, 2014. 8. 11.

원무관리연구회, 계축문화사, 2011.

원융희, 병원서비스마케팅, 대학서림, 2002.

유승흠, 병원경영 이론과 실제, 수문사, 1998.

유희숙, 사무관리론, 대영문화사, 2008.

윤미영·권정은·윤상민, 빅데이터로 진화하는 세상: Big Data 글로벌 선진 사례, 한국정보화진흥원, 2012.

윤상현, 글로벌 IT-Health 산업 육성전략, 한·뉴질랜드 협력사업 중심으로, 대구경

북연구원, 2009.

윤성원, 디자인진흥원, 서비스디자인 팀, 서비스디자인과 병원경영, 한국병원경영학회 추계학술대회, 2014. 11. 21.

이경미, 의료서비스디자인 사례, 한국병원경영학회 추계학술대회, 2014. 11. 21.

이승광, 굿모닝병원이사장, 한국병원경영학회 종합학술대회 발표, 2007. 10. 25.

이제관, 모바일 헬스, 건국대학교병원 의료정보팀, 미래의료정보기술 발전전략, 한국병원경영학회 추계학술대회, 2004.

이철희, 헬스 빅데이터의 국내외 실제 활용 사례, '병원' 통권 350호, 대한병원협회, 2014.

이학종, 디지털 병원의 현재와 미래, Digital Conference, 2005.

임형택, 한국관광공사, 대한공공의학회 추계 학술대회, 2011. 3. 12.

전신철, 병원코디네이터(2판), 포널스출판사, 2012.

정두채, 병원관리, 강의자료, 2003.

조 현, 잘되는 병원에는 이유가 있다, (주)한언, 2004. 11.

지경용 외, "국내 u-city에서 u-Health 사업환경분석, ETRI, 2005.

최대종, 병원환경변화에 대응한 외래환자 증대방안, 세브란스병원, 2012.

최대종, 병원신문, 2012. 1. 9.

최병호 한국보건사회연구원장, 동아일보, 2012. 7. 10.

한국 갤럽, 1999. 7.

한국보건사회연구원, "의료보험본인부담 실태와 급여체계 개편방안.", 1997.

한국보건산업진흥원, 2010년도 외국인환자 유치 주요 우수사례, Medical Korea 정보웹진.

한국전자통신연구원, "신규 u-Health 비즈니스 모델 개발을 위한 시장수요 분석 보고서", 2005. 11.

한국정보사회진흥원, 유비쿼터스사회 새로운 희망과 도전, 2005.

BCC Research, "Healthcare Information System", 2006. 9.

Golden J. Data in the World of Health Care. Accenture. 2012.

Horowitz BT. Big Data Project at UPMC Reveals Patterns in Breast Cancer Tumors.

London, M, Job Feedback: Giving, Seeking, and Using Feedback for Performance Improvement(mahwah, NJ: lawrence Erlbaum Associaties, 1997.

Mckinsey Healthcare. Report, 2010 메디컬 경영컨퍼런스, Nemo Partners 발표자료.

Robert S. Kaplan and D. P. Norton(2001), The Strategy-Focused Organization: How Balanced Scorecard Companies Thrive in the New Business Environment, Harvard Business School Press, p.155.

Schlegel K. Hype Cycle for Business Intelligence and Analytics, 2013. Gartner Inc. 2013.

Siegel, JA, Your Appraisal Process? HR Magazine, October 2000.

찾아보기

ㄱ

ㄴ

ㄷ

ㄹ

ㅁ

ㅂ

ㅈ

ㅍ

ㅎ

영문

[저 자 약 력]

최대종

- 신촌세브란스병원 외래 원무부장
- 신촌세브란스병원 입원 원무부장
- 강남세브란스병원 원무부장
- 세브란스병원 체크업 경영본부장
- 연세대학교 의과대학(병원현장 원무실무 경험 의료보험 관리기준) 외래강사
- 명지대학교 사회복지대학원 병원경영 외래교수
- 싱가포르 국립의과대학 보건행정 연수
- 서울대학교 보건대학원 HPM 수료
- 연세대학교 보건대학원 CEO과정 수료
- 연세대학교 2009년도 우수 업적상 수상

현) 서울대학교 보건대학원(HPM) 총동창회 감사
　　연세대학교 의료용품사업소 소장/국장

학술집 발간: 2007년도 서울 5개 대학병원(세브란스, 서울대, 삼성서울, 서울아산, 강남성모)
　　원무학술집 발간

E-mail: daejo@yonsei.ac.kr

문승권

- 한국보건산업진흥원 책임연구원
- 서울대학교 보건대학원 보건학(보건행정학 전공) 석사
- 단국대학교 대학원 경영학 석사
- 광운대학교 대학원 경영학 박사
- 고려대학교 보건행정학과 외래교수
- 남서울대학교 보건행정학과 겸임교수
- 선문대학교 경영학과 겸임교수
- 인천대학교 행정학과 겸임교수

현) 서울대학교 보건대학원 총동문회 이사
　　한국병원경영학회 이사
　　한국복지경영학회 감사
　　삼성경제연구소 부설포럼 '병원경영컨설팅연구모임' 고문
　　삼성경제연구소 부설포럼 '감성경영연구&사랑모임' 시샵
　　한국노인복지진흥재단 연구실장
　　다산경영정보연구원 원장

저서: 병원경영학, 문승권, 대학서림, 2005. 9.
　　실전 경영분석, 문승권 외, 교우미디어, 2012.
　　감성경영/감성리더십, 신정길 · 문승권 · 문형남 공저, 넥스비즈, 2004. 3.

Homepage: www.dmii.co.kr, E-mail: skmoon38@hanmail.net

병원현장

원무행정론 이론 · 실무사례

2015년 3월 5일 초판 인쇄
2015년 3월 10일 초판 1쇄발행

저 자 최 대 종 · 문 승 권

발행인 배 효 선

발행처 도서출판 法 文 社

주 소 413-120 경기도 파주시 회동길 37-29
등 록 1957년 12월 12일 제2-76호(윤)
전 화 031-955-6500~6, 팩스 031-955-6525
e-mail (영업) : bms@bobmunsa.co.kr
(편집) : edit66@bobmunsa.co.kr
홈페이지 http : //www.bobmunsa.co.kr
조 판 광 암 문 화 사

정가 32,000원 ISBN 978-89-18-02428-8